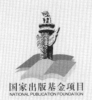

国家出版基金项目
NATIONAL PUBLICATION FOUNDATION

"十三五"国家重点图书出版规划项目

转化医学出版工程 肿瘤系列

陈 竺　沈晓明 总主编
陈赛娟　戴尅戎 执行总主编

Osteosarcoma: Basic and Clinical Translation

骨肉瘤：基础与临床的转化

蔡郑东　华莹奇　等 编著

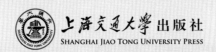

上海交通大学出版社
SHANGHAI JIAO TONG UNIVERSITY PRESS

内容提要

本书是"转化医学出版工程·肿瘤系列"之一，围绕骨肉瘤发病机制、转化研究进展进行阐述。第一至第五章讲述了骨肉瘤的发病机制与肿瘤生物学行为，从遗传学背景、干细胞、关键信号通路到表观遗传学调控；第六至第十一章重点关注骨肉瘤的临床诊疗现状和难题，回顾了骨肉瘤诊疗模式的历史及现状、靶向治疗、肺转移处理、放疗及其影像学进展；第十二至第十四章主要涉及转化研究进展及挑战，如骨肉瘤的化疗耐药、凋亡、自噬、微环境及新靶点研究；第十五和第十六章为骨肉瘤精准医学发展及新技术，主要是下一代测序的发展及机遇，循环肿瘤细胞和异种移植模型技术在骨肉瘤诊疗中的应用；第十七至第十九章为骨肉瘤基础研究与临床研究的方法，包括基础研究中的细胞系及动物模型、临床研究及统计要点、生物样本库和信息库的建立及整合。本书涵盖了骨肉瘤临床治疗的难点及转化研究的切入点和突破口，可供临床医师、医学基础研究人员、医学生以及从事转化医学研究的人员参考阅读。

图书在版编目（CIP）数据

骨肉瘤：基础与临床的转化 / 蔡郑东等编著. —
上海：上海交通大学出版社，2020
转化医学出版工程
ISBN 978-7-313-24031-6

Ⅰ.①骨… Ⅱ.①蔡… Ⅲ.①成骨肉瘤—诊疗 Ⅳ.
①R738.1

中国版本图书馆CIP数据核字（2020）第250346号

骨肉瘤：基础与临床的转化
GUROULIU: JICHU YU LINCHUANG DE ZHUANHUA

编 著：蔡郑东 华莹奇 等			
出版发行：上海交通大学出版社	地 址：上海市番禺路951号		
邮政编码：200030	电 话：021-64071208		
印 制：上海锦佳印刷有限公司	经 销：全国新华书店		
开 本：710mm×1000mm 1/16	印 张：18.25		
字 数：285千字			
版 次：2020年12月第1版	印 次：2020年12月第1次印刷		
书 号：ISBN 978-7-313-24031-6			
定 价：180.00元			

作者简介

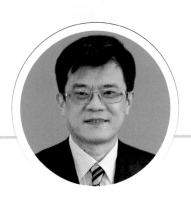

    蔡郑东　主任医师、教授、博士生导师，上海市领军人才，享受国务院特殊津贴。现任上海交通大学附属第一人民医院外科教研室主任、骨科主任，上海市骨肿瘤研究所所长；兼任中华医学会骨科分会委员，中国骨科医师协会委员，上海医学会骨科分会副主任委员，上海市医师协会骨科分会骨肿瘤学组组长，中国康复医学会常务理事，中国抗癌协会肉瘤专委会常委，中华医学会骨科学分会骨肿瘤学组委员等。

    蔡郑东教授长期致力于骨科临床、教学及科研工作，从事骨科临床工作35年，擅长骨与软组织肿瘤的综合诊疗和各类复杂人工关节置换及翻修手术。至今已完成骨与软组织肿瘤手术万余例，各类人工关节手术5 000余例，其中完成骨盆肿瘤手术的数量和质量在国内外名列前茅，每年收治大量的复杂骨与软组织肿瘤患者，在恶性骨肿瘤的转化医学研究领域处于领先地位。近年来共荣获国家"十二五"科技攻关项目、国家自然科学基金项目等各类科研基金多项；发表核心期刊论文百余篇，SCI收录论文70余篇；作为第一完成人荣获中华医学科技进步奖一等奖、上海市医学科技奖一等奖、上海市科技进步奖二等奖、教育部科技进步奖一等奖等奖项。同时担任《中华骨科杂志》《中国骨与关节杂志》《国际骨科学杂志》和《骨科手术》（*Orthopedic Surgery*）等期刊编委，还先后主编了《骨盆外科学》《实用骨肿瘤学》《战场救治》《现代战伤外科学》和《现代骨科学·骨病卷》等专著。

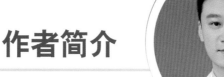# 作者简介

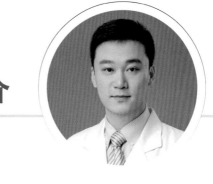

　　华莹奇　医学博士，副主任医师，副研究员，硕士生导师，现任上海交通大学附属第一人民医院骨肿瘤科医师，上海市骨肿瘤研究所实验室主任；兼任上海市医学会骨科分会骨肿瘤学组副组长，中国抗癌协会肉瘤专业委员会常委、基础研究与转化学组组长，中国临床肿瘤学会（Chinese society of Clinical Oncology，CSCO）肉瘤专业委员会委员，中华医学会骨科分会骨肿瘤学组青年委员，结缔组织肿瘤学会（Connective Tissue Oncology Society，CTOS）、国际保肢学会（International Symposium on Limb Salvage，ISOLS）会员，国际华人骨研学会（International Chinese Musculoskeletal Research Society，ICMRS）青年委员。长期从事骨与软组织肿瘤的临床诊治和研究工作，主要研究方向为提高晚期肉瘤预后的综合策略。获国家自然科学基金、科技部重点研发计划等资助8项，已发表论文70余篇，荣获中华医学科技进步奖一等奖、教育部科技进步奖一等奖、上海市科技进步奖二等奖等奖项。

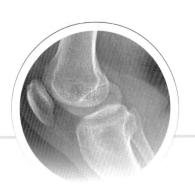

转化医学出版
工程丛书

总 主 编　陈　竺　沈晓明

执行总主编　陈赛娟　戴尫戎

总 顾 问　马德秀

学术总顾问　王振义

学术委员会名单（按姓氏汉语拼音排序）

卞修武　陆军军医大学病理学研究所,中国科学院院士

陈国强　上海交通大学医学院,中国科学院院士

陈义汉　同济大学附属东方医院,中国科学院院士

冯　正　中国疾病预防控制中心寄生虫病预防控制所,教授

葛均波　复旦大学附属中山医院,中国科学院院士

桂永浩　复旦大学附属儿科医院,教授

韩泽广　国家人类基因组南方研究中心,教授

贺　林　上海交通大学Bio-X研究院,中国科学院院士

黄荷凤　上海交通大学医学院附属国际和平妇幼保健院,中国科学院院士

王　宇　中国疾病预防控制中心,教授

王红阳　海军军医大学东方肝胆外科医院,中国工程院院士

王升跃　国家人类基因组南方研究中心,教授

魏冬青　上海交通大学生命科学技术学院,教授

吴　凡　复旦大学上海医学院,教授

徐学敏　上海交通大学Med-X研究院,教授

曾益新　国家卫生健康委员会,中国科学院院士

赵春华　中国医学科学院/北京协和医学院,教授

赵玉沛　中国医学科学院/北京协和医学院,中国科学院院士

钟南山　广州医科大学附属第一医院,中国工程院院士

学术秘书

王一煌　上海交通大学系统生物医学研究院,教授

本书编委会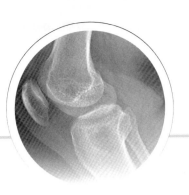

主　编

蔡郑东　上海交通大学附属第一人民医院

华莹奇　上海交通大学附属第一人民医院

编委会名单（按姓氏汉语拼音排序）

韩　侴　上海交通大学附属第一人民医院

姜亚飞　上海交通大学附属第一人民医院

金　晶　中国医学科学院北京协和医学院肿瘤医院

李　宁　中国医学科学院北京协和医学院肿瘤医院

李明辉　空军军医大学附属西京医院

李索远　南京医科大学附属苏州市立医院

吕　毓　上海交通大学附属第一人民医院

马小军　上海交通大学附属第一人民医院

穆浩然　上海交通大学附属第一人民医院

沈嘉康　上海交通大学附属第一人民医院

孙梦熊　上海交通大学附属第一人民医院

孙　伟　上海交通大学附属第一人民医院

汪红胜　上海交通大学附属第一人民医院

王　悍　上海交通大学附属第一人民医院

王　臻　空军军医大学附属西京医院

王刚阳　上海交通大学附属第一人民医院

王卓莹　上海交通大学附属第一人民医院

王崇任　上海交通大学附属第一人民医院

王棕逸　上海交通大学附属第一人民医院

许　婧　上海交通大学附属第一人民医院

薛凌杭　上海交通大学附属第一人民医院

杨　柳　上海交通大学附属第一人民医院

尹　飞　上海交通大学附属第一人民医院

昝鹏飞　上海交通大学附属第一人民医院

曾　柯　上海交通大学附属第一人民医院

张　涛　上海交通大学附属第一人民医院

张浩强　空军军医大学附属西京医院

张维拓　上海交通大学医学院临床研究中心

张伟滨　上海交通大学医学院附属瑞金医院

周子斐　同济大学附属第十人民医院

左冬青　上海交通大学附属第一人民医院

总　序

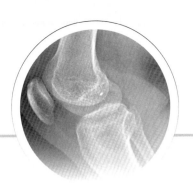

多年来，生物医学研究者与患者间存在着隔阂，而这些患者可能从生物医学研究成果中受益。一方面，无数罹患癌症等疾病的患者急切盼望拯救生命的治疗方案；另一方面，许多重要的基础科学发现缺乏实际应用者。近期涌现的转化医学旨在联接基础研究与临床诊疗，优化患者治疗，提升疾病预防措施。

转化医学将重要的实验室发现转变为临床应用，通过实验室研究阐释临床疑问，旨在惠及疾病预测、预防、诊断和治疗。转化医学的终极目标是开发更为有效的预防和治疗方案，促进临床预后和健康水平。因此，无论对患者还是大众，转化医学是以人为本的医学实践。

在过去三十年中，中国居民的生活条件、饮食和营养、卫生保健系统得到了巨大发展。然而，随着经济增长和社会快速发展，卫生保健系统面临多种问题。中国具有复杂的疾病谱：一方面，发展中国家常见的感染性疾病仍是中国沉重的负担；另一方面，发达国家常见的慢性病也成为中国人致死、致残的主要原因。中国的卫生保健系统面临巨大挑战，须举全国之力应对挑战。中国正深化改革，提高居民福祉。转化医学的发展将促进疾病控制，有助于解决健康问题。

转化医学是多学科项目，综合了医学科学、基础科学和社会科学研究，以促进患者治疗和预防保健措施，其拓展了卫生保健服务领域。因此，全球各方紧密合作对于转化医学的发展至关重要。

为了加强国际合作，为基础、转化和临床研究工作者提供交流与相互扶持的平台，我们发起编纂"转化医学出版工程"系列图书。该系列图书以原创和观察性调查为特色，广泛涉及实验室、临床、公共卫生研究，提供医学各亚专业最新、实用的研究信息，开阔读者从实验室到临床和从临床到实验室的视野。

　　"转化医学出版工程"系列图书与"转化医学国家重大科技基础设施（上海）"紧密合作，为医师和转化医学研究者等对快速发展的转化医学领域感兴趣的受众提供最新的信息来源。作为主编，我热忱欢迎相关领域的学者报道最新的从实验室到临床的研究成果，期待该系列图书能够促进全球知识传播，增进人类健康。

2015年5月25日

前　言

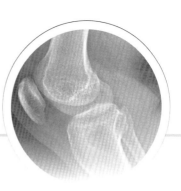

　　不同于其他骨与软组织肿瘤外科学领域的临床相关著作,《骨肉瘤：基础与临床的转化》一书主要汇总了国际最新的肿瘤领域研究的发展风向及骨肉瘤的科研进展,同时结合笔者及团队多年从事骨肉瘤基础实验研究的心得,从骨肉瘤临床治疗的难点出发,深入剖析了该领域目前面临的难题及最新挑战,重点关注基础研究与临床应用的转化进展。

　　骨肉瘤作为罕见病,因较低的发病率很少得到大众的关注,其转化研究尚处于比较初级的阶段,临床治疗与20年前相比几乎没有变化,远落后于其他恶性肿瘤的研究。然而,转化医学研究对于骨肉瘤患者越来越重要,如何破解骨肉瘤肺转移的难题及提高患者的远期生存率将主要依赖转化医学的进展。到目前为止,还没有相关的专业书籍将涉及骨肉瘤发病、治疗、预后的基础研究与临床观点结合起来。因此,我们很高兴汇集了骨肉瘤基础及临床领域专业人士的最新研究和观点。本书的目的是让不同的读者,包括骨肉瘤基础研究科学家、康复医师、肿瘤学家、外科医师、放射肿瘤学家、肿瘤姑息治疗专家、护士以及这些学科的研究生和研究员了解这一领域的知识及相关进展,以便为骨肉瘤患者提供更好的医疗服务,并最终克服所面临的临床难题。

　　在本书的撰写过程中,首先要感谢所有从事骨肉瘤治疗的临床医师及患者的贡献,感谢所有在此领域不断地日夜奋斗的基础转化研究工作者的付出。此外,我们还要感谢在书的早期阶段参与概念发展中的全国众多骨肿瘤研究同道的热心帮助,以及上海交通大学出版社各位编辑老师的不懈支持和热情工作。

蔡郑东

2020 年 9 月 20 日

目 录

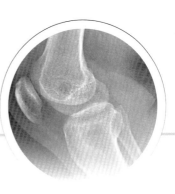

第一章　骨肉瘤发病的遗传学背景和驱动基因　001

　第一节　骨肉瘤的遗传学背景　002

　第二节　骨肉瘤基因组的不稳定性　004

　第三节　骨肉瘤相关的基因　005

　第四节　骨肉瘤相关的信号通路　007

第二章　骨肉瘤干细胞的研究　013

　第一节　骨肉瘤干细胞的发现、分离和鉴定　014

　第二节　骨肉瘤干细胞自我更新调控机制　017

　第三节　骨肉瘤干细胞的靶向治疗　022

　第四节　骨肉瘤干细胞的应用前景　023

第三章　骨肉瘤发病与转移的关键信号通路　029

　第一节　Notch 信号通路　030

　第二节　PI3K/Akt 信号通路　032

　第三节　Wnt 信号通路　034

　第四节　Hedgehog 信号通路　036

　第五节　RTK 信号通路　038

　第六节　JNK 信号通路　041

第四章　骨肉瘤的表观遗传学调控　　047

第一节　DNA甲基化　　048

第二节　组蛋白修饰　　050

第三节　非编码RNA　　051

第五章　以糖代谢为主的骨肉瘤代谢重编程　　059

第一节　骨肉瘤有氧糖酵解与内源性供能路径的改变　　060

第二节　三羧酸循环功能失调与线粒体功能抑制　　063

第三节　反瓦尔堡效应与乳酸的产生与传递　　065

第四节　糖原合成与分解代谢对肿瘤细胞生长的影响　　066

第五节　肿瘤细胞内其他物质对代谢重编程的影响　　067

第六节　肿瘤糖代谢路径与抗肿瘤治疗　　070

第六章　骨肉瘤诊疗模式的历史与现状　　079

第一节　骨肉瘤诊疗模式的发展历程　　080

第二节　骨肉瘤诊疗模式的现状　　083

第七章　骨肉瘤外科治疗理念与技术进展　　089

第一节　骨移植术　　090

第二节　瘤段骨灭活与再利用术　　092

第三节　假体置换术　　093

第四节　复合式保肢术　　096

第八章　骨肉瘤的化疗及靶向治疗　　099

第一节　骨肉瘤的化疗　　100

第二节　骨肉瘤的分子靶向治疗　　　　　　　　　　　　　104

第九章　**骨肉瘤肺转移的诊疗策略**　　　　　　　　　　117

第一节　骨肉瘤肺转移机制　　　　　　　　　　　　　118

第二节　骨肉瘤转移的影响因素　　　　　　　　　　　119

第三节　骨肉瘤肺转移的临床特点　　　　　　　　　　122

第四节　骨肉瘤肺转移的外科治疗　　　　　　　　　　123

第五节　骨肉瘤肺转移患者的预后影响因素　　　　　　125

第十章　**放疗在骨肉瘤中的应用**　　　　　　　　　　127

第一节　放疗在骨肉瘤术前和术后治疗中的应用　　　　128

第二节　放疗剂量对骨肉瘤的影响　　　　　　　　　　129

第十一章　**骨肉瘤的影像学检查与诊断**　　　　　　　133

第一节　骨肉瘤的影像学检查　　　　　　　　　　　　134

第二节　骨肉瘤的影像学分析与诊断　　　　　　　　　135

第三节　骨肉瘤与常见良性骨肿瘤的鉴别诊断　　　　　140

第四节　与其他恶性骨肿瘤的鉴别诊断　　　　　　　　148

第五节　骨肿瘤的分期与术前影像学评估　　　　　　　154

第六节　骨肿瘤治疗后随访复查　　　　　　　　　　　155

第十二章　**骨肉瘤化疗多药耐药机制及逆转耐药机制研究**　159

第一节　骨肉瘤化疗的多药耐药机制　　　　　　　　　160

第二节　骨肉瘤化疗逆转耐药机制研究　　　　　　　　166

第十三章 **凋亡、自噬与坏死：多途径抗骨肉瘤的选择** 173

　　第一节　细胞凋亡与骨肉瘤 174

　　第二节　细胞自噬与骨肉瘤 178

　　第三节　细胞坏死与骨肉瘤 184

第十四章 **骨肉瘤的免疫治疗研究与进展** 193

　　第一节　骨肉瘤免疫治疗概述 194

　　第二节　骨肉瘤的靶向治疗 195

　　第三节　肿瘤疫苗在骨肉瘤中的应用 197

　　第四节　骨肉瘤的过继性细胞治疗 198

　　第五节　免疫检查点抑制剂在骨肉瘤治疗中的应用 200

第十五章 **下一代测序技术在骨肉瘤研究中的应用** 207

　　第一节　下一代测序技术的发展 208

　　第二节　测序技术介绍 209

　　第三节　下一代测序技术在骨肉瘤诊疗中的应用 210

第十六章 **骨肉瘤循环肿瘤细胞检测技术的研发** 217

　　第一节　循环肿瘤细胞技术在临床上的应用方向 218

　　第二节　循环肿瘤细胞检测技术在骨肉瘤诊疗中的应用 219

第十七章 **骨肉瘤基础研究的细胞系与动物模型** 225

　　第一节　骨肉瘤的体外模型 226

　　第二节　骨肉瘤的体内模型 231

第十八章　少见肿瘤的临床试验方法学及案例　239

第一节　研究选题：从临床问题到科学问题　240

第二节　选择合适的研究方法　241

第三节　设计研究方案　244

第四节　随机化与盲法　248

第五节　样本量估算　249

第六节　高级临床试验设计　250

第七节　精准医学研究中的临床试验方法学　251

第十九章　骨肿瘤生物样本库与临床信息库的建立和整合　255

第一节　骨肿瘤生物样本库与临床信息库现状　256

第二节　肿瘤生物样本采集技术规范　257

第三节　骨肿瘤生物样本采集和保存　263

中英文对照索引　269

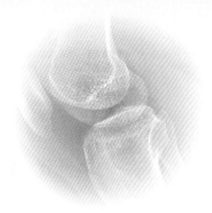

第一章

骨肉瘤发病的遗传学背景和驱动基因

王刚阳　蔡郑东

　　20纪70年代之前，截肢是骨肉瘤患者唯一的治疗措施，约80%的患者死于肿瘤的远处转移，多为肺转移。在过去的30年中，依据众多研究以及各项临床试验的证据，确定了骨肉瘤目前广泛共识的诊疗模式，使得骨肉瘤的5年生存率从不足20%提高至65%～75%。然而，近30年来骨肉瘤的预后进入了平台期，各项致力于提高生存率的临床试验均未取得显著成功。尤其是对于存在预后不良因素，如肺转移的人群，仍然缺乏有效的治疗手段，生存率几乎无明显改善。其主要原因是骨肉瘤遗传学背景非常复杂，至今未明确特定的驱动基因和相关发病机制。近年来，研究者对骨肉瘤的病因以及发病机制做了大量研究，期望通过进一步提升对其病因学的认识达到预防以及精准治疗骨肉瘤的目的。

[通信作者]　蔡郑东, Email: czd856@vip.163.com

第一节　骨肉瘤的遗传学背景

骨肉瘤是起源于间叶组织的恶性肿瘤，其组织学特点为恶性间叶细胞的产生和骨基质的形成。根据组织学不同，骨肉瘤可以分为不同的亚型，包括成骨型骨肉瘤、成软骨型骨肉瘤、成纤维细胞型骨肉瘤以及毛细血管扩张型骨肉瘤。不同亚型骨肉瘤的生物学行为及治疗策略相似。典型的骨肉瘤好发于长骨干骺端，70%～80%的患者好发年龄为10～25岁，具有低发病率、高侵袭性和高转移率的特点。

骨肉瘤的遗传学背景非常复杂，至今未明确特定的驱动基因和相关发病机制。目前较明确的是$p53$和$Rb1$基因与骨肉瘤的发生相关，但具体机制仍不清楚。有研究表明，$p53$和$Rb1$基因缺失可阻碍干细胞向成骨细胞分化的过程，也有观点认为骨肉瘤是干细胞向成骨细胞分化障碍性疾病。$Rb1$基因在成骨细胞分化中起重要作用，某些病毒蛋白可以结合$Rb1$基因从而抑制成骨分化。在$Rb1$缺失的成骨细胞中重新表达$Rb1$，细胞出现衰老的表现。成骨分化同样需要$p53$基因的参与，$p53$缺失促进裸鼠成骨细胞的分化，骨密度增高。$Kras$是一种癌基因，有文献报道骨肉瘤中$Kras$表达增高。有研究表明$Kras$过表达与骨分化障碍及骨肉瘤的发生有重要关系。

近年来，研究者对骨肉瘤的病因以及发病机制做了大量研究，期望通过提升对其病因学的认识达到预防以及精准治疗骨肉瘤的目的。虽然至今尚未完全阐明，但随着分子生物学的迅速发展，特别是对癌症基因相关的研究，普遍认为骨肉瘤的发生是由于环境和遗传物质相互作用导致。骨肉瘤基因背景复杂以及基因组排列紊乱，至今未发现明确的致病驱动基因。然而，关于骨肉瘤的发病机制最具有说服力的证据是基因突变导致骨肉瘤的易感性，如家族性利-弗劳梅尼综合征（Li-Fraumeni syndrome）与$TP53$基因失活相关，遗传性视网膜母细胞瘤（retinoblastoma）与Rb基因失活相关，罗斯蒙德-汤姆森综合征（Rothmund-Thomson syndrome）与$RECQL4$基因失活相关，布卢姆综合征（Bloom syndrome）或沃纳综合征（Werner syndrome）与BLM或WRN基因失活相关,这些患者罹患骨肉瘤的风险明显高于普通人群。约40%的遗传性视网膜母细胞瘤患者继发骨肉瘤,其视网膜母细胞瘤相关的 *Rb* 基因及其信号通路处于紊乱状态。然而大多数确诊的散发骨肉瘤患者,并没有遗传性视网膜母细胞瘤的病史,这意味着 *Rb* 基因的紊乱并不是骨肉瘤唯一的致病基因。与 *Rb* 基因相似,p53信号通路在骨肉瘤中也处于紊乱状态。对散发骨肉瘤病例的研究发现,大多存在 *p53* 基因结构的改变,主要形式有缺失、重排及点突变。遗传性研究表明,*RECQL4* 基因和 *WRN* 基因突变也参与骨肉瘤的发生,但在散发骨肉瘤病例中,*RECQL4* 基因很少改变。*WRN* 基因失活引起 Werner 综合征,其基因不稳定性与肿瘤易感性有关。此外,骨肉瘤的发生也可能与染色体不稳定有关,具体机制包括中心体不稳定、端粒丢失、DNA双链断裂以及甲基化等。

在基因测序技术尚未在医学研究领域普及应用之前,人们从蛋白质水平去探寻骨肉瘤的特异性生物标志物。有研究发现,骨肉瘤患者血清淀粉样蛋白A(serum amyloid A, SAA)水平高于骨软骨瘤患者,并认为 SAA 水平可用于区分骨肉瘤与骨软骨瘤。研究发现,白细胞介素-11受体α(imterleukin-11 receptorα, IL-11Rα)作为靶点对原发和转移性人类骨肉瘤均有治疗效果。有学者提出细胞色素C有望成为骨肉瘤早期诊断和疗效评价的一个有前景的蛋白标志物,同时指出为减少血浆中纤维蛋白的干扰,采用血清作为检测样本更为适宜。

近年来,基因测序技术迅速发展并逐渐应用于临床研究工作,人们开始从基因水平上对临床样本进行基因组扫描,试图深入发掘疾病的遗传学发病机制,找到疾病的特异性遗传学改变,其优势在肿瘤领域有明显的体现。当下,对肿瘤遗传学特点的探索已成为肿瘤疾病(包括骨肉瘤)的一大研究方向,通过深入分析基因表达谱,有望发现一些与肿瘤发生或转移相关的内在分子机制,以及与化学治疗(化疗)耐药相关的机制。以临床患者的遗传学特点为基础,临床医师可以根据患者的疾病特征制订个体化的优化治疗方案,以期达到临床资源利用效益和疾病治疗效果的最大化,并有效改善疾病的疗效和预后,这也是精准医学在疾病治疗中的最好体现。通过基因测序,部分肿瘤(乳腺癌、前列腺癌和结直肠癌等)已实现患者个体化的肿瘤药物治疗,患者的预后和生存质量都得到明显改善。因此,深入了解骨肉瘤的遗传学背景,寻找骨肉瘤发生的驱动基因或预测转移和预后的生物分子,骨肉瘤的基础研究和诊疗的飞跃进步指日可待。

第二节　骨肉瘤基因组的不稳定性

骨肉瘤具有高水平基因组不稳定的特点，其中最普遍的一种形式是染色体不稳定。染色体不稳定是指整条染色体或染色体的一部分增添或缺失的发生率增高，而这似乎成为骨肉瘤发病的重要机制，导致复杂的染色体结构和数目改变以及骨肉瘤细胞间的巨大差异。染色体不稳定分为2种类型，即染色体的数目变异和结构变异。数目变异表现为多倍体，由有丝分裂、非整倍体性、节段性扩增或缺失和不平衡易位造成。结构变异源于外源性损害或复制错误后无效的DNA损伤应答机制，从而造成基因组重排、染色体断裂，通常也有基因拷贝数的改变。

肿瘤内存在核型的复杂性，这是染色体不稳定的结果，也与细胞增殖、组织侵袭相关的基因高水平表达、涉及细胞周期检查点调节和保证DNA修复的基因低表达有关。在有丝分裂检查点中起重要作用的基因发生突变或失调，被认为是染色体不稳定的潜在原因。比如，肿瘤抑制蛋白 *p53*、*Rb* 基因的失活导致体内染色体不稳定。*RECQL*4是编码DNA解旋酶的基因，这是在一项纳入18例骨肉瘤患者的研究中发现的，它的过表达与染色体结构变异有关。

多年来，许多研究者通过高通量测序证实了骨肉瘤内普遍存在染色体不稳定。有学者通过整理发现了骨肉瘤内发生数目变异的常见染色体，其中拷贝数增加多位于染色体1p、1q、6p、8q、17p，而拷贝数减少多位于染色体3q、6q、9、10、13、17p和18q。总体来说，细胞内常见的肿瘤抑制基因所在的染色体片段常发生缺失和突变，而癌基因所处的片段则常发生拷贝数增加或基因扩增。骨肉瘤内反复发生明显改变的肿瘤抑制基因和癌基因在下文将会做详细介绍。

此外，有研究发现"chromothripsi"（一种复杂的染色体重排事件）存在于33%的原发性骨肉瘤中，是骨肉瘤一种新的遗传学机制。而在所有肿瘤患者中，这种机制存在的比例仅为2%～3%。这一机制的存在导致了基因的扩增和肿瘤抑制基因的缺失，也可以解释骨肉瘤基因组的复杂性和异质性。通过外显子测序，发现单核苷酸变异普遍存在于骨肉瘤中。另有报道称在骨肉瘤中发现

"Kataegis"（在一个单核苷酸变异中的位点超突变模式）比例超过50%，但这一现象并不发生在最常见突变的基因区域中。

端粒维持或缺少是骨肉瘤基因组不稳定的另一个典型原因，细胞通过端粒酶的激活和端粒选择性地延长这2个机制，以维持端粒的长度，后者在骨肉瘤中更为常见。比如，*ATRX*基因表达产物参与调节端粒的维持，有报道发现骨肉瘤中检测到*ATRX*突变较为常见。

第三节　骨肉瘤相关的基因

一、骨肉瘤相关的驱动基因

骨肉瘤遗传学的复杂性和不稳定性，决定了到目前为止研究发现的骨肉瘤驱动基因繁多而不统一，包括癌基因和肿瘤抑制基因。尽管有些基因在多项骨肉瘤研究中都反复被发现存在明显的改变，但是没有发现它们可以明显改变生存率。因此，目前尚没有一个成为骨肉瘤的确定性诊断标志物。

肿瘤抑制基因*TP53*位于17p13.1，它的表达产物p53是DNA损伤应答蛋白，*TP53*的失活会进一步造成基因组的不稳定。有75%的骨肉瘤患者存在*TP53*的改变，而对利-弗劳梅尼综合征患者而言，*TP53*突变明显提高了骨肉瘤的发病风险。整体上说，*TP53*突变是与人类肿瘤相关的最常见的基因缺陷，但骨肉瘤患者中*TP53*基因的改变不限于此。骨肉瘤中*TP53*基因的改变包括突变、缺失和重排，其中重排是*TP53*失活最常见的机制。癌蛋白MDM2（12q15）被公认是p53的抑制物，促进了p53降解和转录下调。研究发现，10%～20%的*TP53*失活是由*MDM2*的扩增和过表达引起的。此外，*TP53*邻近区域17p11.2～p12在骨肉瘤中也存在着基因扩增，其中*COPS3*基因扩增可导致*TP53*失活。

肿瘤抑制基因*Rb*1位于13q14.2，在G_1/S检查站调节细胞周期进程。25%～35%的骨肉瘤存在*Rb*1突变，在19%～67%的骨肉瘤中检测到*Rb*1基因存在缺失或杂合缺失。在存在*Rb*1突变的遗传性视网膜母细胞瘤患者中，骨肉瘤的发病率增高。此外，导致Rb1失活的基因还包括与Rb1功能相关的基因，如CDK4和CDKN2等。研究发现CDKN2区域的易位和缺失与骨肉瘤的恶性进展有关。在一项纳入88例骨肉瘤患者样本的研究中发现，CDKN2A/p16蛋白的表达是敏感的预后标志物。CDK4的扩增可在大约10%的骨肉瘤中检测到。

Martin等报道14%～67%的骨肉瘤存在myc（8q24.21）拷贝数增加或基因扩增。然而，8号染色体的其他区域，包括8q23-qter、8q21.3-q23和8q21，也发生了拷贝数的增加，暗示这些区域的其他癌基因在骨肉瘤发病机制中也可能发挥作用。有报道称RECQL4（8q24.4）基因的改变与骨肉瘤的形成有关。在家族性先天性血管萎缩性皮肤异色症患者中，RECQL4基因缺失会导致骨肉瘤明显高发；但是在散发的骨肉瘤患者中，RECQL4的突变率却低于5%。另有报道称，编码DNA解旋酶的基因RECQL4的拷贝数增加和蛋白表达量增加，在散发的骨肉瘤患者中很常见。

此外，发现在6p12～p21区域存在基因扩增和过表达现象。在这一区域和邻近区域有很多癌基因位点。比如，大约60%的骨肉瘤有E2F3（6p22.3）拷贝数增加或基因扩增。25%骨肉瘤样本中有VEGFA（6p21.1）基因扩增，VEGFA的蛋白产物促进了肿瘤内的血管生成。RUNX2也存在6p12～p21区段，有报道称在60%的骨肉瘤样本中可见RUNX2的过表达，且RUNX2的过表达与化疗低反应性有关。

Branden等采用SB转位子正向基因筛选方法，从119个原发肿瘤中找到232个与骨肉瘤发展相关的基因位点，其中有36个促癌基因和193个肿瘤抑制基因。近年来又报道了很多与骨肉瘤发生有关的驱动基因，比如，Gli2、MAGEA、LSAMP、Akt2、PTEN和其他一些PI3K/mTOR信号通路的成员等。基因反复发生重排，包括PMP22-ELOVL5基因融合等，也在骨肉瘤患者标本中得到证实。

二、骨肉瘤转移或预后相关的基因

通过了解骨肉瘤的遗传学改变，除发现骨肉瘤发生的驱动基因外，研究者们也发现了一些与骨肉瘤转移或预后相关的遗传标志物。研究者以狗为实验对象，分析骨肉瘤转移灶形成和进展中的基因表达的特点，以期找到与转移相关的肿瘤靶标。最后发现 *IL-8* 和 *SCL1A*3 是人和犬骨肉瘤共有的候选基因, 与骨肉瘤患者的不良预后有关。

Su 和 Luther 等先后发现 *IGFBP5* 能抑制人类骨肉瘤的生成和转移。Branden 等通过分析共有插入位点, 从134个转移结节中找到了43个与转移相关的基因位点。随后, 在935例大样本的骨肉瘤患者中, 通过全基因组扫描鉴定出骨肉瘤转移与 *NFIB* 的表达量呈负相关。研究指出, *NFIB* 作为转录因子调节人类成骨细胞中胰岛素样生长因子结合蛋白5(insulin-like growth factorbinding protein 5, IGFBP5)的表达, 从而发挥抑制肿瘤转移的作用。

第四节 骨肉瘤相关的信号通路

通过对骨肉瘤中反复发生改变的基因进行分析与鉴定, 发现了众多的驱动基因, 进而研究者发现有些基因在相同的信号通路中发挥作用。*Axin2* 是 Wnt 信号通路特定的下游靶向基因, Marieke 和 Kuijjer 等通过测定 *Axin2* 的信使核糖核酸(messenger RNA, mRNA)水平, 发现 Wnt 信号在骨肉瘤中下调。PI3K/mTOR 信号通路中很多成员的基因改变在骨肉瘤中常见, 骨肉瘤细胞系对这一信号通路的抑制剂(GSK2126458 和 PIK75)有明显应答, 提示这一信号通路可以作为骨肉瘤的治疗靶点。Branden 等采用 SB 转位子正向基因筛选方法, 通过分析共有插入位点, 从119个原发肿瘤中找到232个与骨肉瘤发生相关的基因位点, 其中有36个促癌基因和193个肿瘤抑制基因; 从134个转移结节中找到了43个与转移相关的基因位点, 进而发现很多筛选出来的基因参与 ErbB、PI3K/mTOR 和 MAPK 信号通路。此外, 有些癌基因也参与轴突导向, 包括 *Sema4d* 和 *Sema6d*。

参 考 文 献

[1] Allison D C, Carney S C, Ahlmann E R, et al. A meta-analysis of osteosarcoma outcomes in the modern medical era[J]. Sarcoma, 2012, 2012: 704872.

［ 2 ］ Baroy T, Kresse S H, Skarn M, et al. Reexpression of LSAMP inhibits tumor growth in a preclinical osteosarcoma model［J］. Mol Cancer, 2014, 13: 93.

［ 3 ］ Bayani J, Selvarajah S, Maire G, et al. Genomic mechanisms and measurement of structural and numerical instability in cancer cells［J］. Semin Cancer Biol, 2007, 17(1): 5−18.

［ 4 ］ Bayani J, Zielenska M, Pandita A, et al. Spectral karyotyping identifies recurrent complex rearrangements of chromosomes 8, 17, and 20 in osteosarcomas［J］. Genes Chromosomes Cancer, 2003, 36(1): 7−16.

［ 5 ］ Bousquet M, Noirot C, Accadbled F, et al. Whole-exome sequencing in osteosarcoma reveals important heterogeneity of genetic alterations［J］. Ann Oncol, 2016, 27(4): 738−744.

［ 6 ］ Cahill D P, Lengauer C, Yu J, et al. Mutations of mitotic checkpoint genes in human cancers［J］. Nature, 1998, 392(6673): 300−303.

［ 7 ］ Cai Y, Mohseny A B, Karperien M, et al. Inactive Wnt/beta-catenin pathway in conventional high-grade osteosarcoma［J］. J Pathol, 2010, 220(1): 24−33.

［ 8 ］ Chen X, Bahrami A, Pappo A, et al. Recurrent somatic structural variations contribute to tumorigenesis in pediatric osteosarcoma［J］. Cell Rep, 2014, 7(1): 104−112.

［ 9 ］ Geigl J B, Obenauf A C, Schwarzbraun T, et al. Defining 'Chromosomal Instability' ［J］. Trends Genet, 2008, 24(2): 64−69.

［10］ Hanel W, Moll U M. Links between mutant p53 and genomic instability［J］. J Cell Biochem, 2012, 113(2): 433−439.

［11］ Hansen M F, Koufos A, Gallie B L, et al. Osteosarcoma and retinoblastoma: a shared chromosomal mechanism revealing recessive predisposition［J］. Proc Natl Acad Sci USA, 1985, 82(18): 6216−6220.

［12］ Harper S J, Bates D O. VEGF-A splicing: the key to anti-angiogenic therapeutics［J］. Nat Rev Cancer, 2008, 8(11): 880−887.

［13］ Heinsohn S, Evermann U, Zur Stadt U, et al. Determination of the prognostic value of loss of heterozygosity at the retinoblastoma gene in osteosarcoma［J］. Int J Oncol, 2007, 30(5): 1205−1214.

［14］ Henriksen J, Aagesen T H, Maelandsmo G M, et al. Amplification and overexpression of COPS3 in osteosarcomas potentially target TP53 for proteasome-mediated degradation［J］. Oncogene, 2003, 22(34): 5358−5361.

［15］ Jaffe N. Osteosarcoma: review of the past, impact on the future. The American experience［J］. Cancer Treat Res, 2009, 152: 239−262.

［16］ Jin S, Shen J N, Guo Q C, et al. 2-D DIGE and MALDI-TOF-MS analysis of the serum proteome in human osteosarcoma［J］. Proteomics Clin Appl, 2007, 1(3):

272-285.

[17] Kuerbitz S J, Plunkett B S, Walsh W V, et al. Wild-type p53 is a cell cycle checkpoint determinant following irradiation[J]. Proc Natl Acad Sci U S A, 1992, 89(16): 7491-7495.

[18] Lewis V O, Ozawa M G, Deavers M T, et al. The interleukin-11 receptor alpha as a candidate ligand-directed target in osteosarcoma: consistent data from cell lines, orthotopic models, and human tumor samples[J]. Cancer Res, 2009, 69(5): 1995-1999.

[19] Li Y, Dang T A, Shen J, et al. Identification of a plasma proteomic signature to distinguish pediatric osteosarcoma from benign osteochondroma[J]. Proteomics, 2006, 6(11): 3426-3435.

[20] Luther G A, Lamplot J, Chen X, et al. IGFBP5 domains exert distinct inhibitory effects on the tumorigenicity and metastasis of human osteosarcoma[J]. Cancer Lett, 2013, 336(1): 222-230.

[21] Maire G, Yoshimoto M, Chilton-MacNeill S, et al. Recurrent RECQL4 imbalance and increased gene expression levels are associated with structural chromosomal instability in sporadic osteosarcoma[J]. Neoplasia, 2009, 11(3): 260-268.

[22] Martin J W, Squire J A, Zielenska M. The genetics of osteosarcoma[J]. Sarcoma, 2012, 2012: 627254.

[23] Martin J W, Yoshimoto M, Ludkovski O, et al. Analysis of segmental duplications, mouse genome synteny and recurrent cancer-associated amplicons in human chromosome 6p21-p12[J]. Cytogent Genome Res, 2010, 128(4): 199-213.

[24] Mejia-Guerrero S, Quejada M, Gokgoz N, et al. Characterization of the 12q15 MDM2 and 12q13-14 CDK4 amplicons and clinical correlations in osteosarcoma[J]. Genes Chromosomes Cancer, 2010, 49(6): 518-525.

[25] Messerschmitt P J, Garcia R M, Abdul-Karim F W, et al. Osteosarcoma[J]. J Am Acad Orthop Surg, 2009, 17(8): 515-527.

[26] Mirabello L, Koster R, Moriarity B S, et al. A genome-wide scan identifies variants in NFIB associated with metastasis in patients with osteosarcoma[J]. Cancer Discov, 2015, 5(9): 920-931.

[27] Mohseny A B, Szuhai K, Romeo S, et al. Osteosarcoma originates from mesenchymal stem cells in consequence of aneuploidization and genomic loss of Cdkn2[J]. J Pathol, 2009, 219(3): 294-305.

[28] Moriarity B S, Otto G M, Rahrmann E P, et al. A Sleeping Beauty forward genetic screen identifies new genes and pathways driving osteosarcoma development and metastasis[J]. Nat Genet, 2015, 47(6): 615-624.

［29］ Nishijo K, Nakayama T, Aoyama T, et al. Mutation analysis of the RECQL4 gene in sporadic osteosarcomas［J］. Int J Cancer, 2004, 111(3): 367−372.

［30］ Pellin A, Boix-Ferrero J, Carpio D, et al. Molecular alterations of the Rb1, TP53, and MDM2 genes in primary and xenografted human osteosarcomas［J］. Diagn Mol Pathol, 1997, 6(6): 333−341.

［31］ Perry J A, Kiezun A, Tonzi P, et al. Complementary genomic approaches highlight the PI3K/mTOR pathway as a common vulnerability in osteosarcoma［J］. Proc Natl Acad Sci USA , 2014, 111(51): E5564−E5573.

［32］ Reimann E, Koks S, Ho X D, et al. Whole exome sequencing of a single osteosarcoma case — integrative analysis with whole transcriptome RNA-seq data［J］. Hum Genomics, 2014, 8(1): 20.

［33］ Roschke A V, Glebov O K, Lababidi S, et al. Chromosomal instability is associated with higher expression of genes implicated in epithelial-mesenchymal transition, cancer invasiveness, and metastasis and with lower expression of genes involved in cell cycle checkpoints, DNA repair, and chromatin maintenance［J］. Neoplasia, 2008, 10(11): 1222−1230.

［34］ Selvarajah S, Yoshimoto M, Maire G, et al. Identification of cryptic microaberrations in osteosarcoma by high-definition oligonucleotide array comparative genomic hybridization［J］. Cancer Genet Cytogenet, 2007, 179(1): 52−61.

［35］ Smida J, Baumhoer D, Rosemann M, et al. Genomic alterations and allelic imbalances are strong prognostic predictors in osteosarcoma［J］. Clin Cancer Res, 2010, 16(16): 4256−4267.

［36］ Stephens P J, Greenman C D, Fu B, et al. Massive genomic rearrangement acquired in a single catastrophic event during cancer development［J］. Cell, 2011, 144(1): 27−40.

［37］ Stock C, Kager L, Fink F M, et al. Chromosomal regions involved in the pathogenesis of osteosarcomas［J］. Genes Chromosomes Cancer, 2000, 28(3): 329−336.

［38］ Su Y, Wagner E R, Luo Q, et al. Insulin-like growth factor binding protein 5 suppresses tumor growth and metastasis of human osteosarcoma［J］. Oncogene, 2011, 30(37): 3907−3917.

［39］ Teicher B A. Searching for molecular targets in sarcoma［J］. Biochem Pharmacol, 2012, 84(1): 1−10.

［40］ van Harn T, Foijer F, van Vugt M, et al. Loss of Rb proteins causes genomic instability in the absence of mitogenic signaling［J］. Genes Dev, 2010, 24(13): 1377−1388.

［41］ Wadayama B, Toguchida J, Shimizu T, et al. Mutation spectrum of the retinoblastoma gene in osteosarcomas［J］. Cancer Res, 1994, 54(11): 3042−3048.

［42］ Wang L L, Gannavarapu A, Kozinetz C A, et al. Association between osteosarcoma and deleterious mutations in the RECQL4 gene in Rothmund-Thomson syndrome ［J］. J Natl Cancer Inst, 2003, 95(9): 669－674.

［43］ Weiss M B, Vitolo M I, Mohseni M, et al. Deletion of p53 in human mammary epithelial cells causes chromosomal instability and altered therapeutic response［J］. Oncogene, 2010, 29(33): 4715－4724.

［44］ Yang J, Zhang W. New molecular insights into osteosarcoma targeted therapy［J］. Curr Opin Oncol, 2013, 25(4): 398－406.

［45］ Yen C C, Chen W M, Chen T H, et al. Identification of chromosomal aberrations associated with disease progression and a novel 3q13. 31 deletion involving LSAMP gene in osteosarcoma［J］. Int J Oncol, 2009, 35(4): 775－788.

［46］ Zhu Y, Zhou J, Ji Y, et al. Elevated expression of Akt2 correlates with disease severity and poor prognosis in human osteosarcoma［J］. Mol Medicine Rep, 2014, 10(2): 737－742.

［47］ Zils K, Wirth T, Loff S, et al. Multiple metachronous osteosarcomas in a patient with Li-Fraumeni syndrome［J］. Pediatr Hematol Oncol, 2014, 31(4): 359－361.

［48］ Zou C, Shen J, Tang Q, et al. Cancer-testis antigens expressed in osteosarcoma identified by gene microarray correlate with a poor patient prognosis［J］. Cancer, 2012, 118(7): 1845－1855.

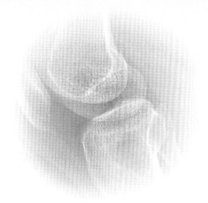

第二章

骨肉瘤干细胞的研究

张伟滨　汪红胜

　　骨肉瘤干细胞是骨肉瘤复发和转移的根源。目前,骨肉瘤干细胞的研究正处于探索阶段,其起源、分离、鉴定、生物学特性等问题是研究的热点。骨肉瘤干细胞的研究将为明确骨肉瘤的发病机制及研发新的针对肿瘤干细胞的药物提供重要的理论和现实依据。在临床上,很大一部分骨肉瘤患者在治疗过程中发生耐药以致肿瘤复发,这一现象与肿瘤干细胞存在密切相关。肿瘤干细胞以自我更新、多向分化、高度耐药为特点,因此,靶向肿瘤干细胞、提高肿瘤干细胞的化疗敏感性、清除肿瘤干细胞对于恶性肿瘤的长期稳定缓解,甚至治愈至关重要。

[通信作者]　张伟滨,Email: zhangweibin10368@163.com

第一节 骨肉瘤干细胞的发现、分离和鉴定

一、骨肉瘤干细胞的发现及起源

肿瘤干细胞理论的形成主要来源于肿瘤细胞的体外培养及其同正常干细胞之间的对比。早在20世纪60年代，有人以稀释的小鼠白血病细胞移植到同系小鼠体内，发现移植的癌细胞仅有1%～4%能够形成脾内克隆。1977年，Hamburger等证实1/5 000～1/1 000的实体瘤细胞能形成集落，首次提出"肿瘤干细胞假说"。该假说认为肿瘤起源于少数的肿瘤干细胞。1994年，加拿大学者率先从某些急性髓性白血病患者的标本中分离和鉴定出白血病干细胞。近5年来，在恶性神经胶质瘤、乳腺癌及结直肠癌等实体瘤中发现肿瘤干细胞的研究相继被报道，验证了肿瘤干细胞这一概念。

2005年，Gibbs等首次报道了骨肉瘤细胞中存在小部分的肿瘤干细胞样亚群。他们发现在无血清悬浮培养中骨肉瘤细胞会团聚成球，单细胞悬液中形成骨肉瘤细胞球的概率是1/1 000～1/100，与恶性神经胶质瘤等单细胞悬液形成悬浮瘤细胞球的概率相似。同时，应用反转录聚合酶链式反应（polymerase chain reaction，PCR）、蛋白质印迹、免疫细胞化学、免疫组织化学等方法进一步研究骨肉瘤细胞球，发现该细胞群有一些特性，如具有间充质干细胞的表面标志物 Stro-1、CD44、CD105，表达的基因（*Gata*4、*Gata*6、*AFP*、*βⅢ-tubulin*等）涉及内胚层、中胚层和外胚层，表达胚胎多能干细胞的主要标志基因分别为 *Oct*3/4 和 *Nanog*。随后有更多的学者在不同的人骨肉瘤细胞株中检测到骨肉瘤干细胞的存在。

目前，很多学者认为骨肉瘤干细胞来源于具有多向分化潜能的间充质干细胞，因为可以观察到骨肉瘤组织中既有成骨组织，也有软骨组织和纤维组织等多种组织成分；而间充质干细胞是多种细胞的前体细胞，可以向成骨系细胞、成软骨系细胞、脂肪细胞和内皮细胞等分化，提示起源于间充质干细胞的肿瘤可能具有组织学多样性。2006年，Miura等研究发现，间充质干细胞经过长期体外培养可发生恶性转化，并形成纤维肉瘤。2007年，Tolar等研究发现，间充质干

细胞在反复传代下能够累积基因突变,自发形成恶性转变。把这些细胞注入经过辐射处理的免疫缺陷小鼠体内,能够在小鼠四肢形成骨肉瘤。Mohseny等的研究进一步证实鼠间充质干细胞*Cdhn*2基因片段突变可以引起细胞恶性转化,形成骨肉瘤。同时,许多学者的研究发现了骨肉瘤干细胞表达间充质干细胞表面标志物,如Stro-1、CD44、CD105等。以上研究结果均提示骨肉瘤干细胞可能起源于骨髓间充质干细胞。

二、骨肉瘤干细胞的分离、鉴定方法

1. 骨肉瘤干细胞的分离

如何将这一小部分比例的肿瘤干细胞从大量的肿瘤干细胞中分离出来,从而进行有针对性的研究一直是个难题。目前,已有许多分子标志物用于标记肿瘤干细胞,可以有效富集肿瘤干细胞。流式细胞术鉴定细胞表面标志物的方法是鉴定某群细胞是否为肿瘤干细胞的一种有效方式。目前,用于骨肉瘤干细胞鉴定的常用细胞表面标志物有CD113、CD117、Stro-1和SSEA4等。

(1) CD133:CD133是一种细胞膜糖蛋白,是最初证实为神经上皮干细胞标志物的,随后陆续发现系脑肿瘤、结肠癌等多种肿瘤干细胞的标志物。Tirino等从骨肉瘤细胞系Saos-2、MG63和U2OS中分离出CD133$^+$细胞,发现它们具有干细胞的特征,CD133$^+$细胞在无血清培养时能够明显地成球,而CD133$^-$细胞则不能,同时CD133$^+$细胞高表达胚胎干细胞标志物Oct3/4和抗耐药相关标志物ABCG2。ABCG2作为一种膜转运蛋白,常与侧群细胞表型相关;ABCG2可将化疗药物从细胞中排出而引起耐药。Tirino等最近报道在人骨肉瘤标本中分离出CD133$^+$骨肉瘤细胞,实验证实,该细胞表达干细胞基因*Oct*3/4、*Nanog*、*Sox*-2、*Nestin*,并能向间质细胞分化;接种至免疫缺损小鼠后发现,具有很强的肿瘤诱发能力。

(2) CD117和Stro-1:CD117(c-Kit)是一种干细胞因子受体和癌基因产物,也是卵巢癌干细胞的标志物;Stro-1为间充质干细胞表面标志物。Ahhikari等将CD117、Stro-1作为骨肉瘤干细胞的表面标志物,研究发现小鼠骨肉瘤细胞株KHOS、BCOS、MNNG/HOS细胞中CD117、Stro-1双阳性细胞较CD117、Stro-1双阴性细胞更具有成瘤性和更易发生肺转移。此外,CD117、Stro-1双阳性细胞较CD117、Stro-1双阴性细胞高表达转移相关标志物CXCR4和抗药相关标志物ABCG2、CXCR4。接种于裸鼠体内的鼠骨肉瘤细胞系318-1、K7M2、P932和人骨肉瘤细胞系KHOS、BCOS、MNNG/HOS的CDll7$^+$Stro$^+$细胞，较相同细胞系的CDll7$^-$Stro-1$^-$细胞更具致瘤性。鼠骨肉瘤细胞系318-1的CDll7$^-$Stro-1$^+$细胞产生的肿瘤组织内不仅有CDll7$^+$Stro-1$^+$细胞，也有CDll7$^-$Stro-1$^-$细胞及单阳性细胞，提示该细胞不仅能自我更新，而且能分化成肿瘤其他细胞类型；将细胞系318-1的CDll7$^+$Stro$^+$细胞注射至NOD/SCID骨肉瘤小鼠骨髓腔，可提高肿瘤发生率及肺部转移率，提示骨肉瘤干细胞也是增强肺转移能力的细胞。

（3）SSEA-4：国内张伟滨等从40例临床骨肉瘤患者手术中获取组织标本，按CD44、CD133、NANOG、SSEA-4、OCT3等间充质干细胞和胚胎表达标志设门，通过流式分选出不同标志的骨肉瘤细胞，通过体外无血清培养条件下成球（sarcosphere）和小组织块接种于NOD/SCID小鼠皮下，发现骨肉瘤细胞中存在一小群SSEA-4$^+$骨肉瘤细胞，表达SSEA-4的骨肉瘤细胞具有高致瘤和高成球能力，SSEA-4$^+$骨肉瘤细胞Oct3/4和Nanog等胚胎干细胞标志物明显增高，提示这些骨肉瘤细胞可能具有干细胞特点。SSEA-4$^+$的骨肉瘤细胞在1×10^3数量时即可具有致瘤性，提示其具有很强的自我更新和增殖能力。将此细胞悬液以5×10^6注射入NOD/SCID小鼠股骨远端或胫骨近端骨髓腔，可在股骨或胫骨形成骨肉瘤模型，并在肺内形成转移瘤，真正构建了以SSEA-4$^+$为标记的高致瘤骨肉瘤细胞系（Well5）及其跨物种NOD/SCID小鼠骨肉瘤模型。检测体外或体内生长的SSEA-4$^+$和SSEA-4$^-$骨肉瘤细胞的PPAR-γ和RUNX2的表达水平，发现SSEA-4$^+$骨肉瘤细胞PPAR-γ和RUNX2的表达水平低于SSEA-4$^-$骨肉瘤细胞，提示SSEA-4$^+$骨肉瘤细胞处于成骨分化较差的状态，这部分骨肉瘤细胞可能通过诱导分化进行治疗。

（4）乙醛脱氢酶：乙醛脱氢酶（aldehyde dehydrogenase，ALDH）属细胞质酶家族成员之一，能将细胞内醛氧化成羧酸。Wang等研究证实，在黏附培养的Hu09、SAO-2、MG-63细胞中存有小部分高ALDH活性细胞（分别约为1.8%、1.6%、0.6%），在OS09-1细胞中含有更高比例的高ALDH活性细胞（约45%）；而在异种移植肿瘤中生长的OS99-1细胞含有高ALDH活性细胞数急剧减少至低于3%，其增殖能力、克隆能力明显增强，且可上调胚胎干细胞基因*Oct*4、*Nanog*、*Sox*-2表达；与低ALDH活性细胞相比，高ALDH活性细胞皮下接种NOD/SCID小鼠的致瘤能力明显增强，经连续移植的高ALDH活性细胞可自我更新并重新诱生肿瘤。Honoki等报道的研究结果与上述研究相似，MG-63细胞含有较高比例（约11%）的高ALDH活性细胞，MG-63细胞球也高表达ALDH。

此外，也有学者通过骨肉瘤干细胞抗药性实验分离骨肉瘤干细胞，骨肉瘤干细胞处于细胞周期静止期，对化疗药物不敏感，且高表达药物外排系统及DNA修复酶和修复基因，易产生耐药性；而且细胞本身还有一套解毒机制（如高表达ALDH）可降低化疗毒性，易对化疗药物产生原发或继发耐药；但大部分骨肉瘤细胞对化疗药物是敏感的，所以通过外源性化疗药物［阿霉素、顺铂等］干预，未凋亡细胞不断增殖，便可达到对肿瘤干细胞初步分选的目的。骨肉瘤细胞成球实验是取在血清培养液中贴壁生长的骨肉瘤细胞，接种于含有表皮生长因子（epidemal growth factor, EGF）和成纤维细胞生长因子的无血清培养液中，便可从骨肉瘤细胞株中分离出骨肉瘤干细胞克隆球。然而这种分选富集肿瘤干细胞的方法无法避免细胞与细胞之间的相互黏附，故克隆肿瘤球可能由已分化肿瘤细胞和肿瘤干细胞相互黏附而成。

2. 骨肉瘤干细胞的鉴定方法

将上述分选富集的细胞通过肿瘤干细胞增殖分化试验、单克隆形成试验、肿瘤细胞耐药实验及异体移植试验，证明了这些细胞具有自我更新分化潜能，可局部成瘤甚至发生远处转移。通过免疫组织化学或反转录PCR法检测骨肉瘤干细胞表面特异性标志物，如CD113、CD117、Stro-1、SSEA4及胚胎多能干细胞管家基因 *Oct*3/4和 *Nanog* 等表达情况，证明这些具有干细胞特性的细胞为骨肉瘤干细胞。分选出来的骨肉瘤干细胞可以在免疫缺陷小鼠中具有致瘤的能力，而体内致瘤能力也被作为评价骨肉瘤干细胞活性的"金标准"。此外，侧群细胞分离法也被应用于分离骨肉瘤干细胞。肿瘤干细胞可以利用膜转运蛋白排出DNA染料（如hoechst3342）使细胞不染色，利用这个特性，已经从很多组织中分离出具有干细胞特性的侧群细胞，但荧光染料hoechst3342对细胞具有毒性作用，因而限制其应用。

第二节　骨肉瘤干细胞自我更新调控机制

肿瘤干细胞的重要特征之一是自我更新和分化能力。在正常组织器官中，干细胞自我更新和分化能力受到严格的调控，而这种能力的调控失调可能是肿瘤发生的重要原因之一。肿瘤干细胞自我更新和分化能力的调控机制多种多样，具体表现为在骨肉瘤干细胞中，干细胞niche、转录因子（Oct3/4、SOX2和Nanog）、转化生长因子-β_1（transforming growth factor-β_1, TGF-β_1）、Notch通路、MAPK信号通路都被报道参与骨肉瘤干细胞的自我更新调控。

一、干细胞小生态环境

干细胞在小生态环境（niche）中可以与黏附分子或分子信号通路相互作用维持其自我更新与分化能力，同时又防止干细胞过度增殖导致恶变。对于急性髓性白血病，肿瘤细胞外基质及造血干细胞niche中的信号分子均可保护肿瘤细胞免受侵犯从而增强肿瘤细胞的存活能力，并导致其对化疗药物耐药。提示肿瘤干细胞的niche可对其自我更新、耐药、侵袭及转移产生很大的作用。目前，骨肉瘤干细胞niche虽未得到证实，但有学者推测，若骨肉瘤干细胞起源于间充质干细胞，则其可能也存在于间充质干细胞的血管旁niche中。由于间充质干细胞的血管旁niche可支持间充质干细胞向损伤部位迁移，同样位于血管旁niche中的骨肉瘤干细胞也可能受其作用向远处迁移导致骨肉瘤的转移。因此，了解骨肉瘤干细胞的生长微环境，对发展针对骨肉瘤干细胞的治疗手段非常重要。由于骨肉瘤干细胞的niche是骨质，故骨质的一些生物特性可能对骨肉瘤干细胞产生影响。例如，骨质为低氧分压环境，因此低氧信号通路的激活可能对骨肉瘤干细胞产生作用。另外，骨基质富含多种生长因子，而骨肉瘤在生长过程中破坏骨质可导致某些生长因子的生成与释放增强。例如，Zhang等报道了TGF-β可以维持骨肉瘤干细胞的干性。另外，骨基质内含有趋化因子配体SDF-1，骨肉瘤细胞则表达其受体CXCR4。而有研究证实CXCR4/SDF-1信号途径与骨肉瘤细胞的转移有关。因此，骨基质内SDF-1与CXCR4的相互作用或可调节骨肉瘤干细胞的干细胞特性。

二、Oct3/4、SOX2和Nanog

转录因子Oct3/4、SOX2和Nanog在肿瘤干细胞和胚胎干细胞维持自我更新能力中发挥重要的作用。Levings改造骨肉瘤细胞使其过表达*Oct*3/4，发现*Oct*3/4过表达后骨肉瘤细胞的体内致瘤能力明显增强，并且明显高表达间充质干细胞的标志物CD105和ICAM-1。*SOX*2基因在小鼠和人来源的骨肉瘤细胞株以及组织中都具有较高的表达。抑制骨肉瘤细胞株中*SOX*2的表达后骨肉瘤细胞的分化能力、克隆形成能力、迁移和侵袭能力明显减弱，并激活了Wnt信号通路从而抑制肿瘤生长。关于*Nanog*基因在骨肉瘤干细胞中作用的研究并不多，Gibbs和Wilson等在研究人骨肉瘤干细胞时发现，在血清培养液中悬浮生长的肿瘤干细胞球高表达*Nanog*，而贴壁生长的肿瘤细胞不表达或者低表达，提示该基因可能有助于骨肉瘤干细胞自我更新和维持未分化状态。

三、TGF-β_1

TGF-β_1是一种多效的生长因子，可以促进肿瘤进展和炎性因子分泌。Zhang等发现在体外实验缺氧环境中TGF-β_1可以明显诱导骨肉瘤贴壁细胞的自我更新能力，增加肿瘤细胞转移潜能、化疗药物耐药和致瘤能力。TGF-β_1可以诱导未分化骨肉瘤细胞中*SOX*2的表达从而增加干细胞特性指标*Oct*3/4和*Nanog*的表达，维持骨肉瘤细胞的干细胞特性。Tu等报道了骨肉瘤细胞本身也可以分泌TGF-β_1，维持和促进间充质干细胞分泌促进肿瘤细胞生长的效应因子。

四、Notch信号通路

Notch信号通路是一种调节细胞存活、增殖、分化和凋亡的保守信号系统，包括4个受体（Notch 1～4）和5个结构相似的配体（Jagged1、Jagged 2、Delta-like 1、Delta-like3、Delta-like 4）。Notch受体与配体结合，分泌酶复合物将切割Notch胞内结构域（Notch intracellular domain，NICD），调节下游靶基因如*Hes*1、*Hes*5、*HeyL*、*Heyl*和*Hey*2的表达。Notch信号通路失调可能导致肿瘤细胞向恶性转化。在神经干细胞、小肠干细胞、乳腺干细胞等多种正常干细胞中，Notch都被证明在调控干细胞自我更新，诱导其分化和迁移中具有重要的作用。有研究表明在骨肉瘤中存在Notch信号通路的异常调控，说明Notch信号通路在骨肉瘤的发生和进展中可能起重要的作用。另外，从Notch过度激活而诱发的骨肉瘤中取得的骨肉瘤细胞系，可以在裸鼠中形成高度侵袭性的骨肉瘤。在 *p53* 缺失后，Notch激活作为"二次打击"可以形成骨肉瘤模型，并显著缩短肿瘤发生时间。同时，在小鼠骨肉瘤细胞模型中抑制Notch信号通路后，可以降低其转移潜能和ALDH活性。以上数据都说明，Notch信号通路在骨肉瘤发生中起关键性的作用，但其对干细胞的影响还没明确。

五、MAPK信号通路

MAPK信号通路在细胞的增殖、分化、迁移和生存等生理活动中发挥重要的作用。MAPK信号通路也可以影响骨肉瘤干细胞的表型。Gemei报道MAPK信号通路可以影响细胞骨架，促进骨肉瘤细胞的迁移和转移。Mori等发现肿瘤坏死因子α（tumor necrosis factor-α，TNF-α）通过激活MAPK信号通路帮助骨肉瘤细胞株AX维持在未分化状态，从而促进骨肉瘤细胞进展和减少成骨蛋白分泌。

六、mTOR信号通路

在多种肿瘤细胞中，均可检测到哺乳动物雷帕霉素靶蛋白（mammalian target of rapamycin，mTOR）活性的异常增高。mTOR的激活，可使下游核糖体蛋白S6激酶（S6 kinase，S6K）和真核细胞始动因子4E结合蛋白1（4E binding protein 1，4EBP1）磷酸化并激活，而S6K和4EBP1是蛋白翻译的关键调节因子，其激活最终将导致细胞增殖。mTOR信号转导通路的激活不仅影响肿瘤细胞的生长，而且也影响肿瘤细胞的侵袭和转移。

张伟滨等发现骨肉瘤干细胞球中mTOR的表达高于骨肉瘤贴壁细胞，提示骨肉瘤干细胞中mTOR信号转导通路表达上调，Akt/mTORC1-mTORC1信号通路参与维持骨肉瘤细胞的干细胞特性，mTORC1的活性与SSEA-4的表达强度直接相关。抑制mTORC1组分Raptor和下游底物S6K而不是mTORC2组分Rictor，会导致细胞SSEA4表达比例下降并促使它们丢失干细胞特性，分化成熟。在体内外模型中使用mTOR抑制剂RAD001可显著抑制细胞SSEA-4的表达强度和肿瘤重建能力。对mTORC1负调控的细胞周期抑制子$p27$的沉默可以部分恢复骨肉瘤细胞SSEA-4表达和体内外致瘤能力，提示临床可以通过靶向Akt/mTOR通路治疗SSEA-4高表达的骨肉瘤患者。

七、成纤维细胞生长因子信号通路

成纤维细胞生长因子(fibroblast growth factor, FGF)信号通路与肿瘤干细胞小生态环境的维持密切相关，并且与骨肉瘤细胞的干细胞特性维持密切相关。FGF通过结合其同源成纤维细胞生长因子受体(fibroblast growth factor receptor, FGFR)起作用。*FGFR*突变导致FGF信号通路的异常激活是许多人类常染色体显性骨骼疾病的重要发病原因，提示FGF信号转导在骨发育中发挥重要的作用。FGF可以刺激未成熟成骨细胞增殖并阻断未成熟成骨细胞分化，诱导*SOX*2的表达。FGF信号转导也可以诱导间充质干细胞增殖。越来越多的证据表明FGF信号可能在维持骨肉瘤细胞的干细胞特性中发挥作用。FGF刺激增强人骨肉瘤细胞增殖，有报道指出FGFR在人骨肉瘤样本中存在过表达。用FGF信号转导抑制剂治疗可以明显抑制小鼠骨肉瘤细胞*SOX*2表达，并抑制细胞增殖。最近有报告指出，基质来源的FGF在保持小鼠模型中骨肉瘤的不成熟状态和侵袭性方面也具有重要的作用。

八、Wnt信号通路

Wnt信号在骨骼发育中起重要的作用。研究表明，Wnt信号转导通路促进成骨细胞分化和骨形成。在典型的Wnt信号通路中，*Wnt*靶基因的转录受核β-联蛋白(catenin)积累的调控。Wnt与其受体的结合阻断了β-联蛋白的磷酸化和降解，其被转移到细胞核调节*Wnt*靶基因转录；虽然Wnt激活促进上皮性肿瘤进展如结直肠癌，但其在间质性肿瘤中的作用可能是抑制肿瘤。文献中有关Wnt信号通路在骨肉瘤中作用的报道一直存在争议，是抑制作用还是促进作用并不明确。尽管Kansara等报道，在放射诱导骨肉瘤小鼠模型中，Wnt信号通路抑制因子Wnt-1诱导因子-1(WIF-1)失活导致Wnt信号通路异常激活，在小鼠骨肉瘤发病中发挥了关键性作用；但其他一些研究报道显示，Wnt信号在骨肉瘤中的表达是下调的。同时 Matushansky 等发现 Wnt 在各种人类肉瘤中并没有明显的激活；而与此相反，Vijaykumar 等报道 Wnt 信号通路在 50% 的肉瘤患者和检测的骨肉瘤细胞株中有被明显激活。对这些矛盾报道的一个可能的合理解释是骨肉瘤的异质性和所检测细胞的分化阶段不同。Wnt 信号通路可能在分化更成熟的肿瘤细胞中被激活。Mansukhani 等研究显示 Wnt 信号通路在骨肉瘤干细胞球中明显失活，抑制 *SOX*2 的表达后 Wnt 信号通路激活并诱导骨肉瘤细胞向成骨分化成熟，提示 Wnt 信号通路在骨肉瘤中发挥抑制作用。与此同时，激活 Wnt 信号通路可以明显抑制 SOX2 蛋白表达和抑制骨肉瘤细胞成球能力，进一步表明 Wnt 信号通路有促进骨肉瘤细胞分化成熟的作用，与 SOX2 促进骨肉瘤细胞增殖和肿瘤形成的作用是相互拮抗的。

第三节　骨肉瘤干细胞的靶向治疗

肿瘤干细胞利用各种机制抵抗凋亡信号转导途径，包括肿瘤干细胞处于细胞周期静止状态和增殖缓慢，对传统化疗药物不敏感。此外，肿瘤干细胞表面过度表达化疗药物外排转运蛋白 ABC 也促使肿瘤干细胞耐药。抑制外排转运蛋白 ABC 可以增强肿瘤细胞对阿霉素的摄取并引发骨肉瘤干细胞凋亡；然而其他药物转运蛋白 P- 糖蛋白和乳腺癌相关蛋白通过激活抗凋亡蛋白 Bcl-2 和 Bcl-xL，下调凋亡蛋白 Bak 和胱天蛋白酶（caspase）-3/7 促使骨肉瘤干细胞进入静息状态。在体内外实验中，抗癌药物沙利霉素（salinomycin）已被证明是有效的骨肉瘤干细胞抑制剂。沙利霉素可以有效抑制 *Oct*4 和 *SOX*2 的表达，并抑制肿瘤细胞的成球能力和抑制骨肉瘤干细胞的耐药性，并且没有产生严重的不良反应。沙利霉素可以抑制 Wnt 信号通路活性，提示 Wnt/β- 联蛋白参与骨肉瘤干细胞的干性维持。蟾毒灵是中药蟾酥中的活性成分。蟾毒灵治疗 MG63 来源的肿瘤干细胞可以抑制干细胞的分化，进一步研究显示蟾毒灵可以抑制干细胞标志 *CD*133 和 *Oct*4 的表达。蟾毒灵治疗还可以抑制这些细胞的成球能力和增殖能力。

与骨肉瘤干细胞 niche 功能相关的信号通路是目前治疗骨肉瘤的新靶点。

研究显示,刺猬蛋白家族(Hedgehog)和Notch信号通路参与血管旁niche的构建,靶向该信号通路可以通过抑制干细胞niche中的血管生成,进而抑制干细胞活性。VEGF/VEGFR和SDF-1/CXCR4轴也参与干细胞niche中血管内皮细胞的血管生成和重塑,抗VEGF和CXCR4治疗可以抑制肿瘤血管生成并破坏干细胞niche。

　　*TSSC*3是一种主要受甲基化调控的印迹基因。*TSSC*3在骨肉瘤干细胞中的表达明显低于在分化的骨肉瘤细胞中;相反,*TSSC*3的过表达可以增加细胞凋亡,抑制骨肉瘤干细胞的耐药性。这些发现表明,去甲基化药物可以通过增加*TSSC*3的表达治疗骨肉瘤干细胞。MST312和咖啡因是端粒酶和DNA修复的抑制剂,它们也是骨肉瘤干细胞靶向治疗的候选药物。端粒酶负责恶性肿瘤细胞的永生化,其活性增高与骨肉瘤干细胞自我更新和化学耐药性有关;咖啡因可以增强阿霉素和顺铂的疗效,表明骨肉瘤干细胞的耐药性与有效的DNA修复能力有关。其他骨肉瘤干细胞的潜在治疗剂包括表观遗传调节剂(5-氮杂胞苷)、抗微管药物(长春新碱)和端粒酶抑制剂(RHPS4)。

第四节　骨肉瘤干细胞的应用前景

　　肿瘤干细胞广泛涉及恶性肿瘤的起始、复发、耐药、侵袭和转移,因此,骨肉瘤干细胞的靶向治疗为骨肉瘤的有效治疗提供了新的希望。但是,骨肉瘤干细胞的靶向治疗首先需要准确识别和隔离肿瘤干细胞。由于骨肉瘤病因本身的复杂性和研究技术不足等原因,在缺乏干细胞特异性标志物及有效示踪方法的情况下,对骨肉瘤干细胞自我更新、维持肿瘤生长、异质性的分子机制及它与正常干细胞的确切关系等方面的了解还很有限,骨肉瘤干细胞的生物学特性至今仍难以真正地做出具体描述,更多的观点是基于现象的分析和理论的推测。目前,骨肉瘤最有效的标志物是CD133、CD117、Stro-1、SSEA4和ALDH。尽管在其他类型的癌症中这些标志物都显示部分成功分离出肿瘤干细胞,然而可以特异性地分离骨肉瘤干细胞的确定标志物仍然没有发现。将肿瘤干细胞标志物与成球分析和SP细胞亚群结合,可以提高骨肉瘤干细胞分离的效率和准确性。

然而，成球和SP细胞亚群并不是仅由肿瘤干细胞组成的，导致细胞类型的重叠，因此，需要进一步研究才能充分理解肿瘤干细胞标志物的生物学功能，并从非骨肉瘤干细胞中准确分离出骨肉瘤干细胞。

为了开发新的靶向肿瘤干细胞疗法，对肿瘤干细胞关键信号通路的研究越来越受到关注。然而骨肉瘤干细胞关键信号通路的研究仍然较少。TGF-β_1、SOX2、FGF、mTOR和Notch等途径对骨肉瘤干细胞的调节作用最受到关注。最近，对表观遗传学的研究干预也令人鼓舞，特别是印迹基因$TSSC$3和去甲基化药物等在骨肉瘤干细胞中的作用。此外，骨肉瘤干细胞的niche可能为骨肉瘤干细胞的研究提供另一种途径，以阐明骨肉瘤干细胞的起始和维持机制。

目前，手术联合化疗方案仅对70%的骨肉瘤患者具有较好的疗效。常规化疗仅能使骨肉瘤瘤体缩小；而骨肉瘤干细胞并未被化疗药物杀死，仍然具有自我更新能力，可导致肿瘤复发或转移。随着对肿瘤干细胞与肿瘤耐药间关系的深入了解，有望开发出针对骨肉瘤干细胞的靶向治疗药物，从而对骨肉瘤的治疗产生积极意义。

-------------------------------- **参 考 文 献** --------------------------------

[1] Adhikari A S, Agarwal N, Wood B M, et al. CD117 and Stro-1 identify osteosarcoma tumor-initiating cells associated with metastasis and drug resistance[J]. Cancer Res, 2010, 70(11): 4602-4612.

[2] Al-Hajj M, Wicha M S, Benito-Hernandez A, et al. Prospective identification of tumorigenic breast cancer cells[J]. Proc Natl Acad Sci U S A, 2003, 100(7): 3983-3988.

[3] Bacci G, Lari S. Current treatment of high grade osteosarcoma of the extremity: review[J]. J Chemother, 2001, 13(3): 235-243.

[4] Baird K, Davis S, Antonescu C R, et al. Gene expression profiling of human sarcomas: insights into sarcoma biology[J]. Cancer Res, 2005, 65(20): 9226-9235.

[5] Baron R, Rawadi G, Roman-Roman S. Wnt signaling: a key regulator of bone mass [J]. Curr Top Dev Biol, 2006, 76: 103-127.

[6] Basu-Roy U, Basilico C, Mansukhani A. Perspectives on cancer stem cells in osteosarcoma[J]. Cancer Lett, 2013, 338(1): 158-167.

[7] Basu-Roy U, Seo E, Ramanathapuram L, et al. Sox2 maintains self renewal of tumor-

initiating cells in osteosarcomas［J］. Oncogene, 2012, 31(18): 2270-2282.

［ 8 ］ Beenken A, Mohammadi M. The FGF family: biology, pathophysiology and therapy ［J］. Nat Rev Drug Discov, 2009, 8(3): 235-253.

［ 9 ］ Benslimane-Ahmim Z, Jessica Pereira J, Lokajczyk A, et al. Osteoprotegerin regulates cancer cell migration through SDF-1/CXCR4 axis and promotes tumour development by increasing neovascularization［J］. Cancer Lett, 2017, 395: 11-19.

［ 10 ］ Cai Y, Mohseny A B, Karperien M, et al. Inactive Wnt/beta-catenin pathway in conventional high-grade osteosarcoma［J］. J Pathol, 2010, 220(1): 24-33.

［ 11 ］ Cleton-Jansen A M, Anninga J K, Briaire-de Bruijn I H, et al. Profiling of high-grade central osteosarcoma and its putative progenitor cells identifies tumourigenic pathways［J］. Br J Cancer, 2009, 101(12): 2064.

［ 12 ］ Dalerba P, Cho R W, Clarke M F. Cancer stem cells: models and concepts［J］. Annu Rev Med, 2007, 58: 267-284.

［ 13 ］ di Fiore R, Fanale D, Drago-Ferrante R, et al. Genetic and molecular characterization of the human osteosarcoma 3AB-OS cancer stem cell line: a possible model for studying osteosarcoma origin and stemness［J］. J Cell Physiol, 2013, 228(6): 1189-1201.

［ 14 ］ Engin F, Bertin T, Ma O, et al. Notch signaling contributes to the pathogenesis of human osteosarcomas［J］. Hum Mol Genet, 2009, 18(8): 1464-1470.

［ 15 ］ Fulda S. Regulation of apoptosis pathways in cancer stem cells［J］. Cancer Lett, 2013, 338(1): 168-173.

［ 16 ］ Gibbs C P, Kukekov V G, Reith J D, et al. Stem-like cells in bone sarcomas: implications for tumorigenesis［J］. Neoplasia, 2005, 7(11): 967-976.

［ 17 ］ Goncalves C, Martins-Neves S R, Paiva-Oliveira D, et al. Sensitizing osteosarcoma stem cells to doxorubicin-induced apoptosis through retention of doxorubicin and modulation of apoptotic-related proteins［J］. Life Sci, 2015, 130: 47-56.

［ 18 ］ Heddleston J M, Z Li, Lathia J D, et al. Hypoxia inducible factors in cancer stem cells ［J］. Br J Cancer, 2010, 102(5): 789-795.

［ 19 ］ Honoki K, Fujii H, Kubo A, et al. Possible involvement of stem-like populations with elevated ALDH1 in sarcomas for chemotherapeutic drug resistance［J］. Oncol Rep, 2010, 24(2): 501-505.

［ 20 ］ Hu L, McArthur C, Jaffe R B. Ovarian cancer stem-like side-population cells are tumourigenic and chemoresistant［J］. Br J Cancer, 2010, 102(8): 1276-1283.

［ 21 ］ Huang Y, Dai H, Guo Q N. TSSC3 overexpression reduces stemness and induces apoptosis of osteosarcoma tumor-initiating cells［J］. Apoptosis, 2012, 17(8): 749-761.

［22］ Krishnan V, Bryant H U, Macdougald O A. Regulation of bone mass by Wnt signaling ［J］. J Clin Invest, 2006, 116(5): 1202−1209.

［23］ Kuhn N Z, Tuan R S. Regulation of stemness and stem cell niche of mesenchymal stem cells: implications in tumorigenesis and metastasis［J］. J Cell Physiol, 2010, 222(2): 268−277.

［24］ Lan J, Liu X, Wei Rong W, et al. Stro-1(+) stromal cells have stem-like features in giant cell tumor of bone［J］. J Surg Oncol, 2012, 106(7): 826−836.

［25］ Lapidot T, Sirard C, Vormoor J, et al. A cell initiating human acute myeloid leukaemia after transplantation into SCID mice［J］. Nature, 1994, 367(6464): 645−648.

［26］ Levings P P, McGarry S V, Currie T P, et al. Expression of an exogenous human Oct-4 promoter identifies tumor-initiating cells in osteosarcoma［J］. Cancer Res, 2009, 69(14): 5648−5655.

［27］ Ma L, Lai D, Liu T, et al. Cancer stem-like cells can be isolated with drug selection in human ovarian cancer cell line SKOV3［J］. Acta Biochim Biophys Sin (Shanghai), 2010, 42(9): 593−602.

［28］ Mansukhani A, Ambrosetti D, Holmes G, et al. Sox2 induction by FGF and FGFR2 activating mutations inhibits Wnt signaling and osteoblast differentiation［J］. J Cell Biol, 2005, 168(7): 1065−1076.

［29］ Mansukhani A, Bellosta P, Sahni M, et al. Signaling by fibroblast growth factors (FGF) and fibroblast growth factor receptor 2 (FGFR2)-activating mutations blocks mineralization and induces apoptosis in osteoblasts［J］. J Cell Biol, 2000, 149(6): 1297−1308.

［30］ Marie P J, Coffin J D, Hurley M M. FGF and FGFR signaling in chondrodysplasias and craniosynostosis. J Cell Biochem, 2005, 96(5): 888−896.

［31］ Matushansky I, Hernando E, Socci ND, et al. Derivation of sarcomas from mesenchymal stem cells via inactivation of the Wnt pathway［J］. J Clin Invest, 2007, 117(11): 3248−3257.

［32］ Matushansky I, Maki R G, Cordon-Cardo C. A context dependent role for Wnt signaling in tumorigenesis and stem cells［J］. Cell Cycle, 2008, 7(6): 720−724.

［33］ Miura M, Miura Y, Padilla-Nash H M, et al. Accumulated chromosomal instability in murine bone marrow mesenchymal stem cells leads to malignant transformation［J］. Stem Cells, 2006, 24(4): 1095−1103.

［34］ Mohseny A B, Szuhai K, Romeo S, et al. Osteosarcoma originates from mesenchymal stem cells in consequence of aneuploidization and genomic loss of Cdkn2［J］. J Pathol, 2009, 219(3): 294−305.

［35］ Moon R T, Bowerman B, Boutros M, et al. The promise and perils of Wnt signaling through beta-catenin[J]. Science, 2002, 296(5573): 1644-1646.

[36] Mori T, Sato Y, Miyamoto K, et al. TNFalpha promotes osteosarcoma progression by maintaining tumor cells in an undifferentiated state[J]. Oncogene, 2014, 33(33): 4236-4241.

[37] O'Brien C A, Pollett A, Gallinger S, et al. A human colon cancer cell capable of initiating tumour growth in immunodeficient mice[J]. Nature, 2007, 445(7123): 106-110.

[38] Roberts P J, Der C J. Targeting the Raf-MEK-ERK mitogen-activated protein kinase cascade for the treatment of cancer[J]. Oncogene, 2007, 26(22): 3291-3310.

[39] Shimizu T, Ishikawa T, Iwai S, et al. Fibroblast growth factor-2 is an important factor that maintains cellular immaturity and contributes to aggressiveness of osteosarcoma [J]. Mol Cancer Res, 2012, 10(3): 454-468.

[40] Singh S K, Hawkins C, Clarke I D, et al. Identification of human brain tumour initiating cells[J]. Nature, 2004, 432(7015): 396-401.

[41] Takebe N, Nguyen D, Yang, S X. Targeting notch signaling pathway in cancer: clinical development advances and challenges[J]. Pharmacol Ther, 2014, 141(2): 140-149.

[42] Tang Q L, Zhao Z Q, Li J C, et al. Salinomycin inhibits osteosarcoma by targeting its tumor stem cells[J]. Cancer Lett, 2011, 311(1): 113-121.

[43] Tirino V, Desiderio V, Paino F, et al. Human primary bone sarcomas contain CD133+ cancer stem cells displaying high tumorigenicity in vivo[J]. FASEB J, 2011, 25(6): 2022-2030.

[44] Tolar J, Nauta A J, Osborn M J, et al. Sarcoma derived from cultured mesenchymal stem cells[J]. Stem Cells, 2007, 25(2): 371-379.

[45] Vijayakumar S, Liu G, Rus I A, et al. High-frequency canonical Wnt activation in multiple sarcoma subtypes drives proliferation through a TCF/beta-catenin target gene, CDC25A[J]. Cancer Cell, 2011, 19(5): 601-612.

[46] Visvader J E, Lindeman G J. Cancer stem cells in solid tumours: accumulating evidence and unresolved questions[J]. Nat Rev Cancer, 2008, 8(10): 755-768.

[47] Wang L, Park P, Zhang H, et al. Prospective identification of tumorigenic osteosarcoma cancer stem cells in OS99-1 cells based on high aldehyde dehydrogenase activity[J]. Int J Cancer, 2011, 128(2): 294-303.

[48] Wiedlocha A, Falnes P O, Rapak A, et al. Stimulation of proliferation of a human osteosarcoma cell line by exogenous acidic fibroblast growth factor requires both activation of receptor tyrosine kinase and growth factor internalization[J]. Mol Cell Biol, 1996, 16(1): 270-280.

[49] Yu X, Lin Y, Yan X, et al. CD133, stem cells, and cancer stem cells: myth or reality

［J］. Curr Colorectal Cancer Rep, 2011, 7(4): 253−259.

［50］ Zhang H, Wu H, Zheng J, et al. Transforming growth factor beta1 signal is crucial for dedifferentiation of cancer cells to cancer stem cells in osteosarcoma［J］. Stem Cells, 2013, 31(3): 433−446.

［51］ Zhang P, Zuo H, Ozaki T, et al. Cancer stem cell hypothesis in thyroid cancer［J］. Pathol Int, 2006, 56(9): 485−489.

［52］ Zhang W, Ding M L, Zhang J N, et al. mTORC1 maintains the tumorigenicity of SSEA-4(+) high-grade osteosarcoma［J］. Sci Rep, 2015, 5: 9604.

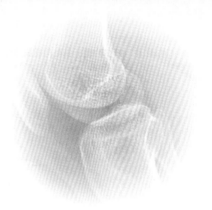

第三章

骨肉瘤发病与转移的关键信号通路

张 涛

骨肉瘤是临床上最常见的恶性骨肿瘤之一，约占原发恶性骨肿瘤的20%，患者多为青少年，恶性程度高，早期容易发生转移，预后欠佳。现阶段多以外科手术治疗为主，辅以化疗等多种治疗措施。随着分子生物学靶向治疗研究的进展，发现诸多信号通路在骨肉瘤的发生、发展和转移中起重要的作用，有可能成为骨肉瘤基因治疗的新靶点。本章主要介绍Notch、PI3K/Akt、Wnt、JNK、Hh和RTK信号通路及它们在骨肉瘤中的作用，阐明骨肉瘤发病与转移相关的关键信号通路，对最终从分子水平上控制骨肉瘤的生长和转移，建立起新的诊断和治疗手段具有重要的意义。

[通信作者] 张 涛，Email：zhangtaoabc@2008.sina.com

第一节 Notch 信号通路

一、Notch 信号通路的基本构成

Notch 基因最早发现于果蝇中,因其缺失部分功能导致果蝇翅膀的边缘形成切迹而得名。自 *Notch* 基因被发现以来,研究人员对其结构和功能进行了研究。Notch 信号通路主要由 Notch 受体、Notch 配体(DSL 蛋白)、DNA 结合蛋白、其他的效应物和 Notch 的调节分子等组成。目前,在哺乳动物中已发现有 4 种 Notch 受体(Notch1～4)和 5 种 Notch 配体(Delta-like1、Delta-like3、Delta-like4、Jagged1 和 Jagged2)。Notch 受体是相对分子质量约为 30 000 的单链跨膜蛋白,由胞外亚基和跨膜亚基构成异二聚体,其表达的保守性较高。

二、Notch 信号通路的激活与调控机制

1993 年,从 Lieber 和 Struhl 等提出 Notch 信号通路激活的"蛋白水解模式学说"以来,该学说不断地得到补充和完善。目前,Notch 三步裂解法得到众多学者的一致认可。第 1 个裂解位点是在 Notch 跨膜区胞外端的 S1 位点,在 furin 样转化酶的作用下,Notch 于 S1 位点发生裂解,酶切形成的胞外区和跨膜片段通过 Ca^{2+} 依赖的非共价键相互结合,以异二聚体形式形成 Notch 受体,移行于细胞表面。与配体结合后,Notch 受体在金属蛋白酶中的肿瘤坏死因子 α(TNF-α)转换酶的作用下,在 S2 酶切位点进行第 2 次酶切,裂解为 2 个片段,N 端裂解产物被配体表达细胞吞噬,而 C 端裂解产物在 S3 位点进一步裂变。经过蛋白酶早老蛋白(presenilin)水解酶切后转化为可溶性的 NICD,并移至细胞核内转导信号。NICD 转移至细胞核内后与转录抑制因子 RBP-JK 结合,并吸引共活化物如 MAML 和组蛋白乙酰基转移酶 P300/CBP 等,从而成为转录活化因子,活化 *HES* 等分化拮抗基因的转录,表达产物与相应分化效应基因的启动子特异性结合,并募集 Groucho/TLE 等转录共抑制因子,对细胞特异性分化效应基因的表达具

有阻碍作用，最终影响细胞的增殖、分化和凋亡。该信号通路被称为RBP-JK依赖型信号通路。

三、Notch信号通路与骨肉瘤的关系

2002年，Schnabel等在成骨细胞和成骨性的骨肉瘤细胞Saos-2中发现*Notch*1稳定表达。又有研究表明，对1例上颌骨肉瘤患者的骨肉瘤细胞进行免疫组织化学检测，发现了Notch1受体表达，并进一步得出*Notch*1基因和骨肉瘤细胞的分化有密切联系。这是最早发表的关于Notch信号通路与骨肉瘤的研究文献。随着各种体内外研究的开展，研究者发现Notch信号通路参与骨肉瘤细胞的增殖、分化、凋亡、侵袭性、转移性及耐药性等的调控。Li等在绝大多数受检测的骨肉瘤细胞系中发现均存在*Notch*1、*Notch*2及*Notch*3基因信号；*Notch*1及其下游基因的表达减少，从而抑制骨肉瘤细胞的增殖和转移。不仅如此，进一步研究还发现在骨肉瘤细胞形成肿瘤的过程中，骨形态形成蛋白能够逆向调节Notch信号通路。对具有高侵袭性的K7M2细胞系和有限侵袭性的K12细胞系研究发现，与K12细胞系比较，K7M2细胞系中*Notch*基因（*Notch*1、*Notch*2、*Notch*4）及Notch信号通路下游靶点*Hes*1和*Stat*3表达上调，表明Notch信号通路在K7M2细胞系中更加活跃。他们还发现，K7M2细胞系显示出更高的乙醛脱氢酶（AldH）活性，通过抑制Notch信号通路能够降低K7M2细胞系AldH活性。因此，AldH活性可能是Notch信号通路调节过程的一部分。在体外研究中Notch信号通路与增强对氧化应激、迁移、侵袭及血管内皮生长因子（vascular endothelial growth factor，VEGF）表达的抵抗力有关。

Notch信号通路与骨肉瘤细胞的侵袭和转移密切相关。研究发现，*Notch*基因（*Notch*1、*Notch*2）和靶基因*Hes*1在未转移和已转移的骨肉瘤细胞系中均有表达。该研究表明，利用γ分泌酶抑制剂（gamma-secretase inhibitor，GSI）阻断Notch信号通路能够降低骨肉瘤细胞的侵袭性。通过调控Notch信号通路发现，*Hes*1基因的表达与骨肉瘤的侵袭性和远处转移有密切联系。Zhang等研究还发现*Deltex*1和*Hes*1彼此抑制。*Deltex*1能够与胞内段结合后泛素化并降解ICN来阻断Notch信号通路，而*Hes*1能够直接与*Deltex*1上游的启动子结合从而抑

制 *Deltex*1 的转录。

综上所述，Notch 信号通路与骨肉瘤的增殖、分化、转移、凋亡及化疗药物作用的敏感性密切相关，阻断 Notch 信号通路，为骨肉瘤的治疗提供了新的途径。虽然目前众多学者对 Notch 信号通路与骨肉瘤关系的研究结论尚存在较大争议，对骨肉瘤患者进行个体化 Notch 信号通路靶向治疗方案及长期使用 Notch 信号通路阻断剂的潜在危险性等认知尚不完善，但随着人们对分子遗传学、生物化学以及药理学等研究的汇总报告，Notch 信号通路的具体作用机制终将被阐明，其作为骨肉瘤治疗的新靶点将具有广阔的应用前景。

第二节　PI3K/Akt 信号通路

PI3K/Akt 信号通路被认为是肿瘤中重要的信号通路之一。越来越多的研究表明，PI3K/Akt 信号通路在骨肉瘤中是高度激活的，参与骨肉瘤的发生和发展，包括增殖、侵袭、细胞周期、抑制凋亡、血管新生、转移以及化疗耐药等。

一、PI3K/Akt 信号通路的激活

PI3K 是一类脂质激酶家族，根据 PI3K 的 P110 亚基结构特点和底物分子不同可将其分为三大类，其中研究最广泛的为 Ⅰ 类 PI3K，此类 PI3K 为异源二聚体，由催化亚基 P110 和调节亚基 P85 组成。催化亚基有 4 种，即 p110α、β、δ、γ，而 δ 仅限于白细胞，其余则广泛分布于各种细胞中。调节亚基含有 SH2 和 SH3 结构域，与含有相应结合位点的靶蛋白相作用。PI3Kα、PI3Kβ 和 PI3Kδ 通常被 RTK 活化，包括 FGF、VEGF、肝细胞生长因子（hepatocyte growth factor，HGF）、血小板源性生长因子（platelet-derived growth factor，PDGF）和胰岛素样生长因子 -1（insulin-like growth factor-1，IGF-1）都能启动 PI3K 的激活过程。一旦 PI3K 被激活，PI3K 的催化亚基作用它的底物使 PI-4,5-二磷酸转换为 PI-3,4,5-三磷酸。这个过程在肿瘤中尤为多见。

二、Akt

Akt又称蛋白激酶B（protein kinase B，PKB），是PI3K信号通路的重要下游分子。Akt包含3个亚基，即Akt1、Akt2和Akt3，它们具有高度的氨基酸同源性和2个关键的磷酸化位点threonine 308（Thr308）、serine473（Ser473）。活化的Akt是细胞存活因子，可以降低凋亡因子，同时增加抗凋亡蛋白的活性。

三、PTEN

PTEN是PI3K/Akt信号通路的一个关键磷酸酶，具有脂质磷酸酶和蛋白磷酸酶活性。研究表明，*PTEN*基因在人类肿瘤中通常发生突变或缺失。PTEN是一个PI-3,4,5-三磷酸-磷酸酶，与PI3K的功能相反，它主要作用于PI3K的下游靶分子，使PI-3,4,5-三磷酸转变为PI-4,5-二磷酸，从而阻断PI3K/Akt信号通路，实现抑制肿瘤的作用。PTEN可减少Akt的活化，从而阻止所有由Akt调控的下游信号转导事件。

四、PI3K/Akt与骨肉瘤的关系

尽管骨肉瘤发生和发展的具体机制还不是很清楚，然而越来越多的证据表明一些基因在骨肉瘤的发生中扮演重要的角色。比如c-*myc*调控骨肉瘤的生长和DNA修复；研究表明磷酸化的Akt可以显著上调c-*myc*的表达，进而增加骨肉瘤细胞增殖和侵袭的活性。*MDM2*可以负调控*p53*，激活的PI3K/Akt信号通路可以强烈诱导*MDM2*的转录，进一步诱导骨肉瘤的发生。另外，细胞周期蛋白（cyclin）D1在细胞周期G_1/S期转换过程中扮演着重要角色，可以作为mTORC1的下游基因。激活的PI3K/Akt信号通路可以增加细胞周期蛋白D1的表达进而抑制骨肉瘤细胞的凋亡，促进骨肉瘤细胞的增殖。这说明PI3K/Akt信号通路的激活可以调控众多基因，有利于骨肉瘤细胞的生长。

肿瘤干细胞具有较强的自我更新和分化能力，由于受到一些基因的非正常调控，导致干细胞异常分化或无限扩增，最终形成肿瘤。这些细胞也被认为是肿瘤发生的主要来源，也包括骨肉瘤。研究表明，PI3K/Akt信号通路调控干细

胞的命运包括增殖、细胞周期、存活和凋亡。PI3K的抑制剂显著地诱导骨肉瘤干细胞 G_0/G_1 期的阻滞和诱导凋亡，因此认为 PI3K/Akt 信号通路激活和调控骨肉瘤干细胞的生存对骨肉瘤的发生起重要的作用。

骨肉瘤是一种高转移性肿瘤，骨肉瘤患者死亡的主要原因是发生了肺转移。越来越多的证据表明 PI3K/Akt 信号通路在骨肉瘤肺转移中起重要的作用。研究表明，在骨肉瘤肺转移组织中，Akt 是高度激活的。Guo 等报道，*βig-h3* 能够通过整联蛋白（integrin）$\alpha 2\beta_1$ 介导的 PI3K/Akt 信号通路增强骨肉瘤细胞 Saos-2 的转移。裸鼠接种骨肉瘤细胞 LM8 后，荷瘤小鼠出现肺转移，且肺组织有较高的 p-Akt 表达；采用 LY294002（PI3K 抑制剂）处理荷瘤小鼠，肿瘤的肺转移受到显著抑制。基质金属蛋白酶（matrix metalloproteinase，MMP）对细胞的侵袭和肿瘤转移有重要的作用。Aizawa 等报道 Akt 的抑制剂可以显著降低骨肉瘤细胞 MMP2 的分泌和减少骨肉瘤的肺转移。Tsubaki 等发现阻断 Ras/PI3K/Akt 信号通路能够显著抑制 MMP-1、MMP-2 和 MMP-9 的表达，进而抑制骨肉瘤的肺转移。研究数据表明，埃兹蛋白（ezrin）作为细胞骨架和细胞膜之间重要的连接蛋白在骨肉瘤的迁移、侵袭和转移中扮演重要的角色，过表达 ezrin 可以促进骨肉瘤转移，在尤因肉瘤中 ezrin 受 PI3K/Akt 信号通路的调控。趋化因子 SDF1 通过结合其相应的受体 CXCR4H 和 CXCR7 刺激下游的信号通路包括 PI3K/Akt，进而调控肿瘤的发生、发展和转移。Perissinotto 等报道 SDF-1 可以有效诱导骨肉瘤细胞的迁移和黏附，进而促进骨肉瘤的肺转移。因此，PI3K/Akt 信号通路在骨肉瘤的发生和转移中起重要的作用。

第三节　Wnt 信号通路

一、Wnt 信号通路的组成以及激活

最早对于 Wnt 信号通路的了解来自对于对致癌病毒和果蝇发育的研究。1982 年 Nusse 等在鼠类乳腺癌病毒诱导的小鼠乳腺癌中克隆出一种原癌基因，命名为 *int* 基因。后来研究发现和果蝇的无翅基因（Wingless）具有高度的同源

性，因此将Wingless与*int*1结合，称为*Wnt*基因。人类*Wnt*家族基因至少有19种蛋白，如Wnt1、Wnt3a、Wnt5a、Wnt10b等。Wnt信号通路在胚胎发育以及多种疾病中起着重要的作用。Wnt信号通路是调控细胞生长、发育以及分化的关键信号通路。近年来研究表明，Wnt信号途径在骨的发育中扮演重要的角色。Wnt信号途径包括经典型Wnt信号通路和β-联蛋白非依赖途径，即所谓的非经典Wnt信号途径。一般认为，Wnt信号转导通路的关键组成包括Wnt蛋白（Wnt配体）、Wnt受体（Frizzled家族蛋白以及低密度脂蛋白受体相关蛋白）、β-联蛋白、LRP5/6、β-联蛋白、糖原合成酶激酶3β（ghycogen synthase kinase 3 beta，GSK-3β）、Axin/Conductin、APC（adenomatous polyposis coli）蛋白等。Wnt信号通路对多种类型的肿瘤发生和发展过程中起着重要的作用，也包括骨肉瘤。

二、Wnt 信号通路在骨肉瘤中的作用

研究表明，Wnt信号通路的多个组分包括Wnt的配体、Frizzled以及低密度脂蛋白受体相关蛋白（low-density lipoprotein receptor-related protein，LRP）的受体在骨肉瘤中均为过表达。Hoang等利用RT-PCR方法检测*Wnts*、*Fzs*和*LRP5*在骨肉瘤细胞系（U2OS、HOS、143B、Saos-2）中的表达情况，发现*Wnt1*、*Wnt4*、*Wnt5a*、*Wnt7a*均有选择性表达。*Fz*1、*Fz*2、*Fz*4、*Fz*5、*Fz*9和*LRP5*在所有的细胞系中表达。Guo等研究发现，在Saos-2中沉默*LRP5*可以诱导E-钙黏着蛋白（cadherin）的表达，同时下调N-钙黏着蛋白的表达。此外还发现，在诱导E-钙黏着蛋白表达的同时，Slug和Twist的表达受到抑制，这些研究表明*LRP5*对于骨肉瘤的转移至关重要。β-联蛋白最早是在结肠癌中发现，其与肿瘤的发生具有密切的关系，它可以与*APC*肿瘤抑制基因形成复合体。最近研究表明，β-联蛋白及其转录因子*LEF-1*在骨肉瘤细胞Saos-2中的表达远高于成骨细胞hFOB；当沉默β-联蛋白时，可以增加Saos-2细胞对氨甲蝶呤的敏感性。相应的，β-联蛋白的表达与骨肉瘤细胞的侵袭性呈正相关。另外有研究表明，*Wnt3a*和*Wnt10b*可以诱导Dvl的磷酸化以及抑制β-联蛋白的降解。这些研究表明Wnt信号通路的多个组分与骨肉瘤的发生和发展存在密切关系，可以认为Wnt信号通路是骨肉瘤治疗的一个好的靶点。

三、Wnt 信号通路抑制剂在骨肉瘤中的应用研究

Wnt信号通路在骨肉瘤的发生和发展中扮演重要的角色,因此将一些Wnt信号通路的抑制剂用于治疗也成为骨肉瘤治疗的重要策略。一个比较成功的例子就是DKK-3——Wnt信号通路的拮抗因子。Hoang等发现重组的DKK-3通过阻滞β-联蛋白的细胞质聚集,能够抑制骨肉瘤细胞的生长和侵袭。2013年,Lin等研究发现*DKK*3可以阻滞细胞的生长和侵袭。这些研究表明,在*DKK*3丢失的骨肉瘤中,重新表达*DKK*3或加入重组的*DKK*3可能是治疗骨肉瘤的一个很好的策略。另外,靶向Wnt下游的靶基因如*c-myc*、*CCND*1、*CD*44和*Cox*2也都是治疗骨肉瘤很好的手段。

第四节　Hedgehog信号通路

一、Hedgehog信号通路简介

刺猬蛋白家族(Hedgehog,Hh)信号通路对正常胚胎的发育至关重要,并在成熟机体组织的维持、更新和再生中起关键作用。分泌的Hh蛋白以浓度和时间依赖的方式作用于一系列包括存活、增殖到细胞命运特异性和分化等多种细胞反应。除了在正常胚胎发育和成体组织稳态中的重要作用之外,异常的Hh信号转导是引起越来越多癌症启动的原因,包括经典的基底细胞癌、成神经管细胞瘤和横纹肌肉瘤。近期关于过度活跃的Hh信号转导已经在胰腺、肺、前列腺、卵巢和乳腺等肿瘤中报道。因此,了解控制Hh途径活性的机制将为开发越来越多Hh驱动病理学的新型治疗提供依据。

Hh信号需要调节Hh配体的生产、加工、分泌和运输,在哺乳动物中,常包括Sonic(Shh)、Indian(Ihh)和Desert(Dhh)。Hh配体一般被合成为前体蛋白,其在羧基末端(C末端)经历自动催化裂解和伴随胆固醇修饰,并在氨基末端(N末端)进行棕榈酰化,生成分泌型的双重脂质化蛋白。Hh配体通过Dispatched和Scube2的联合作用从细胞表面释放,随后通过与细胞表面蛋白

LRP2和磷酸甘油硫酸乙酰肝素蛋白聚糖的蛋白质相互作用而被传播到其他细胞。Hh信号传递受靶细胞膜上2种受体Patched（Ptc）和Smoothened（SMO）的控制。在正常情况下，Ptc抑制SMO蛋白活性，从而抑制下游信号通路，这时下游的Gli蛋白在蛋白酶体（proteasome）内被截断，并以C末端被截断的形式进入细胞核内，抑制下游靶基因的转录。当Ptc和Hh结合以后，解除对SMO蛋白的抑制作用，促使Gli蛋白与PKA及一些未知因子与微管形成大分子复合物，使得全长Gli蛋白进入核内激活下游靶基因转录。Hh-Gli信号通路可以诱导Ptc的转录形成负反馈的调控环。

二、Hh信号通路在骨肉瘤中的表达

Mohseny等研究发现，Hh信号通路活化在骨肉瘤细胞系中表现各异，但Hh活化与骨肉瘤患者预后并无明显关系。但Lo等在43例高度恶性的骨肉瘤样品中分析了Hh信号通路基因表达，发现除SMO基因外，IHH、PTCH1和Gli均在肿瘤组织中高表达。此外，近期研究也显示SMO与Gli1常与骨肉瘤进展密切相关。而一些研究者也发现IHH、PTCH1和Gil1在许多原发性骨肉瘤中高表达。此外有报道，Hh的转录靶基因Gli2与骨肉瘤患者恶性预后呈正相关；在体外实验中，基因沉默Gli2后可以增加骨肉瘤的化疗敏感性。

三、Hh信号通路抑制剂在骨肉瘤中的应用研究

近年来，针对Hh的药物研发主要集中在针对Hh信号通路的中心，SMO的药物靶向，抑制SMO能使转录因子Gli1及Gli2失活，进而降低Hh信号通路中介导肿瘤生长的基因表达。IPI-926（saridegib）是半合成的、环巴胺（cyclopamine）生物碱的衍生物，在多种肿瘤尤其是软骨肉瘤中具有较强的抗肿瘤活性，一项SMO抑制剂IPI-926（saridegib）的小鼠临床前实验证实，IPI-926能降低来自4例骨肉瘤患者的人源肿瘤异体移植（patient-derived xenograft，PDX）骨肉瘤小鼠肿瘤的生长，但是该研究样本较小，还需要进一步证实。植物提取物环巴胺是较早报道的Hh信号通路抑制剂，可结合SMO进而抑制Gli1；但研究者发现环巴胺化学稳定性较差，且在体内实验中并不能抑制小鼠骨肉

瘤肺转移，且药物的不良反应较大，因此不适合进一步临床应用。Kitamoto等研究发现，低剂量联合 vismodegib、ATO（arsenic trioxide，As$_2$O$_3$）及 GANT61（Gli抑制剂）可以抑制骨肉瘤迁移及侵袭。LDE225（erismodegib）是一种*SMO*的拮抗剂，研究发现其可诱导多种肿瘤细胞的G$_1$/S期细胞周期阻滞，目前关于LDE225的骨肉瘤 I 期临床试验正在开展中（ClinicalTrials.gov Identifier：NCT01154452）。*Gli*转录因子是Hh信号通路及其异常的关键介质，*Gli*活化可能诱导肿瘤细胞增殖和侵袭。Hh-Gli信号通路活化在许多癌症中都有报道，并能促进骨肉瘤细胞的生长和存活。既往的研究显示，*Gli2*在骨肉瘤患者中表达升高，因而*Gli2*可能是骨肉瘤新的治疗靶点。ATO是一种美国食品药品监督管理局（Food and Drug Administration，FDA）认证的用于急性淋巴细胞性白血病治疗的化疗药物。ATO能与*Gli1*及*Gli2*结合，抑制其转录活性，下调其靶基因表达。目前已有一项骨肉瘤的 II 期临床试验（ClinicalTrials.gov Identifier：NCT00024258）完成。

因此，Hh信号通路及其下游的靶基因可以作为骨肉瘤治疗的药物靶标。

第五节　RTK信号通路

一、RTK简介

人类基因组编码有90种酪氨酸激酶，主要包括RTK和非受体酪氨酸激酶（non-receptor tyrosine kinase，NRTK）。RTK是细胞表面一大类重要的受体家族，其主要功能是在细胞中催化磷酸基团从ATP中转移到蛋白质的酪氨酸残基上的酶，从而为接头蛋白和下游信号分子提供结合位点，在细胞增殖、分化、迁移及其他生物活动中起重要的作用。RTK是一类跨膜糖蛋白，由含有配体结合位点的细胞外结构域、单次跨膜的疏水α螺旋区、含有酪氨酸蛋白激酶活性的细胞内结构域3个部分组成。RTK主要根据其细胞外结构域的不同进行分类。该类受体主要分为以下几类：① 表皮生长因子受体（epidermal growth factor receptor，EGFR）；② 血小板源性生长因子受体（PDGFR）和巨噬细胞集落刺激生长因子受体（macrophage colony stimulating factor receptor，M-CSFR）；③ 胰岛素样因子1受体（IGF-1R）；④ 神经生长因子受体（nerve growth factor recceptor，NGFR）；⑤ 成纤维细胞因子受体（FGFR）；⑥ 血管内皮生长因子受体（VEGFR）和Axl受体家族等。RTK在没有同信号分子结合时是以单体存在的，并且没有活性；一旦有信号分子与受体的细胞外结构域结合，2个单体受体分子在膜上形成二聚体，2个受体的细胞内结构域的末端相互接触，激活其蛋白激酶的功能，从而使末端的酪氨酸残基磷酸化。磷酸化导致受体细胞内结构域的末端装配成1个信号复合物。磷酸化的酪氨酸部位成为细胞内信号蛋白的结合位点，可能有多种细胞内信号蛋白同受体末端磷酸化部位结合后被激活。

多项研究表明，RTK的活性与多种肿瘤的发生、发展及转移密切相关。其机制主要包括配体依赖性和非配体依赖性2种，非配体依赖性机制又包括染色体异位、激活突变和RTK的过表达。染色体易位可以生成一种融合蛋白，其C末端为酪氨酸激酶的酪氨酸激酶区域，N末端为低聚的其他蛋白，此融合蛋白可以在不需要配体存在的情况下持续发生二聚化而激活。比如，BCR-Abl最常见于慢性髓细胞白血病的费城染色体上。染色体易位也常见于肉瘤病变中，85%的尤因肉瘤中常见由11号染色体和22号染色体易位生成的EWS/FLI-1融合蛋白。由于核型的复杂性和个体间高度遗传差异性，故骨肉瘤中尚未发现典型的染色体易位。肿瘤遗传不稳定性也可导致RTK持续激活。

二、RTK在骨肉瘤中的作用以及抑制剂的应用研究

在骨肉瘤患者中，常见EGFR、IGF-1R、Axl、NGFR、PDGFR和VEGFR的过表达，其中PDGF、PDGFR、VEGF和VEGFR的过表达与骨肿瘤的转移和预后不良相关，而目前对RTK在骨肉瘤中的作用及其相关机制还未完全清楚，多种RTK靶向抑制剂的作用效果和机制也需要进一步研究。

1. IGF-1R

在骨肉瘤中，IGF-1R是研究最深入的靶点。IGF-1R的配体包括IGF-1和IGF-2，同时IGF与IGF-1R的相互作用受IGF结合蛋白的影响。有研究表明，在犬的骨肉瘤组织中IGF-1R的表达量和生存率明显相关。而抑制ICF-1R能显著抑制骨肉瘤细胞的黏附、迁移、侵袭和转移。多种IGF-1R和IGF的靶向抑制剂

已有报道，IRS-1/2NT157和BMS-75480OSI-906已在骨肉瘤细胞和骨肉瘤动物模型中得到验证。

2. Axl受体

Axl受体首先是在慢性髓细胞白血病和骨髓增生性疾病中发现，包括2个免疫球蛋白样区和2个纤连蛋白Ⅲ样区，其与Tyro3和Mer共同组成Axl受体酪氨酸激酶家族。Gas6是Axl家族的共同配体，它是由生长停滞特异性基因（growth arrest-specific gene）所编码的蛋白分子，Gas6是一个维生素K依赖蛋白，其分子的N末端包含有多个γ-羧基谷氨酸基的Gla区、4个EGF样区，C末端是一个性激素连接球蛋白样区。Axl既有黏附分子的特点，又有酪氨酸激酶活性。多项研究表明Axl在所有骨肉瘤细胞系中均有高表达，其与细胞黏附、识别、凋亡、转移密切相关；同时在骨肉瘤组织中也已证实Axl的高表达，而在骨肉瘤中Gas6通过何种机制激活Akl尚需进一步研究。BGB324也称为R428，是Axl受体的选择性抑制剂，可以显著抑制Axl磷酸化，从而抑制肉瘤细胞的迁移和增殖。因此，Axl可以作为骨肉瘤治疗的一个潜在作用靶点。

3. FGFR

FGFR主要有4种，分别为FGFR1、FGFR2、FGFR3、FGFR4，同时有18种配体。FGF信号通路主要与胚胎形成、血管生成、伤口愈合密切相关。在骨肉瘤中，已发现多种*FGFR*基因异常，如单核苷酸多态性、过表达、胚系扩增。有研究表明，FGF2的高表达可引起骨肉瘤体外细胞系迁移能力的增强。NVP-BGJ398是广谱的FGFR抑制剂，已有研究发现其可以显著抑制骨肉瘤细胞增殖和转移，但仍需进一步研究证实。

4. PDGFR

PDGFR有2个亚型（PDGFR-α和PDGFR-β），并由PDGF活化，包括PDGF-A、PDGF-B、PDGF-C和PDGF-D。在骨肉瘤中，已经证实了PDGFR的表达，并且PDGFR的活化可以促进骨肉瘤细胞增殖。甲磺酸伊马替尼是一种口服多靶点酪氨酸激酶抑制剂，可以抑制PDGFR、c-KIT和BCR-Abl。在体外骨肉瘤细胞株和动物模型中，伊马替尼（imatinib）可以抑制肿瘤生长。但是，伊马替尼在骨肉瘤动物模型中的抗肿瘤活性的有效药物浓度很高，而抑制PDGFR配体的诱导磷酸化所需浓度却很低。这表明伊马替尼的抗肿瘤活性不是通过对PDGFR的抑制来实现的，而是通过脱靶效应来实现的。

第六节　JNK信号通路

一、JNK信号通路简介

JNK是MAPK家族的重要成员,主要有JNK1、JNK2、JNK3这3个亚型。JNK1和JNK2可以在身体任何部位表达,而JNK3主要表达在人的脑部、睾丸和心脏。JNK原来被称为应激激活的蛋白激酶(stress activated protein kinase, SAPK)。与其他MAPK一样,当酪氨酸和苏氨酸残基发生磷酸化后,JNK/SAPK也可被激活。JNK可以受各种各样的细胞外刺激而激活,这些刺激包括生长因子、细胞因子和细胞应激。细胞应激又包括热休克蛋白、脂多糖、TIVF、白细胞介素-1(interleukin-1, IL-1)、高渗透压、紫外线照射和缺血再灌注损伤等。JNK的上游激酶包括2个MAPK:MKK4(SECl)和MKK7。MKK4和MKK7通过双磷酸化JNK的苏氨酸和酪氨酸位点而激活JNK,是JNK的特异性激酶。MKK7蛋白激酶主要由细胞因子激活,MKK4主要由环境应激所激活。MKK4和MKK7是双特异性蛋白激酶,均能同时磷酸化JNK的苏氨酸和酪氨酸位点,但MKK4优先磷酸化酪氨酸,而MKK7则是优先磷酸化苏氨酸。JNK信号通路与多种疾病相关,如卒中、心脏疾病、炎症性疾病和神经退行性疾病。有研究报道JNK的激活与肿瘤的生长、转移、血管新生有密切关系。

二、JNK信号通路与肿瘤

JNK在肿瘤的进展中发挥重要的作用,但具体的机制研究较少。JNK信号通路可能起抗肿瘤或者促肿瘤的作用。在肿瘤细胞和肿瘤组织中均可以检测到JNK的激活。c-Jun是JNK信号通路的下游靶点,被认为是一种原癌基因。极度活跃的Ras通过激活Hippo信号来调控JNK在促癌或抑癌之间的转变。在肿瘤发展过程中,细胞内外不同的应激可以导致JNK激活,如致癌基因、饮食、感染、药物等刺激。JNK激活促进p53的磷酸化,从而促进p53诱导细胞凋亡和抑制细胞衰老。此外，JNK信号通路还与肿瘤细胞的保护性自噬具有密切关系，从而允许肿瘤细胞可以逃避细胞凋亡或坏死的代谢危机。另一方面，JNK作为一种肿瘤抑制因子在许多肿瘤的发生过程中起到抑制作用。JNK可以通过调控促凋亡和抗凋亡蛋白的表达来促进肿瘤细胞的凋亡。JNK下调能够引起细胞损伤性的凋亡，对肿瘤的发生和发展具有重要意义。

三、JNK信号通路与骨肉瘤

JNK信号通路非常复杂，涉及成骨细胞的增殖、分化和凋亡。对骨肉瘤的生长和转移也有一定的作用。许多研究表明，JNK与骨肉瘤的发病及进展有着密切的关系。JNK的磷酸化能够激活c-Jun，c-Jun的激活导致c-Fos直接作用。JNK信号与c-Fos和核结合因子共同引起骨肉瘤的恶性转化。Kimura报道了在骨肉瘤高度转移细胞系143B中JNK和细胞外信号调节激酶（extracellular regulated protein kimase，ERK）的激活，共同引起c-Jun和Fra-1的活化，进而引起下游MMP1的表达增多。有报道JNK信号通路参与骨肉瘤的转移，JNK的激活引起下游MMP家族的表达上调，从而引起骨肉瘤的转移率增高。Liang报道，JNK激活引起骨肉瘤的转移还可能与引起氨基肽N增多有关。在另一项研究中Alper报道，IL-6能够通过JNK信号通路引起ADAMTS-2转录的激活，从而引起骨肉瘤的侵袭和转移。

四、JNK信号通路抑制剂对骨肉瘤作用的应用研究

JNK信号通路有可能成为骨肉瘤的治疗靶点。目前关于骨肉瘤的治疗多采用手术结合放化疗的综合治疗方法。随着分子生物学的研究深入，JNK可能成为骨肉瘤治疗的新靶点。Kimura利用JNK的抑制剂SP600125处理骨肉瘤细胞发现，SP600125能够减少MMP1表达及AP-1的DNA结合能力，从而降低肿瘤细胞的迁移能力。国内外研究者认为，抑制JNK能够显著降低骨肉瘤细胞的迁移和侵袭能力。另外，JNK的激活也可能作为骨肉瘤治疗的潜在方法。Wang等报道了激活JNK通路能够引起骨肉瘤细胞系的G_2/M期阻滞和细胞凋亡。硼替佐米（bortezomib）作为一个潜在的化疗药物，能够通过激活JNK和MAPK信

号通路引起骨肉瘤细胞的凋亡和自噬。因此，了解JNK信号通路在骨肉瘤发生和发展中起的作用能够为骨肉瘤的靶向治疗提供新的思考。选择合适的JNK抑制剂或者激动剂进行有效的治疗性干预，可能为骨肉瘤患者提供更好、更有前景的治疗方法，提高骨肉瘤患者的存活率和生活质量。

总之，虽然对骨肉瘤发病和转移相关信号通路的研究已取得较大的进展，但是骨肉瘤的发病和转移的机制还未完全阐明，因此，基于以往研究结果进一步探究骨肉瘤的发病和转移机制具有重要的意义。

参 考 文 献

［1］Artavanis-Tsakonas S, Rand M D, Lake R J. Notch signaling: cell fate control and signal integration in development［J］. Science, 1999, 284(5415): 770-776.

［2］Bray S J. Notch signalling: a simple pathway becomes complex［J］. Nat Rev Mol Cell Biol , 2006, 7(9): 678-689.

［3］Broadhead M L, Clark J C, Myers D E, et al. The molecular pathogenesis of osteosarcoma: a review［J］. Sarcoma, 2011, 2011: 959248.

［4］Burrow S, Andrulis I L, Pollak M, et al. Expression of insulin-like growth factor receptor, IGF-1, and IGF-2 in primary and metastatic osteosarcoma［J］. J Surg Oncol, 1998, 69(1): 21-27.

［5］Chan Y M, Jan Y N. Roles for proteolysis and trafficking in notch maturation and signal transduction［J］. Cell, 1998, 94(4): 423-426.

［6］Chen Y, Wang B C, Xiao Y. PI3K: a potential therapeutic target for cancer［J］. J Cell Physiol , 2012, 227(7): 2818-2821.

［7］Cuenda A, Rousseau S. p38 MAP-kinases pathway regulation, function and role in human diseases［J］. Biochim Biophys Acta, 2007, 1773(8): 1358-1375.

［8］Cunningham M E, Greene L A. A function-structure model for NGF-activated TRK［J］. EMBO J , 1998, 17(24): 7282-7293.

［9］Davis R J. Signal transduction by the JNK group of MAP kinases［J］. Cell, 2000, 103(2): 239-252.

［10］Dhanasekaran D N, Reddy E P. JNK signaling in apoptosis［J］. Oncogene, 2008, 27(48): 6245-6251.

［11］Fleming Y, Armstrong C G, Morrice N, et al. Synergistic activation of stress-activated protein kinase 1/c-Jun N-terminal kinase (SAPK1/JNK) isoforms by mitogen-activated protein kinase kinase 4 (MKK4) and MKK7［J］. Biochem J, 2000, 352 Pt 1

(Pt 1): 145-154.

［12］ Fresno Vara J A, Casado E, de Castro J, et al. PI3K/Akt signalling pathway and cancer ［J］. Cancer Treat Rev, 2004, 30(2): 193-204.

［13］ Fukaya Y, Ishiguro N, Senga T, et al. A role for PI3K-Akt signaling in pulmonary metastatic nodule formation of the osteosarcoma cell line, LM8［J］. Oncol Rep , 2005, 14(4): 847-852.

［14］ Giles R H, van Es J H, Clevers H. Caught up in a Wnt storm: Wnt signaling in cancer ［J］. Biochim Biophys Acta, 2003, 1653(1): 1-24.

［15］ Guo Y, Zi X, Koontz Z, et al. Blocking Wnt/LRP5 signaling by a soluble receptor modulates the epithelial to mesenchymal transition and suppresses met and metalloproteinases in osteosarcoma Saos-2 cells［J］. J Orthop Res, 2007, 25(7): 964-971.

［16］ Halford M M, Stacker S A. Revelations of the RYK receptor［J］. Bioessays, 2001, 23(1): 34-45.

［17］ Han G, Wang Y, Bi W. C-Myc overexpression promotes osteosarcoma cell invasion via activation of MEK-ERK pathway［J］. Oncol Res, 2012, 20(4): 149-156.

［18］ Hassan S E, Bekarev M, Kim M Y, et al. Cell surface receptor expression patterns in osteosarcoma［J］. Cancer, 2012, 118(3): 740-749.

［19］ He J P, Hao Y, Wang X L, et al. Review of the molecular pathogenesis of osteosarcoma［J］. Asian Pac J Cancer Prev, 2014, 15(15): 5967-5976.

［20］ Hoang B H. Wnt, osteosarcoma, and future therapy［J］. J Am Acad Orthop Surg , 20(1): 58-59.

［21］ Hughes D P. How the NOTCH pathway contributes to the ability of osteosarcoma cells to metastasize［J］. Cancer Treat Res, 2009, 152, 479-496.

［22］ Jeong Y, Kwon D, Hong S. Selective and potent small-molecule inhibitors of PI3Ks ［J］. Future Med Chem, 2014, 6(7): 737-756.

［23］ Kawakami T, Siar C H, Ng K H, et al. Expression of Notch in a case of osteosarcoma of the maxilla［J］. Eur J Med Res, 2004, 9(11): 533-535.

［24］ Kimura R, Ishikawa C, Rokkaku T, et al. Phosphorylated c-Jun and Fra-1 induce matrix metalloproteinase-1 and thereby regulate invasion activity of 143B osteosarcoma cells［J］. Biochim Biophys Acta, 2011, 1813(8): 1543-1553.

［25］ Kohn A D, Moon R T. Wnt and calcium signaling: beta-catenin-independent pathways ［J］. Cell Calcium, 2005, 38(3-4): 439-446.

［26］ Kolb E A, Gorlick R, Lock R, et al. Initial testing (stage 1) of the IGF-1 receptor inhibitor BMS-754807 by the pediatric preclinical testing program［J］. Pediatr Blood Cancer, 2011, 56(4): 595-603.

［27］ Krishnan K, Khanna C, Helman L J. The biology of metastases in pediatric sarcomas ［J］. Cancer J , 2005, 11(4): 306−313.

［28］ Kubo T, Piperdi S, Rosenblum J, et al. Platelet-derived growth factor receptor as a prognostic marker and a therapeutic target for imatinib mesylate therapy in osteosarcoma［J］. Cancer, 2008, 112(10): 2119−2129.

［29］ Kumar R M, Fuchs B. Hedgehog signaling inhibitors as anti-cancer agents in osteosarcoma［J］. Cancers (Basel) , 2015, 7(2): 784−794.

［30］ Li R, Zhang W, Cui J, et al. Targeting BMP9-promoted human osteosarcoma growth by inactivation of notch signaling［J］. Curr Cancer Drug Targets, 2014, 14(3): 274−285.

［31］ Lo W W , Pinnaduwage D, Gokgoz N, et al. Aberrant hedgehog signaling and clinical outcome in osteosarcoma［J］. Sarcoma, 2014, 2014: 261804.

［32］ Lo W W, Wunder J S, Dickson B C, et al. Involvement and targeted intervention of dysregulated Hedgehog signaling in osteosarcoma［J］. Cancer, 2014, 120(4): 537−547,

［33］ Logan C Y, Nusse R. The Wnt signaling pathway in development and disease［J］. Annu Rev Cell Dev Biol, 2004, 20: 781−810.

［34］ Mu X, Isaac C, Schott T, et al. Rapamycin inhibits ALDH activity, resistance to oxidative stress, and metastatic potential in murine osteosarcoma cells［J］. Sarcoma, 2013, 2013: 480713.

［35］ Paget C, Duret H, Ngiow S F, et al. Studying the role of the immune system on the antitumor activity of a Hedgehog inhibitor against murine osteosarcoma［J］. Oncoimmunology, 2012, 1(8): 1313−1322.

［36］ Perissinotto E, Cavalloni G, Leone F, et al. Involvement of chemokine receptor 4/ stromal cell-derived factor 1 system during osteosarcoma tumor progression［J］. Clin Cancer Res, 2005, 11(2 Pt 1): 490−497.

［37］ Picci P. Osteosarcoma (osteogenic sarcoma)［J］. Orphanet J Rare Dis, 2007, 2: 6.

［38］ Rand M D, Grimm L M, Artavanis-Tsakonas S, et al. Calcium depletion dissociates and activates heterodimeric notch receptors［J］. Mol Cell Biol, 2000, 20(5), 1825−1835.

［39］ Ruiz i Altaba A. Gli proteins and Hedgehog signaling: development and cancer［J］. Trends Genet, 1999, 15(10): 418−425.

［40］ Schnabel M, Fichtel I, Gotzen L, et al. Differential expression of Notch genes in human osteoblastic cells［J］. Int J Mol Med, 2002, 9(3): 229−232.

［41］ Sulzbacher I, Birner P, Trieb K, et al. Expression of platelet-derived growth factor-AA is associated with tumor progression in osteosarcoma［J］. Mod Pathol , 2003, 16:

66-71.

[42] Tournier C. The 2 faces of JNK signaling in cancer [J]. Genes Cancer, 2013, 4(9-10): 397-400.

[43] Vanhaesebroeck B, Stephens L, Hawkins P. PI3K signalling: the path to discovery and understanding [J]. Nat Rev Mol Cell Biol, 2012, 13(3): 195-203,

[44] Wang G, Zhang T , Sun W, et al. Arsenic sulfide induces apoptosis and autophagy through the activation of ROS/JNK and suppression of Akt/mTOR signaling pathways in osteosarcoma [J]. Free Radic Biol Med, 2017, 106: 24-37.

[45] Weston C R, Davis R J. The JNK signal transduction pathway [J]. Curr Opin Genet Dev, 2002, 12(1): 14-21.

[46] Wicking C, Smyth I, Bale A. The hedgehog signalling pathway in tumorigenesis and development [J]. Oncogene, 1999, 18(55): 7844-7851.

[47] Wise H M, Hermida M A, Leslie N R. Prostate cancer, PI3K, PTEN and prognosis [J]. Clin Sci (Lond) , 2017, 131(3): 197-210.

[48] Wymann M. PI3Ks-drug targets in inflammation and cancer [J]. Subcell Biochem, 2012, 58: 111-181.

[49] Zhang P, Yang Y, Nolo R, et al. Regulation of Notch signaling by reciprocal inhibition of HES1 and Deltex 1 and its role in osteosarcoma invasiveness [J]. Oncogene, 2010, 29(20): 2916-2926.

[50] Zheng D, Wu W, Dong N, et al. Mxd1 mediates hypoxia-induced cisplatin resistance in osteosarcoma cells by repression of the PTEN tumor suppressor gene [J]. Mol Carcinog, 2017, 56 (10): 2234-2244.

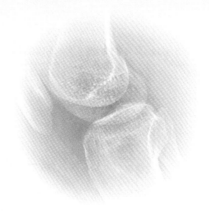

第四章

骨肉瘤的表观遗传学调控

周子斐　薛凌杭

　　表观遗传学包括一系列由环境因素触发的生物学现象，这些环境因素通过DNA的化学修饰(例如甲基化、乙酰化、磷酸化、稳定的染色质修饰和组蛋白的模式变化)、核小体重塑和非编码RNA促进转录水平上基因表达的调控。表观遗传修饰发生在关键的癌基因、抑癌基因和相关转录因子中，导致癌症的发生和发展。此类事件可能会导致基因和miRNA的表达或沉默改变，进而导致个体的表型改变，但DNA序列却没有改变，这对于成年个体中不同细胞系的发育和正常分化至关重要。与不可逆转的遗传变化不同，表观遗传学变化是可逆的，这让人们可以通过干预逆转细胞群的恶性特征使其恢复正常状态。最近15年，越来越多的研究显示表观遗传机制在肿瘤的形成和发展过程中也发挥着不可忽视的作用。最近的研究表明，骨肉瘤是一种由表观遗传改变引起的疾病，这种改变中断了间充质干细胞的成骨细胞分化。

[通信作者]　周子斐，Email：zhouzf@yeah.net

第一节　DNA甲基化

DNA甲基化涉及胞嘧啶脱氧核苷酸的甲基化，通常发生在CpG核苷酸中，这是用于长期沉默基因表达的重要表观遗传机制。CpG核苷酸不是随机分布在基因中，包含高频率CpG位点的遗传区域称为CpG岛。在哺乳动物的基因中，大约40%的启动子中发现了CpG岛。正常基因启动子中的CpG岛通常未甲基化，因此该基因将正常表达。哺乳动物的总体甲基化模式是在发育过程中建立的，通常在整个生命中都受到维护，受DNA甲基转移酶（DNA methytransferase，DNMT）和脱甲基酶的调节。错误的甲基化将导致基因不稳定，从而导致肿瘤发生和癌细胞增殖、扩散。启动子高甲基化负责转录失活，在癌症中很常见。本节从抑癌基因和癌基因两方面对DNA甲基化修饰进行讨论。

一、Rb信号通路

Rb信号通路中主要蛋白由Rb蛋白、周期蛋白依赖性激酶4和6（cyclin-dependent kinase 4/6，CDK4/6）、细胞周期蛋白D1（cyclin D1）和p16INK4a组成。CDK4/6与cyclin D1结合，同时受p16INK4a抑制，因此Rb不会被过度磷酸化，从而阻断细胞周期从G_1期到S期的转变。Rb基因的超甲基化导致该基因表观遗传被沉默，从而促进多种实体瘤的发生，如视网膜母细胞瘤和肝细胞癌。目前，di Fiore研究发现Rb基因异常改变可以促进骨肉瘤的发生及转移，却没有确切证据表明Rb超甲基化导致的基因失活在骨肉瘤发生和发展中发挥重要作用。有研究发现，骨肉瘤的Rb信号通路中p16INK4a和p14ARF启动子有异常CpG甲基化，导致基因表达量下降。在不表达或低表达p16INK4a的21个骨肉瘤组织中，12个样本中发现了CpG岛启动子区发生甲基化。在骨肉瘤细胞系U2OS中发现p16INK4a和p14ARF启动子发生甲基化。Benassi通过定量甲基化特异性聚合酶链式反应（quantitative methylation specific PCR，Q-MSP）检测了30例骨肉瘤及其正常组织中的CDKN2A超甲基化水平，发现骨肉瘤中

CDKN2A的超甲基化水平（0～30.53%，均值2.66%）高于正常组织（0～6.39%，均值0.39%），差异具有统计学意义（$P < 0.05$）。同时，任何能够改变这些核心基因表达的因素均可能影响肿瘤的发生，尤其是2个抑制基因 Rb 和 $p16INK4a$。Hou等研究发现，骨肉瘤细胞系U2OS中 $CREG1$ 可以增强p16INK4a诱导的细胞衰老。CREG1启动子区域呈现超甲基化，DNA去甲基化药物地西他滨（decitabine）可以去除超甲基化并重新激活CREG1表达。因此，地西他滨可以通过激活CREG1从而增强p16INK4a诱导的细胞衰老，最终达到抑制肿瘤增殖的效果。

这些研究表明，骨肉瘤中关键的Rb肿瘤抑制途径同时受到遗传和表观遗传失调的影响，可通过调控基因甲基化的水平抑制肿瘤增殖。

二、p53信号通路

与Rb信号通路类似，p53信号通路中多个关键蛋白的表达均受启动子高甲基化影响。$p14ARF$ 和 $p16INK4a$ 均由 INK4a/ARF基因座（也称为CDKN2A）编码，并在保持p53稳定性中起关键作用。Morrow等研究表明，骨肉瘤细胞系U2OS和47%的肿瘤标本中 $p14ARF$ 启动子因超甲基化而失去功能，而DNA去甲基化药物地西他滨可恢复U2OS细胞中p14ARF的表达。同时该研究还发现，细胞周期调控的p53信号通路下游关键蛋白p21也可通过地西他滨处理后恢复表达。因此，因启动子超甲基化而功能沉默的 $p14ARF$ 和 $p21$ 可通过地西他滨治疗，从而恢复其功能。在骨肉瘤细胞系U2OS及其移植瘤中均发现了GADD45启动子高甲基化。该基因是 $p53$ 的一个靶蛋白，同时在DNA损失诱导的凋亡中发挥重要的作用。同时，Al-Romaih等的研究发现GADD45可以诱导DNA去甲基化。因此，$GADD45$ 在骨肉瘤表观遗传中的作用复杂。低表达 $GADD45$ 联合地西他滨治疗发现，地西他滨诱导的细胞凋亡过程中该基因发挥了重要作用。$HIC1$ 是一个抑癌基因，在p53依赖的DNA损伤应答过程中是一个关键性调节因子。Patra等研究表明，17%～77%的骨肉瘤中HIC1启动子高甲基化导致HIC1的表达量下降；HIC1低表达导致对下游SIRT1的抑制作用降低，从而使p53失活。因此，HIC1可以间接调节p53活性，而这一调节作用与其启动子甲基化水平高低密切相关。目前研究表明，骨肉瘤中Rb与p53信号通路中关键蛋白的启动子甲基化异常也十分普遍，这为治疗骨肉瘤提供了新的思路。

三、其他基因

在骨肉瘤细胞系和肿瘤样本中发现因启动子超甲基化导致基因表达下调，包括 *RASSF1A*、*TIMP3*、*MGMT*、*DAPK*1 和 *WIF-1*。*RASSF1A* 和 *WIF-1* 是抑癌基因，*MGMT* 基因功能与 DNA 修复相关，*TIMP3* 和 *DAPK*1 基因功能与凋亡、侵袭和血管生成相关。Kansara 等研究发现，*RASSF1A* 基因功能涉及细胞周期调控阻滞、微管稳定和细胞凋亡。该基因启动子区域的甲基化水平与骨肉瘤患者的临床预后有关。Harada 等研究发现，吉西他滨可以降低其启动子的超甲基化而恢复该基因功能。Donninger 等研究发现，用伊班膦酸盐处理骨肉瘤细胞抑制 Ras 激活并下调 DNMT 表达，导致 *Fas* 表达水平增加。Lin 等研究发现，活化的 Ras 通过 DNMT 调节 DNA 甲基化下调 *Fas*。Thaler 等研究发现，*Fas* 表达下调与肺微环境中的骨肉瘤转移细胞的凋亡逃逸相关。

第二节　组蛋白修饰

染色质的基本结构单位是核小体。核小体由组蛋白和包裹组蛋白核心的 DNA 组成。组蛋白 C 末端结构域与组蛋白-组蛋白、组蛋白-DNA 有关。组蛋白 N 端的氨基酸残基是组蛋白修饰的主要位点。核小体中组蛋白 N 末端的共价修饰在基因表达的调节中起关键作用。这种修饰比 DNA 甲基化还要复杂，因为它们包括乙酰化、甲基化、磷酸化、泛素化和磺酰基化。这些蛋白的 N 末端修饰影响染色质相关蛋白的亲和力，并影响转录活性或沉默染色质状态之间动态过渡的调控。因此，与启动子结合的组蛋白和其他转录因子的正常乙酰化状态决定了由乙酰转移酶和组蛋白脱乙酰基酶（HDAC）调节的动态平衡。带有组蛋白修饰的异常乙酰化与癌基因和抑癌基因的异常表达有关，最终导致肿瘤发生。

不同于正常细胞中观察到的乙酰化动态平衡，组蛋白通常在肿瘤细胞中被低乙酰化。组蛋白甲基化可能激活或失活基因转录，具体取决于发生甲基化的位置。通常 H3K4、H3K36 和 H3K79 甲基化与活跃的基因转录有关，而 H3K9、H3K27 和 H4K20 的甲基化与基因沉默有关。因此，组蛋白的修饰与DNA甲基化相互作用，这两种机制的共同作用在基因表达中起着关键作用。

Wnt5a 是编码信号糖蛋白的基因家族，其改变的表达与各种类型的癌症有关。Wnt5a 启动子 a 和 b 在正常人成骨细胞、两种 Saos-2 和 U2OS 骨肉瘤细胞系以及肿瘤组织中表达。已经发现启动子 a 和 b 在正常成骨细胞中均具有活性，但启动子 b 的活性是启动子 a 的近 11 倍。在 U2OS 和 Saos-2 中，富含启动子 b 的外显子 1β 的 CpG 岛 3 个区域都高度甲基化。检查组蛋白修饰物是否参与启动子 a 和 b 的活性，研究显示，组蛋白活化标志物 H3K4me3 在启动子 a 中显示高水平的组蛋白修饰，而在细胞 U2OS 中启动子 b 修饰水平降低，提示 H3K4me3 起抑制作用，降低启动子 b 的活性。与 U2OS 和 Saos-2 细胞中的启动子 a 相比，启动子 b 的活性 H3K4me3 富集程度更低。此外，在 Saos-2 细胞中，启动子 b 中抑制性 H3K27me3 的富集增加。抑制启动子 b 的 Wnt5a 基因似乎具有骨肉瘤特征，并且涉及 DNA 甲基化和组蛋白修饰。Jiang 等研究结果表明，Wnt5a 基因启动子 b 中的组蛋白修饰降低了该基因在骨肉瘤细胞中的转录活性。

He 等研究发现，与组蛋白 H3 赖氨酸三甲基化（H3K27me3）脱甲基相关的组蛋白脱甲基酶（KDM6A 和 KDM6B）在顺铂处理后的骨肉瘤细胞中被上调。一方面，耐顺铂肿瘤的 H3K27me3 水平低于敏感的骨肉瘤标本。体外抑制骨肉瘤细胞中组蛋白甲基转移酶 EZH2 降低了 H3K27me3 水平，并导致顺铂耐药。另一方面，在体外和体内，抑制性 KDM6A 和 KDM6B 脱甲基酶可增加 H3K27me3 水平并逆转顺铂耐药性，表明 H3K27me3 通过增加肿瘤细胞对顺铂的敏感性以降低 KDM6A 和 KDM6B 的表达。

第三节　非编码RNA

人类基因组 75% 区域能够转录成 RNA，而仅有 1%～2% 的基因组含有蛋白质编码基因。非编码RNA（non-coding RNA，ncRNA）是指从基因组上转录而不翻译成蛋白的RNA，这种RNA自身就可以行使生物学功能。构成人类基因组的大多数基因都被转录为ncRNA，它们在细胞的正常功能中起重要的作用，其中有调控包括癌症和传染性疾病在内的病理过程。尽管ncRNA并未翻译成蛋白质，但它们在细胞内执行重要的调节功能。越来越多的证据表明，包括微小RNA（microRNA，miRNA）、长链非编码RNA（lncRNA）和环状RNA（circRNA）在内的ncRNA在调节包括肿瘤在内的人类疾病病因的广泛生物学过程中起着重要的作用。本节主要讨论最近研究较热门的lncRNA与miRNA。

一、lncRNA

lncRNA转录有200多个核苷酸，这些核苷酸在不同的生物学过程中起着关键作用，例如细胞生长、转录和翻译，基因表达的表观遗传调控、剪接，核细胞质运输和细胞周期控制。Guo等研究表明，lncRNA可以调节肿瘤表观遗传，通过调控lncRNA可以抑制骨肉瘤的起始和进展。因此，可以lncRNA通过充当肿瘤抑制剂或癌基因诱导肿瘤形成。

已经发现lncRNA可以通过至少2种靶向mRNA的机制来调节骨肉瘤：通过激活信号传导途径或通过充当miRNA海绵。Hedgehog（Hh）信号通路的正向调节与分化、增殖、细胞极性和致癌作用的调节有关，已被证明可以促进多种肿瘤中人类候选癌基因 YAP1 的表达，同时又反作用于lncRNA H19在恶性骨肉瘤中的异常表达。此外，lncRNA还可以在转录后水平上调节基因表达。

已经报道了几种lncRNA作为启动和进展骨肉瘤的重要调节剂，其中MALAT1在肿瘤组织中被上调。Chen等在小鼠异种移植模型中发现，lncRNA的过度表达导致肿瘤细胞增殖、迁移和侵袭，并增强肿瘤的生长，并且还与不良的预后相关。在骨肉瘤中，MALAT1通过使 miR-129-5p 海绵化，增加RET/Akt信号通路下游的蛋白表达来调节 RET 原癌基因的表达，并且其表达与 RET 正相关。这表明MALAT1通过 miR-129-5p 抑制调节 RET，在骨肉瘤中起致癌lncRNA的作用，激活PI3K/Akt信号通路。

HOXD 基因编码的lncRNA HOXD-AS1 在骨肉瘤组织和细胞中显著过度调节，并且其过表达与骨肉瘤患者的预后不良有关。HOXD-AS1 沉默导致抑制肿瘤细胞增殖,在体外诱导G_1/G_0期的周期停滞,并抑制体内肿瘤细胞的生长。Gu等研究证实,*HOXD-AS*1可以与*p57*基因启动子的同源甲基转移酶(EZH2)相互作用,抑制其肿瘤抑制作用,有利于骨肉瘤发生。同时,该研究显示肿瘤组织中编码lncRNA牛磺酸1(TUG1)的基因表达显著高于邻近的正常骨组织。Yu等研究表明,*TUG*1的过表达导致*miR-212-3p*表达的下调,从而导致骨肉瘤患者的肿瘤增大、淋巴结转移提前、总生存时间缩短。

参与启动和进展骨肉瘤的另一种*lncRNA SNHG*1,由于其靶向调节*miR-101-3p*,而在肿瘤组织和肿瘤衍生的细胞系中*miR-101-3p*表达被下调。另外,*lncRNA SNHG*1的敲低导致细胞凋亡,并使细胞周期保持在G_1/G_0期,降低了总体细胞的活力。在正常条件下,*miR-101-3p*通过抑制增殖、转移和细胞侵袭起作用。因此,*miR-101-3p*表达下调可增强Rho相关的含卷曲螺旋蛋白激酶1(ROCK1)的表达,并促进细胞增殖、迁移和侵袭。*lncRNA SNHG*1的过表达导致磷酸肌醇3激酶/ATK途径失活以及骨肉瘤衍生细胞系的上皮−间质转化的激活。

RNA类固醇受体激活剂1(SRA1)在靶向*miR-208a*方面对骨肉瘤具有保护作用,因为与在正常骨组织中*miR-208a*表达低下相比,其在肿瘤组织中的表达上调。另外,该lncRNA表达的恢复通过增加这些细胞的凋亡率来抑制肿瘤细胞的增殖、迁移和侵袭。*miR-208a*的上调在沉默RNA类固醇受体RNA激活剂1中起相似的作用,从而导致细胞凋亡的抑制和肿瘤细胞增殖、迁移和侵袭的增加。

二、miRNA

miRNA是一类小的非编码RNA,含有20～30个核苷酸,其在各种生物学过程,包括分化、细胞增殖、细胞周期控制、细胞凋亡、胚胎发育和先天免疫中起重要的调控作用。miRNA最常与目标mRNA的3'非翻译区(3'UTR)相互作用,以诱导其mRNA降解或翻译抑制。miRNA与其他区域(包括5'UTR基因启动子序列)的相互作用也已有报道。此外,在某些条件下,miRNA还可激活翻译或调节转录。

一些miRNA与骨肉瘤有关,并且可能充当因子保护或促进肿瘤的发生和发展。肿瘤细胞系的体外和体内功能验证研究也证实了 *miR-16* 的抑癌作用和 *miR-27a* 的促转移作用。

已经证明，低水平的 *miR-200b* 表达与骨肉瘤的晚期临床阶段和转移有关，并且与正常的成骨细胞相比，其在肿瘤来源的 U2OS、Saos-2、HOS 和 MG63 细胞系中的表达下调。恢复 *miR-200b* 表达导致肿瘤细胞的增殖、迁移和侵袭显著降低。此外，ZEB1 基因编码是一种转录因子，可抑制特定 T 细胞中的白细胞介素 2（*IL-2*）基因。它被鉴定为 *miR-200b* 靶标，其表达在骨肉瘤中被 *miR-200b* 下调。ZEB1 表达也已显示在肿瘤细胞中显著增加，而 ZEB1 表达的抑制降低了肿瘤细胞的增殖、迁移和侵袭。

Jiang 等在骨肉瘤衍生的 MG-63 细胞系中一项究表明，与在 MG-63 细胞中敲除 *miR-101* 相比，*miR-101* 的过表达显著抑制了 *ROCK1*（一种编码丝氨酸/苏氨酸激酶信号蛋白的基因）的表达。*miR-101* 过表达降低了 MG-63 细胞的活力、迁移和侵袭能力，并促进细胞凋亡。*ROCK1* 的独立抑制和 *miR-101* 表达水平的降低会增加 MG-63 细胞的增殖、迁移和侵袭，并抑制细胞凋亡。*miR-101* 对 MG-63 细胞的增殖、迁移和侵袭的抑制作用以及凋亡的激活，在 MG-63 细胞中敲低 *ROCK1* 的过程中被逆转。这些结果表明，*miR-101* 可通过靶向骨肉瘤在骨肉瘤中发挥抑癌作用。*ROCK1* 基因以及过表达的 *miR-101* 通过下调 *ROCK1* 基因的表达使 PI3K/Akt 和 JAK/STAT 信号通路失活，从而抑制肿瘤的生长和肿瘤细胞的转移。

在 Xu 等发表的有关人类骨肉瘤和正常成骨细胞衍生细胞系的文章中发现，*miR-3928* 在上调条件下抑制肿瘤生长，诱导细胞凋亡，增加 G_1 期细胞的比例，降低 S 期细胞的比例，从而促进细胞增殖和肿瘤生长。这表明 *miR-3928* 充当肿瘤抑制因子，分别以酪氨酸蛋白激酶受体、IL-6 受体和细胞周期蛋白依赖性激酶 6 的基因编码器 *ERBB3*、*IL-6R* 和 *CDK6* 为靶标。

骨肉瘤中的肺转移形成与细胞表面的 Fas（TNF 家族的 II 型跨膜蛋白）表达呈负相关。与高表达 Fas 的非转移系相比，在低表达 Fas 的 LM7 系转移细胞中观察到 miR-17-92 组成员（包括 *miR-20a* 和 *miR-19a*）的表达水平更高。在分析肿瘤来源的细胞中均观察到 Fas 表达与 *miR-20a* 呈负相关。*miR-20a* 过表达导致 Saos-2 细胞中 Fas 表达的一致性且持续地负调控。在 LM7 细胞中，抑制 *miR-20a* 可以增加稳定转染了抗 *miR-20a* 的 LM7 注射小鼠 Fas 表达水平并减少转移。*miR-17-92*基因负调控骨肉瘤中Fas的表达，增加其转移潜能。

Xu等的研究显示，与骨肉瘤发育密切相关的另一个miRNA是*miR-574-3p*，与正常成骨细胞相比，其在肿瘤组织以及U2OS、Saos-2和MG63骨肉瘤衍生的细胞系中的表达水平大幅提高。反义*mi-574-3p*对*miR-574-3p*的负调控导致细胞生长受到抑制并诱导细胞凋亡。此外，通过用*miR-574-3p*模拟物转染来过度表达*miR-574-3p*促进U2OS细胞的增殖。编码信号蛋白家族的同源物4（SMAD4）是*miR-574-3p*的靶标，因为在*miR-574-3p*转染的细胞中该基因功能受到抑制。同时还表明，*SMAD4*的过表达能够中和*miR-574-3p*对癌细胞生长的启动子作用。因此，已确定*miR-574-3p*在骨肉瘤中通过下调*SMAD4*肿瘤抑制基因的表达来发挥肿瘤促进功能。

Xian等在40个骨肉瘤组织样本中发现，*miR-140*表达降低，并且在骨肉瘤衍生细胞中恢复其表达对抑制细胞增殖和侵袭、诱导体外细胞凋亡以及抑制体内肿瘤生长具有显著的作用。生物信息学研究表明，*miR-140*具有编码组蛋白脱乙酰基酶4（HDAC4）基因作为靶标，在这种情况下，*miR-140*充当抑癌基因。Luo等对85例可切除骨肉瘤的患者和56例不可切除骨肉瘤患者的研究表明，在*miR-125b*表达水平较低的患者中，无病生存期较短。*miR-125b*的低表达与骨肉瘤不可切除的晚期肿瘤有关。以上研究结果表明，循环*miR-125b*的低表达可能是骨肉瘤患者预后不良的潜在标志。

Guo在通过外源转染F5M2细胞获得的骨肉瘤转移性细胞模型中，发现了低水平的*miR-150*和显著增加的*ezrin*（编码蛋白-酪氨酸激酶的基因）表达。*miR-150*模拟物在F5M2细胞中的外源转染导致*ezrin*基因表达降低。另外，已经表明该基因的过表达促进F5M2细胞的侵袭和转移能力的显著抑制。*miR-150*表达上调导致*ezrin*表达下调，这导致肿瘤细胞的侵袭和转移能力降低，表明*miR-150*在骨肉瘤中的抑癌作用。

已经发现，*miR-449c*在骨肉瘤细胞中表达显著下调，并且在与骨肉瘤细胞中的*miR-449c*基因组基因座相邻的两个CpG岛中呈现DNA的甲基化。一方面，*miR-449c*的异位表达显著抑制骨肉瘤细胞增殖、集落形成并导致细胞周期停滞在G_1期。*miR-449c*能够负调控*c-myc*癌基因表达。另一方面，过度表达的*c-myc*部分逆转了*miR-449c*抑制的细胞增殖和集落形成。这表明*miR-449c*充当肿瘤抑制因子，抑制*c-myc*表达，并且在骨肉瘤中*miR-449c*由于DNA甲基化而被下调。

综上所述，基因组的稳定性和基因表达有赖于DNA甲基化、组蛋白修饰和非编码RNA调节，而DNA甲基化、组蛋白修饰和非编码RNA调节机制被打破是癌症的一个特征，骨肉瘤也不例外。近期研究报道表明，在骨肉瘤的发生和发展过程中，其整体表观基因组是异常调节的。因此，表观遗传可能会成为骨肉瘤的一个治疗靶点，即使单药作用不大，表观遗传调节剂在联合治疗中仍具有巨大潜力，通过对表观遗传机制的进一步了解，相信终将有一天会在骨肉瘤治疗中发挥作用。

------------------------------ 参 考 文 献 ------------------------------

[1] Al-Romaih K, Somers G R, Bayani J, et al. Modulation by decitabine of gene expression and growth of osteosarcoma U2OS cells in vitro and in xenografts: identification of apoptotic genes as targets for demethylation[J]. Cancer Cell Int, 2007, 7: 14.

[2] Benassi M S, Molendini L, Gamberi G, et al. Involvement of INK4A gene products in the pathogenesis and development of human osteosarcoma[J]. Cancer, 2001, 92 (12): 3062−3067.

[3] Deng R, Zhang J, Chen J. lncRNA SNHG1 negatively regulates miRNA-101-3p to enhance the expression of ROCK1 and promote cell proliferation, migration and invasion in osteosarcoma[J]. Int J Mol Med, 2019, 43(3): 1157−1166.

[4] di Fiore R, D'Anneo A, Tesoriere G, et al. Rb1 in cancer: different mechanisms of Rb1 inactivation and alterations of pRb pathway in tumorigenesis[J]. J Cell Physiol, 2013, 228 (8): 1676−1687.

[5] Donninger H, Vos M D, Clark G J. The RASSF1A tumor suppressor[J]. J Cell Sci, 2007, 120 (18): 3163−3172.

[6] Ferres-Marco D, Gutierrez-Garcia I, Vallejo D M, et al. Epigenetic silencers and Notch collaborate to promote malignant tumours by Rb silencing[J]. Nature, 2006, 439 (7075): 430−436.

[7] Gu W, Zhang E, Song L, et al. Long noncoding RNA HOXD-AS1 aggravates osteosarcoma carcinogenesis through epigenetically inhibiting p57 via EZH2[J]. Biomed Pharmacother, 2018, 106: 890−895.

[8] Guo J U, Ma D K, Mo H, et al. Neuronal activity modifies the DNA methylation landscape in the adult brain[J]. Nat Neurosci, 2011, 14 (10): 1345−1351.

［ 9 ］ Guo W, Jiang H, Li H, et al. LncRNA-SRA1 suppresses osteosarcoma cell proliferation while promoting cell apoptosis［ J ］. Technol Cancer Res Treat, 2019, 18: 1−11.

［ 10 ］ Hansen K D, Timp W, Bravo H C, et al. Increased methylation variation in epigenetic domains across cancer types［ J ］. Nat Genet, 2011, 43(8): 768−775.

［ 11 ］ Harada K, Toyooka S, Maitra A, et al. Aberrant promoter methylation and silencing of the RASSF1A gene in pediatric tumors and cell lines［ J ］. Oncogene, 2002, 21 (27): 4345−4349.

［ 12 ］ He C, Sun J, Liu C, et al. Elevated H3K27me3 levels sensitize osteosarcoma to cisplatin［ J ］. Clin Epigenetics, 2019, 11(1): 8.

［ 13 ］ Hou P, Ji M, Yang B, et al. Quantitative analysis of promoter hypermethylation in multiple genes in osteosarcoma［ J ］. Cancer, 2006, 106 (7): 1602−1609.

［ 14 ］ Jiang R, Zhang C, Liu G, et al. MicroRNA-101 inhibits proliferation, migration and invasion in osteosarcoma cells by targeting ROCK1［ J ］. Am J Cancer Res, 2017, 7(1): 88−97.

［ 15 ］ Kansara M, Tsang M, Kodjabachian L, et al. Wnt inhibitory factor 1 is epigenetically silenced in human osteosarcoma, and targeted disruption accelerates osteosarcomagenesis in mice［ J ］. J Clin Invest, 2009, 119 (4): 837−851.

［ 16 ］ Kresse S H, Rydbeck H, Skårn M, et al. Integrative analysis reveals relationships of genetic and epigenetic alterations in osteosarcoma［ J ］. PLoS One, 2012, 7(11): e48262.

［ 17 ］ Le May N, Mota-Fernandes D, Vélez-Cruz R, et al. NER factors are recruited to active promoters and facilitate chromatin modification for transcription in the absence of exogenous genotoxic attack［ J ］. Mol Cell, 2010, 38 (1): 54−66.

［ 18 ］ Lin P P, Pandey M K, Jin F, et al. Targeted mutation of p53 and Rb in mesenchymal cells of the limb bud produces sarcomas in mice［ J ］. Carcinogenesis, 2009, 30 (10): 1789−1795.

［ 19 ］ Luo Z, Liu M, Zhang H, et al. Association of circulating miR-125b and survival in patients with osteosarcoma-A single center experience［ J ］. J Bone Oncol, 2016, 5(4): 167−172.

［ 20 ］ Moolmuang B, Tainsky M A. CREG1 enhances p16(INK4a) -induced cellular senescence［ J ］. Cell Cycle, 2011, 10 (3): 518−530.

［ 21 ］ Morrow J J, Khanna C. Osteosarcoma genetics and epigenetics: emerging biology and candidate therapies［ J ］. Crit Rev Oncog, 2015, 20 (3−4): 173−197.

［ 22 ］ Oh J H, Kim H S, Kim H H, et al. Aberrant methylation of p14ARF gene correlates with poor survival in osteosarcoma［ J ］. Clin Orthop Relat Res, 2006, 442: 216−222.

［ 23 ］ Park Y B, Park M J, Kimura K, et al. Alterations in the INK4a/ARF locus and their effects on the growth of human osteosarcoma cell lines［ J ］. Cancer Genet Cytogenet, 2002, 133 (2): 105−111.

[24] Patra S K, Szyf M. DNA methylation-mediated nucleosome dynamics and oncogenic Ras signaling: insights from FAS, FAS ligand and RASSF1A [J]. FEBS J, 2008, 275 (21): 5217−5235.

[25] Qu Y, Pan S, Kang M, et al. MicroRNA-150 functions as a tumor suppressor in osteosarcoma by targeting IGF2BP1 [J]. Tumour Biol, 2016, 37(4): 5275−5284.

[26] Rathi A, Virmani A K, Harada K, et al. Aberrant methylation of the HIC1 promoter is a frequent event in specific pediatric neoplasms [J]. Clin Cancer Res, 2003, 9 (10): 3674−3678.

[27] Rosenblum J M, Wijetunga N A, Fazzari M J, et al. Predictive properties of DNA methylation patterns in primary tumor samples for osteosarcoma relapse status [J]. Epigenetics, 2015, 10(11): 31−39.

[28] Sadikovic B, Yoshimoto M, Al-Romaih K, et al. In vitro analysis of integrated global high-resolution DNA methylation profiling with genomic imbalance and gene expression in osteosarcoma [J]. PLoS One, 2008, 3(7): e2834.

[29] Sen G L, Reuter J A, Webster D E, et al. DNMT1 maintains progenitor function in self-renewing somatic tissue [J]. Nature, 2010, 463 (7280): 563−567.

[30] Tang N, Song W X, Luo J, et al. Osteosarcoma development and stem cell differentiation [J]. Clin Orthop Relat Res, 2008, 466(9): 2114−2130.

[31] Thaler R, Spitzer S, Karlic H, et al. Ibandronate increases the expression of the pro-apoptotic gene FAS by epigenetic mechanisms in tumor cells [J]. Biochem Pharmacol 2013, 85 (2): 173−185.

[32] Vaidya H, Rumph C, Katula K S. Inactivation of the Wnt5a alternative promoter B is associated with DNA methylation and histone modification in osteosarcoma cell lines U2OS and SaOS-2 [J]. PLoS One, 2016, 11(3): e0151392.

[33] Xian Z, Cao K. Overexpression of miR-140 inhibits proliferation of osteosarcoma cells via suppression of histone deacetylase 4 [J]. Oncol Res, 2017, 25(2): 267−275.

[34] Xu H, Liu X, Zhao J. Down-regulation of miR-3928 promoted osteosarcoma growth [J]. Cell Physiol Biochem, 2014, 33(5): 1547−1556.

[35] Xu H, Liu X, Zhou J, et al. miR-574-3p acts as a tumor promoter in osteosarcoma by targeting SMAD4 signaling pathway [J]. Oncol Lett, 2016, 12(6): 5247−5253.

[36] Yu X, Hu L, Li S, et al. Long non-coding RNA Taurine upregulated gene 1 promotes osteosarcoma cell metastasis by mediating HIF-1α via miR-143-5p [J]. Cell Death Dis, 2019, 10(4): 280.

[37] Zhou Y, Yin L, Li H, et al. The LncRNA LINC00963 facilitates osteosarcoma proliferation and invasion by suppressing miR-204-3p/FN1 axis [J]. Cancer Biol Ther, 2019, 20(8): 1141−1148.

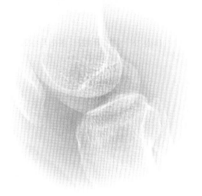

第五章

以糖代谢为主的骨肉瘤代谢重编程

穆浩然　韩倞

　　Hanahan和Weinberg曾提出肿瘤的标志之一是其能够进行能量代谢的重新编程。由于肿瘤细胞通常处于缺乏营养的环境中，为了维持获取必要的营养必定伴随着细胞能量代谢的调控改变。而肿瘤细胞代谢重编程相关的细胞内外的代谢产物对于肿瘤细胞基因表达和肿瘤微环境均会产生影响，这种影响进而可能导致肿瘤的发生、发展、复发或转移。通过研究骨肉瘤细胞糖代谢的改变，掌握肿瘤细胞"能量发动机"的特征，可以更好地了解骨肉瘤细胞的其他生物学特征，为找寻有助于骨肉瘤诊断及治疗的潜在分子靶点提供依据，以提高骨肉瘤患者的生存率。

[通信作者]　穆浩然，Email: dr_muhaoran@163.com

第一节　骨肉瘤有氧糖酵解与内源性
供能路径的改变

原发性骨肉瘤具有较高的侵袭性，通过放疗、新辅助化疗以及多药联合化疗等方式尽管可以在一定程度上治疗原位体积巨大的骨肉瘤、多次复发耐药骨肉瘤以及肺部转移性骨肉瘤，使得骨肉瘤患者的长期生存率提高至65%～70%，但进一步提高骨肉瘤患者的存活率，降低骨肉瘤复发和转移率，仍然需要开发新的治疗策略和方法。

为了满足与促进增殖以及抑制凋亡相关的生物合成的供给，维持自身无限繁殖的能力，肿瘤细胞利用从环境中抢夺营养物质进行合成代谢来获取相关中间物质或前体物质，从而在体内合成组装各种大分子。在这个过程中无法避免能量的消耗，而为氧化还原反应提供能量的物质一部分来源于脂质及氨基酸等其他物质，但更多的供给能量的物质来源于糖类，而葡萄糖正是氧化还原提供ATP最主要的原料之一。随着研究的进展，越来越多的人认为肿瘤是一种代谢性疾病，而维持肿瘤发生和发展的能量主要源于肿瘤细胞的糖代谢，通过研究骨肉瘤细胞糖代谢的改变，可以更好地了解骨肉瘤细胞的其他生物学特征，并为找寻有助于骨肉瘤诊断及治疗的潜在分子靶点提供依据。

一、骨肉瘤有氧糖酵解路径的改变

正常情况下，在血红蛋白的供氧下机体各部分氧气相对充足，除非机体剧烈活动等因素，很少会有组织发生缺氧。在氧充足的条件下，正常细胞依靠线粒体相关酶进行氧化磷酸化（oxidative phosphorylation）产生ATP供能；而在缺氧条件下，正常细胞转而利用厌氧途径进行糖酵解（glycolysis）产生ATP供能。然而肿瘤细胞却与正常细胞不同，即使在氧气充足的条件下，肿瘤细胞仍然首先倾向于利用糖酵解产生乳酸并合成ATP，而非线粒体相关的氧化磷酸化途径产生所需的ATP，这便是有氧糖酵解，也被称为瓦尔堡效应（Warburg effect）。随着氟代脱氧葡萄糖正电子发射断层扫描（fluorodeoxyglucose positron emission tomography，FDG-PET）技术的成熟应用，在临床患者不同组织的葡萄糖摄取功能强弱可以被检测并成像，相关研究已经证实了在几乎所有肿瘤组织中存在瓦尔堡效应，骨肉瘤也是如此。

二、骨肉瘤能量代谢路径改变的相关因素

随着遗传学和分子生物学方面的进展，越来越多的研究认为肿瘤细胞上游致癌基因或肿瘤抑制因子的突变、缺失以及拷贝数改变，导致基因或周围基因的功能丧失或失调，从而导致肿瘤细胞向以有氧糖酵解为优势的能量代谢重编程发展的，这些在能量争夺中处于优势以及逃过机体免疫系统的肿瘤细胞进而发展成肿瘤原位病灶，有的甚至发生转移。骨肉瘤中能量代谢路径的改变，在相关代谢路径改变中起明显作用的基因功能改变，与骨肉瘤的生长发生、侵袭、复发以及转移有密切关联。

1. 低氧诱导因子1

根据相关研究，这些改变可大体分为两部分，一部分基因的改变，如 *myc* 基因活化或 *p53* 基因失活，可以通过低氧诱导因子1（hypoxia-inducible factor 1，HIF-1）非依赖途径促进有氧糖酵解；而另一部分基因的改变，如 *Ras*、*Akt*、*PI3K* 或 *VHL*，这些基因则需要通过与HIF-1相互作用，致使HIF-1在非低氧条件下过度表达，通过激活HIF-1信号通路，导致肿瘤细胞糖酵解相关蛋白合成上调，从而发生有氧糖酵解。

显然，除了由癌基因或肿瘤抑制因子的改变直接对肿瘤细胞能量代谢产生的影响外，既往研究认为HIF-1信号通路成为连接肿瘤细胞基因或相关信号通路的改变与能量代谢重编程的一个重要交叉路口。基于这个观点，*ROS*、*PTEN*、*Akt* 以及 *mTOR* 等重要肿瘤相关基因及其信号通路的改变被认为在骨肉瘤中与HIF-1信号通路有着紧密联系。但在既往的研究中，并没有明确指出在骨肉瘤模型中肿瘤相关基因信号通路的改变与HIF-1信号通路串联后是否直接影响肿瘤细胞内的能量代谢途径，但指出了这些信号通路之间的串联可以促进骨肉瘤细胞生长或转移。在肯定HIF-1信号通路在肿瘤糖代谢中起着至关重要的影响后，人们对于HIF-1信号通路影响的下游有氧糖酵解代谢相关酶以及转运蛋白

在骨肉瘤模型中也有相关研究。

2. 单羧酸盐转运蛋白4

单羧酸盐转运蛋白4（monocarboxylate transporter 4，MCT4）是许多肿瘤细胞糖酵解代谢和恶性行为的关键要素之一。MCT4又被称为SLC16A3（solute carrier family 16 member 3），由*SLC16A3*基因编码。MCT4是乳酸的转运蛋白，在糖酵解相对活跃的组织中高表达。在正常组织中，如骨骼肌、结缔组织（星形胶质细胞）以及软骨组织等可以检测到MCT4的高表达。与同族的MCT1相比，MCT4对大多数底物或抑制剂的亲和力低，但对丙酮酸的亲和力比MCT1高。这也间接避免了丙酮酸的丢失，防止因丙酮酸丢失导致糖酵解路径产生的NADH还原态丢失。

Liu等对100例骨肉瘤患者的MCT4表达进行检测，并利用统计学方法分析骨肉瘤患者中MCT4表达与临床因素之间的相关性。多因素分析后表明MCT4的表达与骨肉瘤的预后密切相关，MCT4低表达组患者生存率明显高于高表达组（$P < 0.001$），并且MCT4高表达与骨肉瘤远处转移（$P < 0.001$）和复发（$P < 0.001$）呈正相关。

3. 葡萄糖转运蛋白-1

葡萄糖转运蛋白-1（glucose transporter 1，GLUT1）又被称为SLC2A1（solute carrier family 2，facilitated glucose transporter member 1），是一种单转运体蛋白，在人体中由*SLC2A1*基因编码，是主要负责葡萄糖转运的载体蛋白之一。GLUT1可以促进葡萄糖跨膜运输，也是血-脑屏障中主要的葡萄糖转运蛋白。Kubo等回顾性分析了1982—2007年收治的37例骨肉瘤患者，发现GLUT1的表达与更短的无病生存期相关（$P = 0.0016$），其认为GLUT1可以是骨肉瘤患者生存的潜在预测指标。Fan等检测了51对成对的骨肉瘤标本和邻近非癌组织中GLUT1蛋白的表达及6对成对的骨肉瘤标本和邻近非癌组织中GLUT1蛋白的mRNA表达水平，统计分析后发现，GLUT1蛋白在74.5%的骨肉瘤组织中过表达，而相邻非癌组织仅有11.8%过表达GLUT1；与邻近的非癌性组织相比，骨肉瘤组织中GLUT1蛋白的mRNA水平也上调，发现GLUT1表达与患者的年龄、肿瘤淋巴结转移期及淋巴结转移密切相关，并且GLUT1表达水平低的患者的中位生存期长于GLUT1表达水平高的患者。对于骨肉瘤模型中GLUT1与HIF-1信号通路的关系研究不多，目前相关研究更倾向于探索GLUT1本身对骨肉瘤发生和发展的影响。而对于miRNA影响骨肉瘤中GLUT1表达的研究，近几年来比较热门。例如，*miR-328-3p*、*miR-522-3p*等，这些miRNA可以通过影响GLUT1改变骨肉瘤细胞内稳态，增强药物的敏感性。

4. 乳酸脱氢酶A

乳酸脱氢酶A（lactate dehydrogenase A，LDHA）是一种参与糖酵解的关键酶，在人体内由*LDHA*基因编码，主要以单体形式存在，而其同族酶乳酸脱氢酶B（LDHB）主要以四聚体形式存在，LDHA可以催化丙酮酸和*L*-乳酸，并伴随电子的传递。LDHA主要存在于肌肉组织和肿瘤中。既往研究已表明LDHA在恶性肿瘤的发生、侵袭和转移中起重要的作用。Gao等发现LDHA相比于正常的成骨细胞在骨肉瘤细胞系中上调，对HIF-1信号通路的抑制可以减弱LDHA的表达，其介导的致癌过程可能与瓦尔堡效应有关，可调节LDHA活性的miRNA（如*miR-323a-3p*、*miR-33b*）受到关注。LDHA被认为是治疗骨肉瘤的潜在靶标，骨肉瘤患者血清乳酸脱氢酶（LDH）也与骨肉瘤预后相关。

5. 丙酮酸脱氢酶激酶1

丙酮酸脱氢酶激酶1（pyruvate dehydrogenase kimase 1，PDK1）在有氧糖酵解中起关键作用。Li等证明PDK1在骨肉瘤模型的表达被上调，并且在肿瘤的迁移中起作用；同时认为*miR-379*直接靶向PDK1。PDK家族成为治疗骨肉瘤的潜在靶点，这些被认为是HIF-1调控的有氧糖酵解相关代谢酶被尝试用于成为骨肉瘤治疗的靶标或成为解释骨肉瘤发生和发展的原因之一。

在这些研究中，miRNA与这些代谢酶的相关研究占大多数。显然在骨肉瘤模型中，这些代谢酶与上游调控基因的关系以及这些代谢酶对骨肉瘤生长及转移的影响仍然不够明朗，需要进一步研究，但临床数据已经可以确定一部分代谢酶对骨肉瘤患者的预后有影响。

第二节　三羧酸循环功能失调与
线粒体功能抑制

一、三羧酸循环功能失调

三羧酸循环（tricarboxylic acid cycle）也被称作柠檬酸循环（citric acid cylce），

是有氧呼吸的第二阶段。丙酮酸经过丙酮酸脱氢酶的氧化，生成乙酰辅酶A（acetyl-CoA）后与草酰乙酸生成柠檬酸，进入三羧酸循环。经过三羧酸循环的一系列反应后，柠檬酸重新还原为乙酰辅酶A，并释放能量。三羧酸循环的主要位置在线粒体基底部，也有少数发生在线粒体内膜和嵴上。三羧酸循环的异常改变了整个肿瘤细胞代谢，这是因为三羧酸循环连接了细胞内糖类、脂肪酸及氨基酸代谢，并为电子传递链提供电子以进行氧化磷酸化产能。Zhang 等对24例骨肉瘤患者、19例良性骨肿瘤患者和32例健康对照者的血清和尿液产物进行了代谢组学分析，发现骨肉瘤患者的能量代谢受阻，其特征是三羧酸循环周期明显下调。Zhong 和 Mao 等利用液相色谱-串联质谱的方式比较骨肉瘤干细胞（HOS-CSC）与非骨肉瘤干细胞之间的代谢差异，发现骨肉瘤干细胞的三羧酸循环周期下调和氧化型谷胱甘肽水平升高，提示线粒体的代谢功能在骨肉瘤干细胞内下降，证实了在骨肉瘤的起源阶段肿瘤细胞内三羧酸循环异常。

二、线粒体功能抑制

三羧酸循环功能失调与三羧酸循环相关代谢酶的改变相关，而这些功能酶的丧失和肿瘤形成相关。研究还发现这些功能酶与HIF-1因子的稳定有关。三羧酸循环关键的功能酶的相关报道也出现在骨肉瘤模型中。异柠檬酸脱氢酶（isocitrate dehydrogenase，IDH）在三羧酸循环中起重要的作用，IDH是催化异柠檬酸氧化脱羧产生α-酮戊二酸和二氧化碳的酶。在人体中，IDH存在3个同工酶，分别是IDH1、IDH2和IDH3。Liu 等发现，HIF-1α抑制了骨肉瘤中IDH1的表达，增加了骨肉瘤的发生率。Hu 等发现，IDH1在骨肉瘤组织中的表达低于相邻的正常骨组织，并且上调IDH1对体外骨肉瘤细胞系具有抗增殖和促凋亡的作用，上调IDH1可以显著降低骨肉瘤的迁徙和侵袭。IDH2是线粒体NADP依赖的IDH。Yi 等发现IDH2的下调可能通过增强NF-κB和MMP-9活性而加剧了肿瘤恶性进展，并且IDH2的下调加速了骨肉瘤细胞的增殖。因此，靶向IDH家族可能为骨肉瘤提供了一种潜在的治疗方法和预防策略。但对于IDH家族突变在骨肉瘤的发生率仍有争议，有报道认为IDH家族突变很少出现在骨肉瘤中。琥珀酸脱氢酶（succinate dehydrogenase，SDH）复合物Ⅱ（mitochondrial complex Ⅱ）是三羧酸循环中唯一的膜结合酶，也被称为琥珀酸辅酶Q还原酶

（succinate-coenzyme Q reductase，SQR）或呼吸道复合物Ⅱ（respriatory complex Ⅱ），存在于真核生物线粒体内膜中。SDH是唯一参与柠檬酸循环和电子传递链的酶，是三羧酸循环和电子传递链的交点，并且在抑制肿瘤中起着重要的作用。Gorska-Ponikowska等对骨肉瘤模型的研究发现，L-乳酸盐可以少量增加线粒体内SDH的表达，并且SDH的亚基SDHA可以被药物靶向，如2-甲氧基雌二醇（2-ME），这意味着靶向SDH来调控线粒体功能可以成为治疗骨肉瘤的新思路，但SDH在骨肉瘤中的突变类型及具体机制并未见报道。携带SDH突变的肿瘤细胞组织表现为更快的增长速率及更强的侵袭性，但这并未在骨肉瘤模型中有相关报道。

　　肿瘤细胞内三羧酸循环功能异常与有氧糖酵解在总体上无法独立看待。人们发现肿瘤细胞为了克服糖酵解所致的氧气抑制效应，在激活糖酵解的同时，需要抑制线粒体的活性。持这种观点的人认为，在肿瘤细胞中线粒体活性的抑制导致肿瘤的发生。Giang等对不同骨肉瘤细胞系的比较发现，在线粒体功能相对较弱的细胞系（如LM7和143b骨肉瘤细胞系）中，有氧糖酵解相对较强，其发现线粒体通透性的改变（mitochondrial permeability transition，MPT），例如线粒体肿胀、去极化和膜透化，可能导致线粒体功能抑制，进一步促进有氧糖酵解并导致骨肉瘤的发生，而线粒体功能失调影响了肿瘤细胞三羧酸循环的功能。

第三节　反瓦尔堡效应与乳酸的产生与传递

　　肿瘤细胞内有氧糖酵解增加了代谢产物乳酸的含量并且降低了细胞外的酸碱度，肿瘤相关成纤维细胞（cancer-associated fibroblasts，CAF）和间充质细胞中也会发生有氧糖酵解，它们将乳酸和酮体分泌到肿瘤微环境中，而肿瘤细胞可以摄入这些代谢产物，并将它们运送到线粒体，使其参与三羧酸循环并产生ATP，这种肿瘤细胞与间质细胞之间的代谢相互作用被称为反瓦尔堡效应（reverse Warburg effect）。反瓦尔堡效应也在骨肉瘤模型中被发现，并且这个效应与L-乳酸的生成与转运有着密切的联系。Bonuccelli等研究利用人脂肪间充质干细胞及骨肉瘤细胞系在肿瘤微环境中的相互作用时发现，间充质干细胞可以被骨肉瘤诱导而转为主要以有氧磷酸化的方式进行能量代谢，并且在间充质干细胞中负责转出乳酸的MCT4蛋白表达上调，而在骨肉瘤细胞中负责转入乳酸的MCT1蛋白表达上调。这说明在肿瘤微环境中，乳酸由间充质干细胞流向骨肉瘤细胞，而间充质干细胞产生的乳酸被证明可以促进骨肉瘤细胞的迁移能力。

肿瘤组织内因包含有氧区域（aerobic region）和低氧区域（hypoxic region）而形成代谢共生，这对肿瘤组织细胞的生存至关重要。随着反瓦尔堡效应的发现，肿瘤细胞有氧区域与低氧区域的相互联系似乎可以用肿瘤微环境内不同类型细胞中的乳酸代谢与传递来解释。Sonveaux等发现，在这些MCT1表达上调的肿瘤细胞会选择性摄入乳酸而导致葡萄糖摄取量比MCT4阳性细胞低；当MCT1被抑制时，有氧区域癌细胞吸收葡萄糖但不吸收乳酸，而低氧区域癌细胞由于葡萄糖剥夺而死亡，这意味着MCT1或许可以成为治疗厌氧肿瘤细胞的靶标。为了抑制乳酸在肿瘤组织微环境的这种传递作用，Gorska-Ponikowska等利用可能作用于 L-乳酸活化细胞的有效抗癌药2-甲氧基雌二醇（2-metoxyestradiol, 2-ME）诱导骨肉瘤143B细胞系，在评估其是否可以逆转骨肉瘤细胞的代谢重编程时，发现2-ME减弱了 L-乳酸盐诱导的骨肉瘤细胞的迁移和增殖。但目前反瓦尔堡效应在肿瘤研究中还不够成熟，加之肿瘤微环境相对复杂，不同类别的肿瘤特异性较高，因此研究难度较大，在骨肉瘤领域中对反瓦尔堡效应的报道甚少。

第四节　糖原合成与分解代谢对肿瘤细胞生长的影响

糖酵解并不是在肿瘤生长中起唯一作用的糖代谢路径；其他糖代谢路径，如糖原的合成与分解代谢也在肿瘤发生和发展中起重要的作用。在营养缺乏的情况下，糖原的合成与分解代谢，即肿瘤细胞将糖原转化为葡萄糖-1-磷酸（glucose-1-phosphate, G1P），再转化为葡萄糖-6-磷酸（glucose-6-phosphate, G6P）。在肿瘤研究领域，相比于糖酵解的研究来说，有关糖原合成与分解代谢的研究相对较少，但近年来对于糖原代谢的研究发现，在许多类型的肿瘤中，如肾癌、乳腺癌、脑肿瘤以及卵巢癌等，糖原代谢均有上调。

在骨肉瘤研究领域中，糖原的合成与分解代谢近年来也受到研究人员的关注。糖原合成酶激酶3（glycogen synthase kinase-3，GSK3）是一种脯氨酸定向的丝氨酸—苏氨酸激酶，最初被鉴定为糖原合成酶的磷酸化酶及失活剂，在人体中由GSK3基因编码。GSK3有两种同工酶，即GSK3α（GSK3A）和GSK3β（GSK3B），两种同工酶表现为高度的氨基酸同源性，其中GSK3β参与能量代谢、神经元细胞发育等功能。Tang等通过细胞活力、集落形成和凋亡测定分析了U2OS、MG63、U2OS/MTX300和ZOS骨肉瘤细胞系中GSK3β表达改变的影响，发现GSK3β抑制导致了骨肉瘤细胞的凋亡，认为GSK3β可能促进骨肉瘤生长，靶向治疗GSK3β可以增强骨肉瘤细胞对药物的敏感性。Zhao等从天然物质龙葵中提取出具有抗肿瘤特性的物质半乳糖苷（degalactotigonin，DGT），利用MTT、集落形成、凋亡分析以及transwell测定等实验证明DGT可以通过抑制Hedgehog/Gli1途径来抑制骨肉瘤的生长和转移，DGT主要通过使GSK3β失活来抑制Hedgehog/Gli1途径，从而诱导骨肉瘤细胞发生凋亡，抑制其增殖、迁移和侵袭。Liu等发现，dioscin可以通过抑制Akt/GSK3/β-联蛋白途径来抑制骨肉瘤细胞干性维持及生长，具有潜在的治疗价值。总结近年来糖原代谢在肿瘤领域的研究热点可以发现，糖原的合成与分解代谢与抗肿瘤药物的开发有着极其紧密的关系，这种与能量代谢相关的物质，可能其合成与分解代谢路径会成为治疗肿瘤的新靶标，但这方面的研究在骨肉瘤中还十分稀缺，尚未形成成熟的体系。

第五节 肿瘤细胞内其他物质对代谢重编程的影响

在肿瘤细胞内，能量代谢的重编程并不是一个独立的改变，其影响整个细胞的每个活动；反之，也受到其他代谢的反馈和影响。糖代谢也是如此，与乳糖代谢紧密相关的其他代谢路径，在近年来的研究中也被认为可以影响肿瘤能量供应，甚至使肿瘤细胞发生表型改变。

一、谷氨酰胺对代谢重编程的影响

在肿瘤细胞中，谷氨酰胺是一种相对重要的非糖燃料，可以有助于快速增殖的肿瘤细胞对ATP以及其他生物合成前体需求的满足。谷氨酰胺通过氨基酸转运蛋白ASCT2/SLC1A5进入肿瘤细胞，并在线粒体中通过谷氨酰胺酶（glutaminase，GLS）转化为谷氨酸，而谷氨酸则被谷氨酸脱氢酶（glutamata dehydrogenase，GDH）等相关酶转化为三羧酸循环的中间产物α-酮戊二酸（α-ketoglutaric acid，α-KG），从而参与三羧酸循环。经过三羧酸循环的数个步骤后变为苹果酸或草酰乙酸。两者可用于合成丙酮酸，进而合成丙氨酸、乳酸、乙酰辅酶A，用于供能或参与其他生物的合成；草酰乙酸还可转变为天冬氨酸，用于核苷酸的生物合成。依赖谷氨酰胺代谢已成为多种肿瘤的代谢特点之一。

在骨肉瘤领域，也有相关研究报道谷氨酰胺与糖酵解的关系。Fritsche-Guenther等在研究恶性以及转移性骨肉瘤细胞时发现，相比于良性骨肉瘤细胞，恶性但非转移的骨肉瘤细胞显示对糖酵解抑制的抵抗力，但将谷氨酰胺作为能源的主要来源，而这只局限于女性骨肉瘤患者。研究还发现，相比于男性患者，女性患者的碳代谢降低，可能有肺转移的骨肉瘤患者存在性别依赖的代谢变化，但需要更大的样本量进行验证。谷氨酰胺代谢对肿瘤细胞内线粒体功能障碍也有一定的影响。Gaude等在研究线粒体功能障碍的细胞模型时发现，线粒体呼吸链对于NADH的还原利用率与谷氨酰胺在细胞质内还原羧化有关，也成为苹果酸脱氢酶（malate dehydrogenase，MDH1）相关的限制NADH循环利用的新机制；而且研究观察到线粒体功能障碍的细胞中，糖酵解的增加与MDH1依赖性的细胞迁移增加有关。因此，谷氨酰胺在肿瘤细胞线粒体功能障碍中似乎也扮演关键的角色。但相关研究在骨肉瘤领域仍然稀缺，不足以印证谷氨酰胺在导致线粒体功能障碍中的作用。

肿瘤细胞从细胞外环境摄取谷氨酰胺需要依赖谷氨酰胺转运蛋白，包括ASCT2、SNAT1、SNAT2、SNAT4及LAT1等。Broer等发现，143B细胞在缺乏谷氨酰胺的环境下，细胞生长完全停止，且细胞丙氨酸、天冬氨酸和谷氨酸的合成均依赖谷氨酰胺。抑制SNAT1和SNAT2两种转运蛋白活性后，143B细胞生长速率大幅下降。结果还显示，抑制同为谷氨酰胺转运体的ASCT2并未产生较好的抑瘤效果。该研究团队因此提出肿瘤氨基酸稳态模型，认为在骨肉瘤中

SNAT1是净转运谷氨酰胺的转运体,而ASCT2和LAT1是氨基酸交换体,将不同种类的氨基酸进行细胞内外交换,两类转运体共同作用以维持细胞内各种氨基酸的水平,保证肿瘤细胞的存活与进展。

GLS是催化谷氨酰胺在线粒体中转变为谷氨酸的关键酶,在一定程度上影响了肿瘤细胞的谷氨酰胺代谢,在肿瘤的生长与转移中具有推动作用。Ren等研究了MG63.3、143B、K7M2 3种骨肉瘤细胞系对谷氨酰胺的依赖性发现,当剥夺谷氨酰胺时3种细胞的生长幅度降低。在小鼠模型中使用GLS抑制剂CB-839有较好的抑制肿瘤生长的效果,联合二甲双胍(线粒体复合物Ⅰ靶向药物)可使效果更显著,并且对肿瘤的转移也有良好的抑制效果。Zhang等将278例骨肉瘤患者随机分组,分别予以新辅助化疗联合保肢手术及仅进行保肢手术,结果发现新辅助化疗组患者的生存时间较长,且GLS表达水平与患者生存时间呈负相关性。这些研究表明,GLS表达升高有利于骨肉瘤细胞进行谷氨酰胺代谢以维持肿瘤的能量和物质需求,利用GLS抑制剂则能够抑制肿瘤生长,延长患者的生存时间。

二、脂质代谢对代谢重编程的影响

除此之外,脂质代谢也与糖酵解相关,在肿瘤发生和发展中同样起重要的作用。脂质代谢是机体内重要的代谢途径之一,脂肪酸可以氧化供能,磷脂可以参与组成细胞膜,其他脂类也作为第二信使和激素参与机体代谢。在脂肪酸合成过程中,ATP柠檬酸裂合酶(ATP citrate lyase,ACLY)、脂肪酸合成酶(fatty acid synthase,FASN)等发挥关键作用。

ACLY是脂肪从头合成过程的第1个限速酶,能够将糖代谢来源的柠檬酸转换为草酰乙酸和乙酰辅酶A用于脂肪合成。目前已在多种肿瘤中观察到ACLY表达量的提高对肿瘤生长具有促进作用。Xin等的研究证实了这一观点,他们发现在Saos-2中ACLY表达量较正常细胞明显升高,并确定了*miR-22*是ACLY的直接抑制物。分别用*miR-22*类似物、*miR-22*抑制剂、ACLY siRNA、ACLY过表达载体处理细胞,结果显示,与对照组相比,加入*miR-22*类似物组细胞增殖能力明显下降,且侵袭能力也受到了抑制;而加入ACLY过表达质粒的实验组则产生相反的结果。进一步的动物实验表明,*miR-22*治疗使裸鼠原位肿瘤重量较对照组显著降低,组织细胞ACLY表达水平也显著下降。

FASN催化脂肪从头合成过程的最后一步,同时*FASN*也是一个癌基因,在多种肿瘤中表达量均有升高。目前已有多项研究观察到抑制FASN对减缓骨肉瘤发生和发展的效果。Chen等发现,将FASN-shRNA慢病毒载体(能够沉默*FASN*基因)注射至皮下荷瘤裸鼠的肿瘤组织中,5周后肿瘤体积和重量均较对照组显著降低,肿瘤转移也受到抑制。机制研究表明,沉默*FASN*基因降低HER2/PI3K/Akt信号通路相关蛋白的表达水平,从而抑制骨肉瘤的生长和转移。Sun等对143B和MG-63的研究表明,*FASN*通过调控ERK1/2/Bcl-xL信号通路使骨肉瘤细胞获得失巢凋亡抗性,细胞增殖、迁移和生长能力得到增强,促进了肺部转移。

以上研究表明,骨肉瘤细胞内ACLY、FASN等脂肪合成相关酶表达水平的上调提高了细胞脂肪代谢水平,进而为肿瘤提供能量及生物膜合成的必要原料,支持肿瘤的发生和发展。抑制上述基因表达能起到较好的肿瘤抑制效果。

总结肿瘤细胞内谷氨酰胺以及脂质对于糖代谢的影响,谷氨酰胺可能通过谷氨酰胺转运蛋白及GLS影响谷氨酰胺的代谢,进一步影响肿瘤细胞的糖代谢;脂质代谢通过对糖代谢产物的转化,对肿瘤生长有促进作用。除谷氨酰胺代谢外,其余氨基酸代谢以及脂质代谢也被认为可能对肿瘤细胞糖代谢产生影响。但近年来与其相关的研究在骨肉瘤领域并非热门,所以其他肿瘤的一些成果和尝试可能也会对骨肉瘤的研究起指导作用。

第六节　肿瘤糖代谢路径与抗肿瘤治疗

肿瘤糖代谢几乎控制着肿瘤细胞的能量来源,掌握着"能量发动机"的开关,因此许多研究尝试通过靶向肿瘤糖代谢路径,开发新型抗肿瘤药物或通过联合用药的方式,降低肿瘤的耐药性,提高目前临床上应用化疗药物的敏感度。

一、骨肉瘤潜在的治疗靶点

除上述与糖代谢直接相关的酶及转运蛋白外,一些相关的膜蛋白或膜转运蛋白也被认为是潜在的治疗靶点。Shen 等为了找到骨肉瘤相关的膜有效靶标，发现 SPR3 及其特异性配体 S1P（sphingosine 1-phosphate）的表达在骨肉瘤细胞中升高，并且 S1PR3 的较高表达与存活率降低相关；同时还发现 S1P/S1PR3 轴在促进骨肉瘤细胞增殖、抑制凋亡以及促进有氧糖酵解中起作用，促进了 YAP-c-myc 复合物的形成，增强了重要的糖酵解酶 PGAM1 的转录。因此，S1P/S1PR3 可能成为治疗骨肉瘤的潜在靶标。以往的研究认为，用于治疗糖尿病的相关药物胰岛素、二甲双胍等也可以影响骨肉瘤细胞，因为它们也可以影响肿瘤细胞葡萄糖膜转运体，如 GLUT1 等。近年来，一些影响细胞糖代谢但尚未被开发的药物或物质成为研究人员寻找肿瘤细胞潜在治疗靶点时关注的对象。Huang 等发现了一种生物提取物——honokiol（HNK），可以使人骨肉瘤细胞发生时间及浓度依赖性细胞死亡，其可诱导肿瘤细胞 G_0/G_1 期停滞，升高葡萄糖调节蛋白（glucose regulatory protein，GRP）的水平，通过 ROS/ERK1/2 信号通路诱导人骨肉瘤细胞自噬或发生凋亡。而上文叙述的 *miR*-328-3*p* 则可以靶向 GLUT1，GLUT1 的抑制导致肿瘤细胞内的葡萄糖摄取显著降低。Yi 等研究发现，*hBERA*/*miR*-328 与顺铂或阿霉素联合用药，在抑制人骨肉瘤细胞增殖方面发挥了强大的作用。

　　靶向糖代谢路径的药物在骨肉瘤领域研究较少，而一些在其他肿瘤中有类似研究的药物也值得关注。但由于糖酵解作用对正常细胞的葡萄糖代谢至关重要，因此在临床中还存在许多困难。目前的药物研究主要针对与有氧糖酵解相关的蛋白或其他物质，因为这些在肿瘤细胞而非在正常细胞中上调的物质，更容易被精确靶向，而对正常细胞的毒性偏小。除上文中已经在骨肉瘤基础实验中得到肯定的药物外，一些间接靶向糖酵解步骤的药物也被认为是可行的。相关研究认为磷酸果糖激酶（phosphofructoleinase，PFK）可以被果糖-2, 6-二磷酸盐（fructose 2, 6-bisphosphate，F-2, 6-BP）变构激活，而 F-2, 6-BP 可以被另一种蛋白 PFKFB3 激活，PFKFB3 是 HIF-1 的一个靶点。Clem 等在体外和体内研究中使用名为 3PO 的小分子 PFKFB3 抑制剂，实现了肿瘤细胞糖酵解的衰减；后续实验证实 PFKFB3 抑制剂也可减少肿瘤组织血管的生成。但也有研究认为应该对与瓦尔堡效应关系最密切的靶点进行研究，相关学者认为 LDHA 是与肿瘤细胞有氧糖酵解关系最密切的物质之一。因此，有人尝试将其作为抗肿瘤治疗的靶点进行研究，并进行了相关的临床前实验，其中有棉酚（gossypol，

AT101）类LDH非选择性抑制剂。棉酚在以转移性结肠癌为靶点的Ⅰ期临床研究（NCT00540722）中表现不佳，显示为脱靶效应。因此，临床仍然需要开发高选择性和高效的LDH抑制剂，但靶向LDH的策略是一种很有前途的治疗方法，在骨肉瘤领域值得尝试。

二、总结与展望

肿瘤细胞能量代谢的重编程为肿瘤细胞超速生长、增殖以及迁移提供了必要的能量支持，是肿瘤细胞生存的基础；而肿瘤细胞的糖代谢是能量代谢重编程中的重要一环。肿瘤细胞异于正常细胞的糖代谢过程——有氧糖酵解改变了细胞内主要的供能路径，使得细胞产生大量的乳酸，减弱了三羧酸循环并抑制了线粒体的供能。其他肿瘤模型中与肿瘤细胞糖代谢相关的上游癌基因和肿瘤抑制因子的研究在骨肉瘤也有所涉及，但在骨肉瘤中这些基因对于糖代谢影响的总体描述还不完整，更多的描述是改变上游基因对骨肉瘤患者总体的生存或细胞模型的生长、繁殖和迁移的影响。而对于人们公认的肿瘤细胞糖代谢中关键物质的研究，一些在其他肿瘤中起关键作用的物质被认为在骨肉瘤的发生和发展中也起着类似的作用，这些物质包括转运体、代谢酶和miRNA等。但这些关键物质在骨肉瘤细胞糖代谢的研究还比较零散，它们对糖代谢的影响力还不甚清楚。除关注单一细胞的代谢过程外，骨肉瘤细胞微环境的影响也使得骨肉瘤组织内糖代谢过程不一致的不同细胞相互联系、互相影响，而这种骨肉瘤细胞微环境内能量代谢关系网发生的原点仍不清楚。

肿瘤细胞糖代谢有着自己的独特性，但和周围正常细胞也有着相似性。因此，在抗肿瘤药物的开发中，对肿瘤细胞糖代谢相关靶点开发的研究必须十分谨慎，例如选择与氧糖酵解强相关、高特异性的靶点研究，才能在一定程度上避免对正常细胞的损伤；而在对糖原代谢相关的靶点进行抗肿瘤药物筛选时，应考虑药物对肝脏或正常肌肉组织的毒性，或者通过骨肉瘤特异性膜靶点，构造纳米靶向药物，避免对人体肝脏或正常肌肉组织的损伤。同时，在开发小分子抑制剂的同时，也要注意抑制糖代谢对于肿瘤其他代谢路径的影响。在既往研究中发现，对于肿瘤细胞糖代谢的抑制会反馈性地引起肿瘤细胞其他代谢路径的上调。

相比其他类型的肿瘤,如肾癌等,骨肉瘤糖代谢领域的相关研究还不够全面,仍需要做进一步的探索;对于肿瘤细胞糖代谢机制以及相关药物的开发,也仍需要研究人员的努力。

参 考 文 献

[1] Altman B J, Stine Z E, Dang CV. From Krebs to clinic: glutamine metabolism to cancer therapy[J]. Nat Rev Cancer, 2016, 16(11): 749.

[2] Amary M F, Bacsi K, Maggiani F, et al. IDH1 and IDH2 mutations are frequent events in central chondrosarcoma and central and periosteal chondromas but not in other mesenchymal tumours[J]. J Pathol, 2011, 224(3): 334-343.

[3] Baumhoer D, Amary F, Flanagan A M. An update of molecular pathology of bone tumors. Lessons learned from investigating samples by next generation sequencing [J]. Genes Chromosomes Cancer, 2019, 58(2): 88-99.

[4] Bonuccelli G, Avnet S, Grisendi G, et al. Role of mesenchymal stem cells in osteosarcoma and metabolic reprogramming of tumor cells[J]. Oncotarget, 2014, 5(17): 7575-7588.

[5] Bröer A, Gauthier-Coles G, Rahimi F, et al. Ablation of the ASCT2 (SLC1A5) gene encoding a neutral amino acid transporter reveals transporter plasticity and redundancy in cancer cells. J Biol Chem 2019, 294(11): 4012-4026.

[6] Bröer A, Rahimi F, Bröer S. Deletion of amino acid transporter ASCT2 (SLC1A5) reveals an essential role for transporters SNAT1 (SLC38A1) and SNAT2 (SLC38A2) to sustain glutaminolysis in cancer cells[J]. J Biol Chem, 2016, 291(25): 13194-13205.

[7] Cao W, Wang Z, Han X, et al. In vitro cytotoxicity screening to identify novel anti-osteosarcoma therapeutics targeting pyruvate dehydrogenase kinase 2[J]. Bioorg Med Chem Lett, 2019, 29(20): 126665.

[8] Chen H, Gao S, Cheng C. MiR-323a-3p suppressed the glycolysis of osteosarcoma via targeting LDHA[J]. Hum cell, 2018, 31(4): 300-309.

[9] Chen R, Lin J, Yan W, et al. miR-522-3p promotes osteosarcoma cell growth by regulating glucose uptake and GLUT1 expression[J]. Onco Targets Ther, 2019, 12: 9053-9058.

[10] Chen X Y, Ruan B, Long X H, et al. Blocking fatty acid synthase inhibits tumor progression of human osteosarcoma by regulating the human epidermal growth factor receptor 2/phosphoinositide 3-kinase/protein kinase B signaling pathway in xenograft models[J]. Exp Ther Med, 2017, 13(5): 2411-2416.

［11］ Clem B, Telang S, Clem A, et al. Small-molecule inhibition of 6-phosphofructo-2-kinase activity suppresses glycolytic flux and tumor growth［J］. Mol Cancer Ther, 2008, 7(1): 110-120.

［12］ Dang C V, Hamaker M, Sun P, et al. Therapeutic targeting of cancer cell metabolism ［J］. J Mol Med (Berl) , 2011, 89(3): 205-212.

［13］ Fan J, Mei J, Zhang M Z, et al. Clinicopathological significance of glucose transporter protein-1 overexpression in human osteosarcoma［J］. Oncol Lett, 2017, 14(2): 2439-2445.

［14］ Fang A, Luo H, Liu L, et al. Identification of pyruvate dehydrogenase kinase 1 inhibitors with anti-osteosarcoma activity［J］. Bioorg Med Chem Lett, 2017, 27(24): 5450-5453.

［15］ Fang A, Zhang Q, Fan H, et al. Discovery of human lactate dehydrogenase A (LDHA) inhibitors as anticancer agents to inhibit the proliferation of MG-63 osteosarcoma cells［J］. Med Chem Comm, 2017, 8(8): 1720-1726.

［16］ Fritsche-Guenther R, Gloaguen Y, Kirchner M, et al. Progression-dependent altered metabolism in osteosarcoma resulting in different nutrient source dependencies［J］. Cancers, 2020, 12(6): 1371.

［17］ Fu Y, Lan T, Cai H, et al. Meta-analysis of serum lactate dehydrogenase and prognosis for osteosarcoma［J］. Medicine, 2018, 97(19): e0741.

［18］ Gamberi G, Benassi M S, Bohling T, et al. C-myc and c-fos in human osteosarcoma: prognostic value of mRNA and protein expression［J］. Oncology, 1998, 55(6): 556-563.

［19］ Gao S, Tu DN, Li H, et al. Pharmacological or genetic inhibition of LDHA reverses tumor progression of pediatric osteosarcoma［J］. Biomed Pharmacother, 2016, 81: 388-393.

［20］ Gaude E, Schmidt C, Gammage P A, et al. NADH shuttling couples cytosolic reductive carboxylation of glutamine with glycolysis in cells with mitochondrial dysfunction［J］. Mol Cell, 2018, 69(4): 581-593. e587.

［21］ Giang A H, Raymond T, Brookes P, et al. Mitochondrial dysfunction and permeability transition in osteosarcoma cells showing the Warburg effect［J］. J Biol Chem, 2013, 288(46): 33303-33311.

［22］ Gorska-Ponikowska M, Kuban-Jankowska A, Daca A, et al. 2-methoxyestradiol reverses the pro-carcinogenic effect of L-lactate in osteosarcoma 143B cells［J］. Front Pharmacol, 2017, 14(6): 483-493.

［23］ Gorska-Ponikowska M, Kuban-Jankowska A, Eisler S A, et al. 2-methoxyestradiol affects mitochondrial biogenesis pathway and succinate dehydrogenase complex flavoprotein subunit A in osteosarcoma cancer cells[J]. Cancer Genomics Proteomics, 2018, 15(1): 73−89.

[24] Granchi C. ATP citrate lyase (ACLY) inhibitors: An anti-cancer strategy at the crossroads of glucose and lipid metabolism[J]. Eur J Med Chem, 2018, 157: 1276−1291.

[25] Hanahan D, Weinberg R A. Hallmarks of cancer: the next generation.[J]Cell, 2011, 144(5): 646−674.

[26] Hay N. Reprogramming glucose metabolism in cancer: can it be exploited for cancer therapy[J]. Nat Rev Cancer, 2016, 16(10): 635−649.

[27] Hu X, Liu Y, Qin C, et al. Up-regulated isocitrate dehydrogenase 1 suppresses proliferation, migration and invasion in osteosarcoma: in vitro and in vivo[J]. Cancer Lett, 2014, 346(1): 114−121.

[28] Huang K, Chen Y, Zhang R, et al. Honokiol induces apoptosis and autophagy via the ROS/ERK1/2 signaling pathway in human osteosarcoma cells in vitro and in vivo[J]. Cell Death Dis, 2018, 9(2): 157.

[29] Isakoff M S, Bielack S S, Meltzer P, et al. Osteosarcoma: current treatment and a collaborative pathway to success[J]. J Clin Oncol, 2015, 33(27): 3029−352015.

[30] Jin Y, Elalaf H, Watanabe M, et al. Mutant IDH1 dysregulates the differentiation of mesenchymal stem cells in association with gene-specific histone modifications to cartilage- and bone-related genes[J]. PLoS One 2015, 10(7): e0131998.

[31] Jones S F, Infante J R. Molecular pathways: fatty acid synthase[J]. Clin Cancer Res, 2015, 21(24): 5434−5438.

[32] Kalluri R, Zeisberg M. Fibroblasts in cancer[J]. Nat Rev Cancer, 2006, 6(5): 392−401.

[33] Kempf-Bielack B, Bielack S S, Jürgens H, et al. Osteosarcoma relapse after combined modality therapy: an analysis of unselected patients in the Cooperative Osteosarcoma Study Group (COSS)[J]. J Clin Oncol, 2005, 23(3): 559−568.

[34] Kubo T, Shimose S, Fujimori J, et al. Does expression of glucose transporter protein-1 relate to prognosis and angiogenesis in osteosarcoma?[J]. Clin Orthop Related Res, 2015, 473(1): 305−310.

[35] Levine A J, Puzio-Kuter A M. The control of the metabolic switch in cancers by oncogenes and tumor suppressor genes[J]. Science (New York, NY), 2010, 330(6009): 1340−1344.

[36] Li T, Xiao Y, Huang T. HIF-1α-induced upregulation of lncRNA UCA1 promotes cell growth in osteosarcoma by inactivating the PTEN/Akt signaling pathway[J]. Oncol Rep, 2018, 39(3): 1072−1080.

［37］Li Z, Shen J, Chan M T, et al. MicroRNA-379 suppresses osteosarcoma progression by targeting PDK1［J］. J Cell Mol Med, 2017, 21(2): 315-323.

［38］Li Z, Zhang H. Reprogramming of glucose, fatty acid and amino acid metabolism for cancer progression［J］. Cell Mol Life Sci, 2016, 73(2): 377-392.

［39］Liang D, Yang M, Guo B, et al. HIF-1α induced by β-elemene protects human osteosarcoma cells from undergoing apoptosis［J］. J Cancer Res Clin Oncol, 2012, 138(11): 1865-1877.

［40］Liu D C, Zheng X, Zho Y, et al. HIF-1α inhibits IDH-1 expression in osteosarcoma［J］. Oncol Rep, 2017, 38(1): 336-342.

［41］Liu W, Zhao Z, Wang Y, et al. Dioscin inhibits stem-cell-like properties and tumor growth of osteosarcoma through Akt/GSK3/β-catenin signaling pathway［J］. Cell Death Dis, 2018, 9(3): 343.

［42］Liu X, Kato Y, Kaneko M K, et al. Isocitrate dehydrogenase 2 mutation is a frequent event in osteosarcoma detected by a multi-specific monoclonal antibody MsMab-1［J］. Cancer Med, 2013, 2(6): 803-814.

［43］Liu Y, Sun X, Huo C, et al. Monocarboxylate transporter 4 (MCT4) overexpression is correlated with poor prognosis of osteosarcoma［J］. Med Sci Monit, 2019, 25: 4278-4284.

［44］Liu Z L, Mao J H, Peng A F, et al. Inhibition of fatty acid synthase suppresses osteosarcoma cell invasion and migration via downregulation of the PI3K/Akt signaling pathway in vitro［J］. Mol Med Rep, 2013, 7(2): 608-612.

［45］Long X H, Mao J H, Peng A F, et al. Tumor suppressive microRNA-424 inhibits osteosarcoma cell migration and invasion via targeting fatty acid synthase［J］. Exp Ther Med, 2013, 5(4): 1048-1052.

［46］Mao J H, Zhou R P, Peng A F, et al. MicroRNA-195 suppresses osteosarcoma cell invasion and migration in vitro by targeting FASN［J］. Oncol Lett 2012, 4(5): 1125-1129.

［47］Pavlova N N, Thompson C B. The emerging hallmarks of cancer metabolism［J］. Cell Metab, 2016, 23(1): 27-47.

［48］Porporato P E, Dhup S, Dadhich R K, et al. Anticancer targets in the glycolytic metabolism of tumors: a comprehensive review［J］. Front Pharmacol, 2011, 2: 49.

［49］Ren L, Ruiz-Rodado V, Dowdy T, et al. Glutaminase-1 (GLS1) inhibition limits metastatic progression in osteosarcoma［J］. Cancer Metab, 2020, 8: 4.

［50］Romero-Garcia S, Lopez-Gonzalez J S, Báez-Viveros J L, et al. Tumor cell metabolism: an integral view［J］. Cancer Biol Ther, 2011, 12(11): 939-948.

［51］Semenza G L. HIF-1: upstream and downstream of cancer metabolism［J］. Curr

Opin Genet Dev, 2010, 20(1): 51−56.

[52] Semenza G L. Tumor metabolism: cancer cells give and take lactate[J]. Front Pharmacol, 2008, 118(12): 3835−3837.

[53] Shen Y, Zhao S, Wang S, et al. S1P/S1PR3 axis promotes aerobic glycolysis by YAP/c-MYC/PGAM1 axis in osteosarcoma[J]. EBioMedicine, 2019, 40: 210−223.

[54] Sonveaux P, Vegran F, Schroeder T, et al. Targeting lactate-fueled respiration selectively kills hypoxic tumor cells in mice[J]. Front Pharmacol, 2008, 118(12): 3930−3942.

[55] Sotgia F, Martinez-Outschoorn U E, Lisanti M P, et al. The reverse Warburg effect in osteosarcoma[J]. Oncotarget, 2014, 5(18): 7982−7983.

[56] Sun T, Zhong X, Song H, et al. Anoikis resistant mediated by FASN promoted growth and metastasis of osteosarcoma[J]. Cell Death Dis, 2019, 10(4): 298.

[57] Tang Q L, Xie X B, Wang J, et al. Glycogen synthase kinase-3 β , NF- κ B signaling, and tumorigenesis of human osteosarcoma[J]. J Natl Cancer Inst, 2012, 104(10): 749−763.

[58] Wang T F, Wang H, Peng A F, et al. Inhibition of fatty acid synthase suppresses U-2 OS cell invasion and migration via downregulating the activity of HER2/PI3K/Akt signaling pathway in vitro[J]. Biochem Biophys Res Commun, 2013, 440(2): 229−234.

[59] Warburg O. On the origin of cancer cells[J]. Science (New York, NY), 1956, 123(3191): 309−314.

[60] Xin M, Qiao Z, Li J, et al. miR-22 inhibits tumor growth and metastasis by targeting ATP citrate lyase: evidence in osteosarcoma, prostate cancer, cervical cancer and lung cancer[J]. Oncotarget, 2016, 7(28): 44252−44265.

[61] Yi W R, Li Z H, Qi B W, et al. Downregulation of IDH2 exacerbates the malignant progression of osteosarcoma cells via increased NF- κ B and MMP-9 activation[J]. Oncol Rep, 2016, 35(4): 2277−2285.

[62] Yi W, Tu MJ, Liu Z, et al. Bioengineered miR-328-3p modulates GLUT1-mediated glucose uptake and metabolism to exert synergistic antiproliferative effects with chemotherapeutics[J]. Acta Pharm Sin B, 2020, 10(1): 159−170.

[63] Yoshida G J. Metabolic reprogramming: the emerging concept and associated therapeutic strategies[J]. J Exp Clin Cancer Res, 2015, 34: 111.

[64] Yuan G, Zhao Y, Wu D, et al. Mir-150 up-regulates glut1 and increases glycolysis in osteosarcoma cells[J]. Asian Pac J Cancer Prev, 2017, 18(4): 1127−1131.

[65] Zhang J, Yu X H, Yan YG, et al. PI3K/Akt signaling in osteosarcoma[J]. Clin Chim Acta, 2015, 444: 182−192.

[66] Zhang S P, Li X, Li H, et al. Significance of neoadjuvant chemotherapy (NACT) in limb salvage treatment of osteosarcoma and its effect on GLS1 expression[J]. Eur Rev Med Pharmacol Sci, 2018, 22(19): 6538−6544.

[67] Zhang Y, Cheng H, Li W, et al. Highly-expressed P2X7 receptor promotes growth and metastasis of human HOS/MNNG osteosarcoma cells via PI3K/Akt/GSK3 β / β -catenin and mTOR/HIF1 α /VEGF signaling[J]. Int J Cancer, 2019, 145(4): 1068−1082.

[68] Zhao Z, Jia Q, Wu M S, et al. Degalactotigonin, a natural compound from solanum nigrum L., inhibits growth and metastasis of osteosarcoma through GSK3 β inactivation-mediated repression of the hedgehog/gli1 pathway[J]. Clin Cancer Res, 2018, 24(1): 130−144.

[69] Zheng X M, Xu C W, Wang F. MiR-33b inhibits osteosarcoma cell proliferation through suppression of glycolysis by targeting lactate dehydrogenase A (LDHA)[J]. Cell Mol Biol (Noisy-le-grand) , 2018, 64(11): 31−35.

[70] Zhong Z, Mao S, Lin H, et al. Alteration of intracellular metabolome in osteosarcoma stem cells revealed by liquid chromatography-tandem mass spectrometry[J]. Talanta, 2019, 204: 6−12.

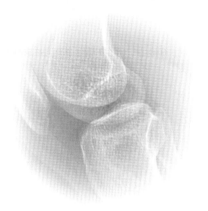

第六章

骨肉瘤诊疗模式的历史与现状

孙 伟

既往骨肉瘤患者治疗的主要方法是截肢手术,但术后肿瘤转移率极高。20世纪70年代以后,随着化疗药物的应用,降低了肿瘤的远处转移率,骨肉瘤患者的5年生存率取得了很大的提高。近年来,骨肉瘤患者的诊疗模式发生了巨大变化。新辅助化疗被广泛应用于临床,给保肢手术提供了充分的术前计划和准备时间。同时,影像学的进步便于进行更为精准的诊断和术前计划,新材料以及假体的应用给手术带了更多选择,新兴药物的临床研究也给骨肉瘤患者的治疗带来了新的希望。

[通信作者] 孙 伟,Email: viv-sun@163.com

第一节　骨肉瘤诊疗模式的发展历程

一、手术在骨肉瘤治疗中的应用

骨肉瘤的手术治疗包括肿瘤的完整切除以及骨和软组织的重建。历史上，对大部分骨肉瘤患者采用截肢手术，经过近几个世纪的发展使得保肢手术成为可行的选择，据报道与传统截肢相比有着相似的生存结果。完整的肿瘤切除优先于功能及重建结果，尽管对患者及家属来说，保肢手术是一个较理想的选择，然而这一点不可能在每个患者身上实现。

在手术之前制订精确的术前计划，仔细查看患者的影像学及实验室检查结果是必要的。在肿瘤活检和手术前识别肿瘤的大小、范围、位置，关节的受累程度，与神经、血管结构的关系以及肿瘤的坏死情况尤为重要，肿瘤活检计划不充分可能会影响手术结果。一般来说，活检应该由最终实施手术的医师来完成。

骨肉瘤的手术切除定义为扩大切除，这意味着不仅是肿瘤，肿瘤的反应区域以及邻近的软组织都应被切除。多种办法可以实现扩大切除，最彻底的方式就是截肢或者关节离断；保肢手术可以保留正常的组织后，利用生物材料进行重建。由于骨肉瘤大部分侵及干骺端区域，因此手术切除往往在关节内甚至经过关节；如果肿瘤侵及关节或者超越关节，关节外的切除也是必需的。

对于关节内的切除，可以通过尺寸匹配的同种异体骨移植来重建；尸体骨关节移植物可以重建骨的结构，提供生物学的骨长入条件，可以提供关节表面以及与邻近骨的生长界面。然而死骨仅在接触面实现连接，不可能实现血管化以及骨骼的重塑，因此易于发生骨折、感染和骨不连；也可能产生关节炎改变，需要进行关节的翻修手术。

肿瘤型关节假体置换可以根据患者的特殊需求来定制，可实现个性化、模块化，允许术中根据手术需求来组合各个组件，甚至可以用来取代一整段长的骨骼以及两端邻近的关节。金属的肿瘤型假体重建可以提供坚强的固定而不需要愈合以及骨长入，实现即刻的关节稳定以及早期的负重。然而，这些肿瘤假体可能由于感染、松动、组件问题以及表面磨损而导致失败。目前,对于患儿,半关节假体以及可延长式假体也逐渐应用于临床,可以通过延长来替代骨骼的生长,以实现患儿患肢等长。

关节旋转成形术作为一种截肢以及保肢的折中办法,有时应用于股骨远端的巨大肿瘤。它实现了功能性膝上截肢到膝下截肢的转变,也被描述为插入性截肢,可以保留坐骨神经以及股血管。其方法是将肿瘤以及周围组织截除后,以远端肢体旋转180°贴附于近端股骨,实现踝关节替代膝关节。这种重建方法通过保护患者的本体感受和感觉,减少能量消耗来实现良好的功能,尤其适合骨骼发育不成熟的患者。其他的手术方式还包括关节固定术、血管移植或结合同种异体移植物,然而这些技术临床应用很少。

成功的骨肉瘤手术治疗应该包括肿瘤的完整切除、合适的重建以及功能保留,这其中也包括了截肢手术。截肢不能被视为一种失败,成功的截肢手术可以维持更好的功能水平,减少并发症和翻修风险,降低局部复发风险。应根据个体情况、需求以及期望,为患者量身定制手术方案,医患间良好的沟通可以使患者及家属知晓现实的期望值,帮助他们做出正确的决定。

二、化疗在骨肉瘤治疗中的应用

历史上,骨肉瘤在化疗引入时采用单一药物,后来由于单一药物的作用有限,目前均采用联合药物化疗。在早期的一些临床研究中,骨肉瘤化疗的价值已经被证实。目前,骨肉瘤的化疗主要基于3种药物,包括高剂量氨甲蝶呤(methotrexate)、阿霉素和顺铂,这些药物的组合可以组成多种化疗方案。新辅助化疗概念的引入是由于当时个性化假体定制往往需要6~8周,在此阶段对患者进行术前化疗,从此新辅助化疗被广泛应用于临床。术前的新辅助化疗通常是在术前8~10周给药,随后进行手术切除以及短暂休息,以促进伤口愈合,再辅以术后化疗持续12~29周。新辅助化疗有助于杀灭全身微小转移瘤,缩小原发部位肿瘤的体积,给保肢手术提供充分的术前计划和准备时间,使保肢手术易于实施。新辅助化疗还可以帮助明确术前化疗对原发肿瘤的有效性,可以依此决定术后的化疗方案。这些治疗策略使得原发肿瘤的治愈率达到了70%,然而不幸的是,对于存在远处转移的患者虽然采用了新辅助化疗、扩大手术切除以及术后辅助化疗，其长期生存率仍不足20%。对前面提及的3种化疗药物不敏感的患者，应用二线及额外的化疗药物并没有取得理想的结果。异环磷酰胺（ifosfamide）作为单药使用以及联合依托泊苷（etoposide）正在研究当中，仍然存在很大的争议。据报道，对于复发和转移的病例，异环磷酰胺有效率可以达到30%～40%，而且一些欧洲的研究声称其与一线药物共同使用具有一定的效果，然而这一发现却与北美的发现相冲突。目前缺乏明显的证据表明异环磷酰胺与一线药物共同使用的效果。Ferrari等的研究中对246例无转移的骨肉瘤患者随机采用传统三药化疗或联合异环磷酰胺四药化疗，结果发现两组无明显差异，因此他们认为只有当患者术前新辅助化疗效果差时，才考虑应用异环磷酰胺。基于这些研究，美国儿童肿瘤协作组和欧洲的一些合作机构联合成立了欧洲和美国骨肉瘤研究组进行了一项大规模的随机临床研究，试图回答：对于术前10周化疗不敏感的可切除肿瘤的患者，异环磷酰胺和依托泊苷联合传统三药化疗是否可以提高整体生存率；对于术前10周化疗敏感的可切除肿瘤的患者，α干扰素作为化疗后的维持治疗是否可以提高整体生存率。

三、放疗在骨肉瘤治疗中的应用

在骨肉瘤的治疗中，相对于手术和化疗，放疗并未得到广泛的应用。因为在化疗出现以前，手术后放疗与单纯手术治疗相比，患者没有明显获益。尽管骨肉瘤对放疗不敏感，但对于一些无法切除的肿瘤以及病灶内切除的肿瘤，放疗却可作为一种选择。一些研究报道了放疗后患者症状获得缓解以及肿瘤被有效控制。Mahajan等分享了他们的放疗经验，在39例转移或者复发的高风险骨肉瘤患者中，采用30 Gy的中等放射剂量，对患者连续随访20个月，发现放疗结合系统性治疗可提供一种成功的多模式的治疗办法来控制肿瘤以及缓解临床症状。Machak等对未发生转移的骨肉瘤患者在有效的诱导化疗后结合放疗，发现放疗可以作为控制局部病灶和保护肢体功能的可靠治疗方法。除了传统的射线放疗外，放射性药物的应用也可以作为骨肉瘤治疗的选择，广泛研究的钐的复合物（^{153}Sm-EDTMP）被证明具有较高的肿瘤特异性，可作为一种减缓肿瘤进程的有效放疗药物。

第二节　骨肉瘤诊疗模式的现状

一、骨肉瘤局部复发和转移的诊疗方法

骨肉瘤在诊断时,已有10%～20%的患者存在明显的肿瘤转移,最常见的(90%)为肺转移,也有部分为骨转移,淋巴结转移较少见。关于肺转移,目前来说胸部CT扫描仍然是诊断的"金标准",而且也是最可靠的影像学检查手段。然而,对于存在影像学证据的肺转移,CT扫描也存在着相对的局限:不是所有手术中发现的结节都反映在胸部CT影像上;也不是所有的胸部CT影像上发现的结节都是转移灶,尤其是直径＜5 mm的结节。

对于原发的骨肉瘤,虽然经过积极的综合性治疗,仍然有30%～40%的患者会发生局部复发或是远处转移。大约90%的复发为肺转移,常发生在手术后的2～3年内。初次治疗5年后复发的概率较小,仅为1%～2%。复发的骨肉瘤往往预后较差,患者的5年生存率仅为23%～29%。在一系列骨肉瘤复发的患者中,局部复发患者治愈率为31%,然而肺转移患者治愈率仅为10%。对于复发或者转移的患者,进一步的综合性治疗可以延长生存期,尤其是对于仅局部复发或是对化疗敏感的骨肉瘤患者。Bielack等报道了骨肉瘤复发以及再复发的生存率,其中第2次复发患者的5年整体生存率以及治愈率分别为16%和9%,第3次复发为14%和0,第4次复发为13%和0,第5次复发为18%和0。从初发到复发间隔时间的中位数约为9个月,接下来的复发间隔时间较为恒定,约为6个月。

二、新兴疗法在骨肉瘤治疗中的应用

对于骨肉瘤的治疗,目前一些新兴的临床前期以及临床期药物正在开发中。其中一个重要方面是针对已知的骨肉瘤发病机制来应用靶向药物,已知IGF-1下游的一个靶点mTOR,可以激发肿瘤的增殖以及血管生成。研究发现

西罗莫司作为mTOR靶点的抑制剂,可以抑制实验鼠身上种植骨肉瘤的生长和转移,而且与唑来膦酸联合应用可以增强对抗骨肉瘤的效果。Ⅰ期临床试验表明口服西罗莫司是安全的;针对难治性骨肉瘤,Ⅱ期临床研究目前正在进行中。免疫调节也是其中的一个研究领域。研究发现,Fas信号通路的抑制可以阻止骨肉瘤细胞的凋亡和免疫介导的破坏。针对这一信号通路,临床前期的研究发现,IL-12可以通过激活骨肉瘤细胞表面的Fas信号通路来增加细胞的凋亡以及免疫清除。双膦酸盐在骨肉瘤中的应用也逐渐引起了关注,它可以起抑制细胞生长和增殖的作用,介导细胞凋亡以及下调血管生长因子的作用。在临床前期研究中,唑来膦酸成功地抑制了小鼠肿瘤的生长和肺转移。遗传药理学领域的研究尝试预测个体患者对化疗的反应和预后。近来,Caronia等应用单核苷酸多态性来识别基因多态性对于化疗抵抗的作用,发现存在*ABCC*3基因多态性的患者5年生存率较低。另外一些研究者也通过相似的技术来描述不同基因的多态性所介导的化疗抵抗和预后。随着这一领域的发展,未来可能根据患者个体化来选择有效的化疗药物,减少不良反应以及预测预后。

骨肉瘤是儿童与青少年时期最常见的骨的恶性肿瘤,恶性程度高,易发生局部侵袭与远处转移。目前,骨肉瘤的标准治疗方式仍以术前辅助化疗、手术治疗、术后化疗为主,放疗仅作为部分患者缓解病情的额外治疗手段。虽然经过几个世纪的努力,骨肉瘤的治疗已经有了一些效果,但结果仍不令人满意,尤其是对于局部复发和远处转移的患者,亟须一些新兴的有效治疗药物。临床前期的药物临床研究已经取得了一些可喜的疗效,相信随着对化疗耐药性、免疫治疗、基因治疗、分子靶向治疗等临床研究的不断深入,会为骨肉瘤的治疗提供更多新的、综合性的临床解决办法,骨肉瘤的治愈率最终也会得到明显的改善。

------------------------------ **参 考 文 献** ------------------------------

[1] Allison D C, Carney S C, Ahlmann E R, et al. A meta-analysis of osteosarcoma outcomes in the modern medical era[J]. Sarcoma, 2012, 2012: 704872.

[2] Anderson P M, Wiseman G A, Dispenzieri A, et al. High-dose samarium-153 ethylene diamine tetramethylene phosphonate: low toxicity of skeletal irradiation in patients with osteosarcoma and bone metastases[J]. J Clin Oncol, 2002, 20(1): 189-196.

[3] Bacci G, Briccoli A, Rocca M, et al. Neoadjuvant chemotherapy for osteosarcoma

of the extremities with metastases at presentation: recent experience at the Rizzoli Institute in 57 patients treated with cisplatin, doxorubicin, and a high dose of methotrexate and ifosfamide[J]. Ann Oncol, 2003, 14(7): 1126−1134.

[4] Bacci G, Longhi A, Bertoni F, et al. Bone metastases in osteosarcoma patients treated with neoadjuvant or adjuvant chemotherapy the Rizzoli experience in 52 patients[J]. Actaorthopaedica, 2006, 77(6): 938−943.

[5] Berger M, Grignani G, Giostra A, et al. [153]Samarium-EDTMP administration followed by hematopoietic stem cell support for bone metastases in osteosarcoma patients[J]. Annals of oncology, 2012, 23(7): 1899−1905.

[6] Bielack S S, Kempf-Bielack B, Delling G, et al. Prognostic factors in high-grade osteosarcoma of the extremities or trunk: an analysis of 1, 702 patients treated on neoadjuvant cooperative osteosarcoma study group protocols[J]. J Clin Oncol, 2002, 20(3): 776−790.

[7] Bielack S, Carrle D, Casali P G, et al. Osteosarcoma: ESMO clinical recommendations for diagnosis, treatment and follow-up[J]. Ann Oncol, 2009, 20(Suppl 4): 137−139.

[8] Carli M, Passone E, Perilongo G, et al. Ifosfamide in pediatric solid tumors[J]. Oncology, 2003, 65(Suppl 2): 99−104.

[9] Carrle D, Bielack S S. Current strategies of chemotherapy in osteosarcoma[J]. Int Orthop, 2006, 30(6): 445−451.

[10] Carrle D, Bielack S. Osteosarcoma lung metastases detection and principles of multimodal therapy[M]//Pediatric and Adolescent Osteosarcoma. New York: Springer US, 2009: 165−184.

[11] Chou A J, Merola P R, Wexler L H, et al. Treatment of osteosarcoma at first recurrence after contemporary therapy[J]. Cancer, 2005, 104(10): 2214−2221.

[12] DeLaney T F, Trofimov A V, Engelsman M, et al. Advanced-technology radiation therapy in the management of bone and soft tissue sarcomas[J]. Cancer Control, 2005, 12(1): 27−35.

[13] Ferrari S, Briccoli A, Mercuri M, et al. Postrelapse survival in osteosarcoma of the extremities: prognostic factors for long-term survival[J]. J Clin Oncol, 2003, 21(4): 710−715.

[14] Ferrari S, Ruggieri P, Cefalo G, et al. Neoadjuvant chemotherapy with methotrexate, cisplatin, and doxorubicin with or without ifosfamide in nonmetastatic osteosarcoma of the extremity: an Italian sarcoma group trial ISG/OS-1[J]. J Clin Oncol, 2012, 30 (17): 2112−2118.

[15] Fletcher C D M, Unni K K. Pathology and genetics of tumours of soft tissue andbone [M]. //World Health Organization Classification of Tumours. Lyon, France: IARC

Press, 2002.

[16] Fouladi M, Laningham F, Wu J, et al. Phase I study of everolimus in pediatric patients with refractory solid tumors [J]. J Clin Oncol, 2007, 25(30): 4806−4812.

[17] Geller D S, Gorlick R. Osteosarcoma: a review of diagnosis, management, and treatment strategies [J]. Clin Adv Hematol Oncol, 2010, 8(10): 705−718.

[18] Goorin A M, Harris M B, Bernstein M, et al. Phase Ⅱ / Ⅲ trial of etoposide and high-dose ifosfamide in newly diagnosed metastatic osteosarcoma: a pediatric oncology group trial [J]. J Clin Oncol, 2002, 20(2): 426−433.

[19] Hagleitner M M, Coenen M J, Gelderblom H, et al. A first step toward personalized medicine in osteosarcoma: pharmacogenetics as predictive marker of outcome after chemotherapy-based treatment [J]. Clin Cancer Res, 2015, 21(15): 3436−3441.

[20] Houghton P J, Morton C L, Kolb E A, et al. Initial testing (stage 1) of the mTOR inhibitor rapamycin by the pediatric preclinical testing program [J]. Pediatr Blood Cancer, 2008, 50(4): 799−805.

[21] Hristov B, Shokek O, Frassica D A. The role of radiation treatment in the contemporary management of bone tumors [J]. J Natl Compr Canc Netw, 2007, 5(4): 456−466.

[22] Kager L, Zoubek A, Kastner U, et al. Skip metastases in osteosarcoma: experience of the Cooperative Osteosarcoma Study Group [J]. J Clin Oncol, 2006, 24(10): 1535−1541.

[23] Kager L, Zoubek A, Pötschger U, et al. Primary metastatic osteosarcoma: presentation and outcome of patients treated on neoadjuvant Cooperative Osteosarcoma Study Group protocols [J]. J Clin Oncol, 2003, 21(10): 2011−2018.

[24] Kansara M, Teng M W, Smyth M J, et al. Translational biology of osteosarcoma [J]. Nat Rev Cancer, 2014, 14(11): 722−735.

[25] Kempf-Bielack B, Bielack S S, Jürgens H, et al. Osteosarcoma relapse after combined modality therapy: an analysis of unselected patients in the Cooperative Osteosarcoma Study Group (COSS) [J]. J Clin Oncol, 2005, 23(3): 559−568.

[26] Lafleur E A, Jia S F, Worth L L, et al. Interleukin (IL)-12 and IL-12 gene transfer up-regulate Fas expression in human osteosarcoma and breast cancer cells [J]. Cancer Res, 2001, 61(10): 4066−4071.

[27] Lafleur E A, Koshkina N V, Stewart J, et al. Increased Fas expression reduces the metastatic potential of human osteosarcoma cells [J]. Clin Cancer Res, 2004, 10(23): 8114−8119.

[28] Linabery A M, Ross J A. Trends in childhood cancer incidence in the U. S (1992−2004) [J]. Cancer, 2008, 112: 416−432.

[29] Machak G N, Tkachev S I, Solovyev Y N, et al. Neoadjuvant chemotherapy and local radiotherapy for high-grade osteosarcoma of the extremities[R]//Mayo clinic proceedings. Elsevier, 2003, 78(2): 147−155.

[30] Meyers P A, Schwartz C L, Krailo M D, et al. Osteosarcoma: the addition of muramyltripeptide to chemotherapy improves overall survival — a report from the Children's Oncology Group[J]. J Clin Oncol, 2008, 26(4): 633−638.

[31] Moriceau G, Ory B, Mitrofan L, et al. Zoledronic acid potentiates mTOR inhibition and abolishes the resistance of osteosarcoma cells to RAD001 (everolimus): pivotal role of the prenylation process[J]. Cancer Res, 2010, 70(24): 10329−10339.

[32] Ottaviani G, Jaffe N. The epidemiology of osteosarcoma[M]//Pediatric and adolescent osteosarcoma. New York: Springer US, 2009: 3−13.

[33] Ozaki T, Flege S, Kevric M, et al. Osteosarcoma of the pelvis: experience of the Cooperative Osteosarcoma Study Group[J]. J Clin Oncol, 2003, 21(2): 334−341.

[34] Raymond A K, Jaffe N. Osteosarcoma multidisciplinary approach to the management from the pathologist's perspective[M]//Pediatric and Adolescent Osteosarcoma. New York: Springer US, 2009: 63−84.

[35] Schwarz R, Bruland O, Cassoni A, et al. The role of radiotherapy in oseosarcoma[M]//Pediatric and Adolescent Osteosarcoma. New York: Springer US, 2009: 147−164.

[36] Smeland S, Bruland O S, Hjorth L, et al. Results of the Scandinavian Sarcoma Group XIV protocol for classical osteosarcoma: 63 patients with a minimum follow-up of 4 years[J]. Acta Orthop, 2011, 82(2): 211−216.

[37] Sobin L H, Wittekind C. UICC-TNM classificaton of malignant tumors[M]. New York: Wiley, 2002.

[38] Stiller C A, Bielack S S, Jundt G, et al. Bone tumours in European children andadolescents, 1978−1997. Report form the Automated Childhood CancerInfromation System project[J]. Eur J Cancer, 2006, 42: 2124−2135.

[39] Stiller C A, Craft A W, Corazziari I. Survival of children with bone sarcoma inEurope since 1978: results form the EUROCARE study[J]. Eur J Cancer, 2001, 37: 760−766.

[40] Ta H T, Dass C R, Choong P F M, et al. Osteosarcoma treatment: state of the art[J]. Cancer Metastasis Rev, 2009, 28(1−2): 247−263.

[41] Wan X, Mendoza A, Khanna C, et al. Rapamycin inhibits ezrin-mediated metastatic behavior in a murine model of osteosarcoma[J]. Cancer Res, 2005;65(6): 2406−2411.

[42] Winkelmann W W. Type-B-IIIa hip rotationplasty: an alternative operation for the treatment of malignant tumors of the femur in early childhood[J]. J Bone Joint Surg Am, 2000, 82 (6): 814−828.

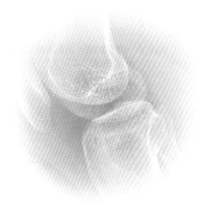

第七章

骨肉瘤外科治疗理念与
技术进展

马小军

随着辅助化疗、手术技术、分子生物学方法的发展,骨肉瘤的外科治疗理念发生了巨大的改变,从以前的截肢手术,到目前因为各种替代材料的产生,演变出各种保肢手术方式。保肢手术仍是治疗骨肉瘤原发灶的主要手段,主要适应:① Enneking分期 I A、II B期、部分化疗敏感或 III B期以下的稳定且主要血管、神经未受累的患者;② 局部软组织条件允许,可达到广泛性切除的患者;③ 无转移病灶或转移病灶可治愈的患者;④ 全身情况良好,且保肢愿望强烈的患者;⑤ 能承受高额化疗费用的患者。截肢术是骨肉瘤保肢手术的重要补充,是一种毁损性手术,可去除病痛、完整切除病灶,但因其会造成肢体的残缺,甚至会导致神经瘤、幻肢痛等,对患者的心理和身体都有严重的影响,目前临床作为无法进行保肢手术情况下的终末级手段。

[通信作者] 马小军,Email: 21827287@qq.com

第一节 骨移植术

骨肉瘤患者手术势必伴随组织重建问题。目前，重建技术主要有瘤段切除关节融合术、骨移植术、肿瘤瘤段骨灭活与再利用术、假体置换术、复合式保肢术及其他局部治疗方式（如热疗、微波、超声等姑息性的治疗方法）。

一、瘤段切除关节融合术

目前，此方法已经较少使用，瘤段切除后融合会导致患者生活质量明显下降，丧失关节活动能力。如果不存在经济或局部软组织无法覆盖等相关问题，一般不推荐此方法。

二、骨移植术

骨移植术分为自体骨移植和同种异体骨移植两种，最大的优点是可精准提供与患者骨缺损形态相匹配的骨组织，从而恢复骨的体积与连续性，提供软组织附着部位，重建关节结构。

1. 自体骨移植

自体骨移植包括带血管或不带血管的自体腓骨、锁骨移植。自体骨移植与人工关节、异体骨移植比较，具有无排异反应、愈合快、生物重建等优点。

临床上常用的自体骨移植材料为腓骨，相较于不带血管腓骨移植，带血管腓骨移植术存在手术较复杂、切口暴露时间较长、血管栓塞等问题。随着显微外科技术的发展，带血管腓骨移植术已逐渐成熟。由于带血管移植骨具有良好的血运，骨细胞保持活性，从而使传统骨移植的"爬行替代"愈合过程转化为一般骨折愈合过程，可缩短愈合时间，移植后代偿性增粗较快。带血管腓骨移植尤其适用于长度超过6 cm的骨缺损。目前，带血管腓骨移植技术有腓骨转移术和游离腓骨移植术2种。腓骨转移术适用于胫骨缺损，为保证腓骨增粗与胫骨愈合,需要固定和长时间避免负重;游离带血管腓骨移植是将移植腓骨段和血管蒂同时游离,将血管蒂与骨缺损部位的动静脉吻合。游离腓骨时,可连同小腿外侧皮肤一起切取,形成腓骨骨皮瓣,这样可同时修复骨和软组织缺损。腓骨移植的并发症主要有循环障碍、移植骨骨折、延迟愈合或不愈合、神经麻痹、供侧踝关节不稳定及外翻畸形等。应用腓骨移植术须注意:① 严格掌握手术适应证,对Enneking分期ⅡB期以上,预计肿瘤不能彻底切除者,或肿瘤体积过大、单纯2节腓骨和髂骨不能支持关节面者,不宜选择该方法;② 腓骨移植后软组织重建对关节功能的影响至关重要;③ 只有确保吻合血管的通畅,才能有效避免术后感染和骨不愈合;④ 对移植腓骨不够稳定者可加用外固定支架或内固定,术后下地时间不能早于6周,完全负重所需时间应更长。

目前,锁骨移植分为完全游离和带骨膜血管蒂移植2种。由于锁骨较细小,且移植后有一个骨改建过程,故极易发生骨折。因此,患肢需避免负重,患者不能过早进行剧烈活动,即使骨性愈合后3年内还要预防暴力冲击。相较于腓骨移植,锁骨移植在临床上的应用较少。

2. 同种异体骨移植

由于骨组织本身的抗原性较低,故同种异体骨越来越多地应用于骨缺损的重建。其主要优点有:① 同种异体骨来源较广,有理想的形状,容易匹配;② 具有生物学活性,可与受体部位发生生物结合,同时保留肌肉、韧带及关节囊附着点,为重建关节和肢体功能提供方便,故远期功能较好,这是假体置换不可比拟的;③ 深低温冷冻与干燥冷冻技术的应用,不仅可使异体骨长期保存,而且可进一步降低其抗原性,从而减轻术后免疫排斥反应。同种异体骨移植的并发症较为常见,如感染、免疫反应、异体骨不愈合、骨折、内固定断裂松动、疾病传播及肿瘤复发转移等。异体骨的愈合速度取决于爬行替代和骨诱导速度。一般术后1~2年,即异体骨爬行替代的早、中期以再血管化和骨吸收为主。此时植入骨的机械强度仅为正常骨的50%左右,而移植骨连接端往往已愈合,但此时患者多数已恢复行走,因此易发生异体骨骨折。术后2~3年异体骨可成为有代谢活性的活骨,但有研究发现植入部位仍残留部分未吸收的异体骨。术后3年左右植入骨与新骨形成的复合物接近于正常骨的机械强度,此时发生异体骨骨折的机会则相应减少。再血管化速度决定异体骨吸收速度,也决定异体骨愈合速度。有研究发现,化疗会降低再血管化率,常导致骨不愈合,却很少发生骨折,此即所谓的异体骨矛盾行为。

鉴于异体骨的愈合机制,为促进移植骨段的血管化和爬行替代,从而尽快完成其活化进程,因此设计手术时要考虑:① 坚固的内固定。Gerrand等研究证实髓内骨水泥的合理应用可明显降低骨折发生率。② 术中可通过阶梯截骨防止移植骨旋转。③ 可将肌腱韧带软组织以适当张力牢固连接到植入骨上,以保持关节稳定性。④ 必须有良好的软组织覆盖,否则可能造成皮肤坏死和植骨外露。

第二节　瘤段骨灭活与再利用术

瘤段骨重建术费用低廉、手术操作简便、无须考虑骨匹配,20世纪90年代我国应用得较为广泛,且灭活的肿瘤细胞可发挥免疫作用。国内在此方面的研究较多,大体可分为体外灭活再植术和体内原位灭活术2种。

一、体外灭活再植术

体外灭活再植术是将瘤段骨截断,在体外采用各种方法将瘤段骨内肿瘤细胞灭活后,再将其植回原处。瘤段骨体外灭活方法主要有:① 瘤段骨骨壳乙醇灭活再植,即将离体瘤段骨置于95%乙醇溶液中浸泡30 min后植回原位。② 煮沸法,即将离体瘤段骨煮沸30 min后植回原位。③ 巴氏消毒法是一种相对低温的灭活方法,它与传统的煮沸法相比,具有操作方便,局部感染率和免疫反应性低,骨再植后重塑性好的特点。④ 液氮灭活法,是目前国外使用的一种方法,即将离体瘤段骨放在液氮中浸泡20 min,取出后在室温中放置15 min,再在蒸馏水中浸泡10 min后使用。

瘤段骨体外灭活再植术患者因肿瘤侵袭造成骨质被骨肉瘤组织破坏,因此术后病理性骨折的发生率非常高,远远高于普通骨折、异体骨移植术后骨折的发生率。肿瘤灶的骨水泥填充和交锁髓内钉的应用可降低瘤段骨骨折的发生率。灭活瘤段骨植入早期几乎无血供,且周围灭活软组织坏死产生的渗出液在瘤段骨周围形成无效腔,加之患者全身免疫力低下,种种不利因素叠加使感染发生率极高,而其结果则多为灾难性的。因此,瘤段骨体外灭活再植术应注意:①良好的软组织修复重建。②术后持续负压吸引,围术期的抗生素使用尤为重要。

二、体内原位灭活术

体内原位灭活术是将瘤段骨显露后,在不截断、保持原位的情况下将瘤段骨内的肿瘤细胞灭活。目前灭活方法主要有微波法和高强度聚焦超声法。其核心技术为原位分离、原位灭活,将常用的截除加重建的保肢模式改为原位分离加灭活的保肢模式;术中将瘤段骨与周围正常组织原位分离后,均匀地在瘤段骨及肿块内插入微波天线,微波辐射后可使瘤段骨的表面温度达50 ℃以上,中心温度可高达100 ℃以上,从而确保所有肿瘤细胞均被杀灭;而周围正常组织,尤其是血管、神经则因局部隔热降温等保护性措施而免受高温损伤;术中还应使用异体骨粒复合骨水泥有效修复微波灭活后的骨组织缺损,并提供坚固的生物力学支持。

目前,该技术已广泛应用于四肢、脊柱,甚至骨盆肿瘤等。骨盆肿瘤的治疗一直是重大挑战,微波技术应用于骨盆肿瘤的保肢术有下列优点:①简化手术步骤,创伤小。②使骨盆环结构保持完整,它是良好的软组织附着部位,使髋关节功能得到最大限度的保留。③微波直接辐射及热传导的共同作用使热灭活范围超过肿瘤边界的3～5 cm,因而局部控制率高。目前,该方法治疗骨盆肿瘤的优良率较高。

第三节　假体置换术

与其他重建方法相比,假体置换术具有早期稳定性、可早期活动和早期承重、并发症少、能即刻恢复患肢功能等优点,对髋和膝关节的功能恢复尤为明显,且假体置换术后早期无须担心骨折和不愈合。目前,常用的有常规假体、组合式假体和可延长假体。

一、组合式假体

Salzes于1974年首先应用旋转铰链型组合式假体治疗恶性骨肿瘤，该假体标准化设计为由若干组件组合而成。其后为解决儿童发育中出现的肢体不等长问题，将这种组合式假体改进成能经多次手术调换更长组件的假体，每次调换可使肢体延长0.5～2 cm。组合式假体据认为是可延长假体的鼻祖。随着假体技术的进步，目前很多部位的骨缺损均可行假体置换。较为常见的组合式假体组件包括股骨头假体、股骨干假体、股骨远端带铰链膝关节假体及胫骨近端假体等。1980年，Katznelson等为获得更好的外科手术边界而采用全股骨假体。该假体的形状是一个带平台的长柄，长柄直接固定在胫骨骨髓腔内，直接顶住胫骨平台防止假体下沉，导致膝关节无法活动。

二、可延长假体

由于老式的组合式假体延长时需经多次手术，造成创伤较大，因此微创可延长假体诞生了。最早应用的微创可延长假体是由Stanmore公司于1976年制作的，现已发展到第4代，按发展历程依次为螺纹驱动式（螺纹螺钉调节）、球轴承式（在延长活塞内填入碳钨球）、C形环管式（C形空腔）及微创型。无创可延长假体是20世纪70年代末80年代初制造的新型可延长假体，其最大特点是植入假体后的肢体延长无须切开手术。假体植入后当患侧肢体的长度短于对侧0.5～1.0 cm时，即可将患肢置于预先调好的电磁场中，假体的特制部件在电磁场中会发热软化聚乙烯，使弹簧扩张，从而使假体延长。在X线引导下，假体可延长0.5～1.0 cm。Fitbone假体由德国慕尼黑大学于1989年设计完成，现已得到广泛应用及肯定。该假体是一个带微型传动髓内钉的关节假体。该微型传动髓内钉具有感应器，能感应外部高频发电机发射的微波。微型传动髓内钉一旦感应到微波就会自动延长（每天控制延长1 mm），延长后产生的强大拉力能使骨皮质产生截骨效果。目前，假体置换术的主要缺点有假体松动、下沉等。骨肉瘤患者以年轻人居多，如患者长期生存，就有多次行翻修术的可能。研究表明假体无菌性松动是导致假体置换术失败而行再次手术的主要原因。

三、保留骨骺假体

由于青少年患者的骨骺尚未闭合,如果术中切除骨骺,势必造成患者肢体生长障碍,导致肢体短缩或关节畸形,并出现严重跛行和代偿性脊柱侧凸。因此,如何解决青少年骨肉瘤患者术后肢体不等长等问题,已成为近年来骨肉瘤保肢治疗的新热点。保留骨骺的手术成为解决上述问题的一大创新点,可以保留一侧骨骺并同时保留关节功能(见图7-3-1)。骨肉瘤患者需要长期随访,以排除假体松动,并且获得良好的功能。

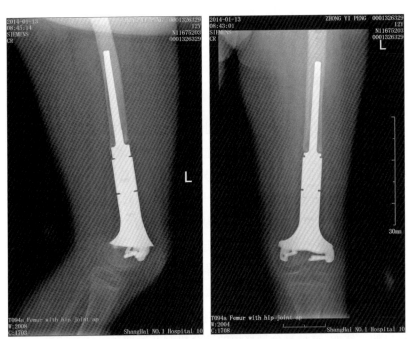

图7-3-1 保留关节及骨骺的股骨假体置换,术后侧位X线片

四、骨盆假体

在骨盆原发性恶性肿瘤的治疗中,合理广泛切除是治愈肿瘤的关键。应用

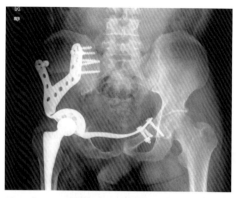

图7-3-2 应用计算机辅助半骨盆假体置换术

计算机辅助半骨盆假体置换能快速、有效地重建骨骼缺损，原发肿瘤对化疗及放疗的敏感性及肿瘤的性质是决定预后的主要因素；伤口并发症及脱位是其主要并发症；患者心理满意度较高，患肢功能可以接受，但存在长期随访中出现假体松动的问题，故需要以谨慎的态度对待半骨盆假体置换术（见图7-3-2）。

第四节　复合式保肢术

一、自体骨加异体骨复合移植术

异体膝骨关节复合带血管自体腓骨移植，将腓骨内置于异体骨关节的髓腔内，从而对膝周肿瘤切除后进行重建，避免了二次手术植骨，可获得较好的疗效。吻合血管后的自体腓骨套叠在大段同种异体骨骨髓腔内，使复合骨移植后形成全方位、多形式的愈合，即移植的自体腓骨与宿主骨愈合、异体骨与宿主骨结合端愈合、异体骨与其骨髓腔内自体腓骨愈合，从移植骨原有的骨小管和哈弗管向其周围活化，达到全方位、多形式的再血管化，促使新骨形成。自体骨加异体骨复合移植重建长段骨缺损，综合了自体骨和同种异体骨移植术的优点。吻合血管后的自体腓骨提供丰富的血供，可加速结构性异体皮质骨活化，从而促进骨愈合；可保存异体皮质骨的骨量和力学强度，满足骨重建的需要，达到保存邻近关节功能和早期负重的目的。然而，这种复合骨移植的愈合机制及远期预后还有待进一步研究。

二、假体加异体骨复合移植术

假体加异体骨复合移植术包含结构性异体骨（干骺端、骨骺、骨干）移植术和假体置换,可改善患者的远期疗效。有研究表明,行假体加异体骨复合移植术患者的假体无菌性松动发生率低于行单纯假体置换术的患者。假体加异体骨复合移植术具有以下优点:① 可保存骨量,有利于后续的翻修术;② 能提供良好的软组织附着部位,有利于肌肉功能的恢复;③ 术后能早期活动;④ 具有良好的关节功能。由于异体骨与宿主骨连接部位存在较高的骨不愈合率,因此在假体柄与宿主骨界面间采用骨水泥固定,且假体柄在宿主骨内的长度须达到13～15 cm,这样才能保证坚强的内固定(见图7-4-1)。

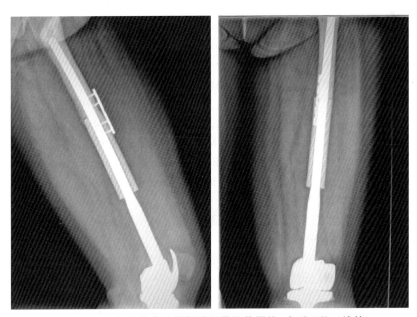

图7-4-1　保留关节及骨骺的股骨假体置换,术后正位X线片

三、展望

肿瘤的复发与骨重建方法无关,故术中切忌为更好地进行骨重建而选择不恰当的外科手术边界。骨重建失败并不等于肿瘤治疗的失败,骨重建再完美而肿瘤复发则前功尽弃。研究发现,因使用异体移植术和瘤段骨灭活再植术都存在骨愈合问题,故有许多并发症。保肢治疗的原则是确保在延长生命的基础上保留肢体、改善功能及提高生活质量,而并发症太多则违背了这一原则。假体加异体骨复合移植术是治疗四肢骨肉瘤的一个崭新方向,同时随着科技的发

展，骨肿瘤的射频消融、微波、放疗、伽马刀、超声聚焦、质子重离子及光动力等相关手段的进步，为骨肉瘤保肢提供了较为宽阔的选择方案。

-------------------------------- 参 考 文 献 --------------------------------

［1］ Anderson M E, Wu J S, Vargas S O. CORR^R Tumor board: does microwave ablation of the tumor edge allow for joint-sparing surgery in patients with osteosarcoma of the proximal tibia［J］. Clin Orthop Relat Res, 2016, 474(5): 1110-1112.

［2］ Han G, Bi W Z, Xu M, et al. Amputation versus limb-salvage surgery in patients with osteosarcoma: a meta-analysis［J］. World J Surg, 2016, 40(8): 2016-2027.

［3］ Li Y, Liao F, Xu H R, et al. Is there a reliable method to predict the limb length discrepancy after chemotherapy and limb salvage surgery in children with osteosarcoma［J］. Chin Med J (Engl), 2016, 129(16): 1912-1916.

［4］ Meazza C, Scanagatta P, Luksch R, et al. How far can we go with surgery in metastatic osteosarcoma patients［J］. Med Oncol, 2015, 32(9): 223.

［5］ Se Y B, Kim D G, Park S H, et al. Radiation-induced osteosarcoma after gamma knife surgery for vestibular schwannoma: a case report and literature review［J］. Acta Neurochir (Wien), 2017, 159 (2): 385-391.

［6］ 蔡郑东. 治疗骨与软组织肿瘤的一种新方法——光动力疗法［J］. 上海医学, 2010, 33(6): 554-557.

［7］ 董扬, 阎洪亮, 张智长, 等. 儿童股骨远端骨肉瘤保留骨骺的定制肿瘤型假体重建术［J］. 中华骨科杂志, 2015, 35(2): 121-126.

［8］ 刘宇军. 影响肢体骨肉瘤截肢和保肢手术策略的研究进展［J］. 重庆医学, 2013, 42(12): 1424-1425.

［9］ 马小军, 董扬, 张春林, 等. 评价肢体骨肉瘤外科边界的临床研究［J］. 现代肿瘤医学, 2010, 18(2): 364-368.

［10］ 孙伟, 马小军, 张帆, 等. 半骨盆置换术治疗骨盆恶性肿瘤的中远期随访［J］. 中国矫形外科杂志, 2012, 20(19): 1797-1800.

［11］ 阎洪亮, 董扬. 保留骨骺的保肢技术在治疗青少年膝关节周围骨肉瘤患者中的应用进展［J］. 中国骨与关节杂志, 2015, 4(5): 408-410.

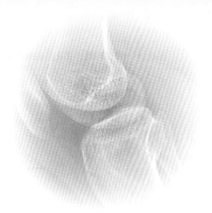

第八章

骨肉瘤的化疗及靶向治疗

孙梦熊　王棕逸

目前，用于新辅助治疗骨肉瘤的一线化疗药物有阿霉素、顺铂、氨甲蝶呤、异环磷酰胺。最近在欧洲，免疫刺激剂米伐木太也已获得在30岁以下骨肉瘤患者中应用的许可。同时，针对骨肉瘤发病机制和生物学特征进行深入研究将为骨肉瘤的治疗开辟新的道路。肿瘤靶向治疗是指在细胞分子水平上，针对已经明确的致癌位点（该位点可以是细胞内部的一个蛋白分子，也可以是一段基因片段）设计相应的治疗药物。该药物进入体内后靶向性地选择与这些致癌位点特异性结合并发生作用，导致肿瘤细胞死亡，而较少作用于正常组织细胞。靶向治疗给药系统简单，不良反应轻，有效率高，已经成为国内外肿瘤研究的热点。

[通信作者]　孙梦熊，Email：sunmengxiong@126.com
　　　　　　　王棕逸，Email：wzy19920708@gmail.com

第一节　骨肉瘤的化疗

一、骨肉瘤化疗方案的回顾

1. 单药治疗

直到20世纪60年代，对骨肉瘤的常规治疗方案仍是截肢，患者的5年生存率为10%～20%。在20世纪70年代，Jaffe等将高剂量氨甲蝶呤加甲酰四氢叶酸（leucovorin）用于骨肉瘤的治疗。Cortes则单独使用阿霉素进行全身辅助化疗。

2. 多种药物联合治疗

1970年，美国西南肿瘤学组创建了CONPADR Ⅰ-Ⅰ方案，涉及4药联合辅助化疗方案：环磷酰胺（cyclophophamide）、长春新碱（vincristine）、美法仑（米尔法兰，Melphalan）和阿霉素；1973年创建增加了氨甲蝶呤的CONPADR Ⅰ-Ⅱ协议，并于1976年的CONPADR Ⅰ-Ⅲ协议中增加了阿霉素的剂量。在对无肺转移的骨肉瘤患者术后进行辅助化疗的短期随访中发现，患者的1年无病生存率，CONPADR Ⅰ-Ⅰ方案为59%，CONPADR Ⅰ-Ⅱ方案为63%，CONPANDR Ⅰ-Ⅲ方案为66%。来自斯隆－凯特琳癌症中心（Memorial Sloan-Kettering Cancer Center, MSKCC）的Ren等开发了T系列方案，在截肢后进行辅助化疗。在对化疗反应较好的患者中使用保肢手术而不是截肢，并将术前化疗加入治疗方案（T5和T7方案）中。这些方案的理念在于：活检确定诊断之后，在术前化疗就开始贯穿整个治疗过程。随后在1982年，MSKCC将顺铂作为一个有效的化疗药物用于术后辅助化疗，开发了T10方案。1992年，Meyers等报道，在初次检查时无肺转移，并且已经切除了原发肿瘤后使用MSKCC的T10方案的21岁以下患者，5年无瘤生存率高达76%，并且设计了T12方案作为T10方案的改进版本。但在1998年Meyers等又报道了T10和T12方案的5年无瘤生存率为73%和78%，并没有显著差异。斯堪的纳维亚肉瘤组报道了97例无肺转移患者的T10方案治疗结果，预计5年总生存率和无复发生存率分别为64%

和54%。北美儿童肿瘤学组进行了CCG-782多中心试验。该研究对231例初次检查时无肺转移的患者进行T10方案化疗,8年无事件生存率为53%,在28%的受试者中出现了>95%的肿瘤坏死,在这些化疗敏感的患者中8年的术后无事件生存率和存活率分别为81%和87%。以上结果显示了化疗对骨肉瘤的重要性。更为重要的是:在这项研究中,180例患者接受了截肢手术,88例患者接受了保肢手术,而不同手术患者的不良事件和死亡的发生率并没有统计学差异。这一发现极大地促进了骨肉瘤治疗中化疗和保肢手术的标准化。

二、骨肉瘤化疗方案的进展

尽管进行了许多研究,传统未转移骨肉瘤的标准化疗方案仍在探索中,最近2项权威的多中心临床试验(EURAM骨肉瘤-1和骨肉瘤2006)有助于回答关于骨肉瘤最佳标准化疗方案的问题。目前常用的骨肉瘤化疗方案列举如下。

1. MAP方案

大剂量氨甲蝶呤、阿霉素联合顺铂的MAP方案目前是临床医师比较常用的方案。阿霉素是最早应用且效果值得肯定的化疗药物。大量证据表明:基于3种药物组合,MAP化疗方案与仅基于顺铂和阿霉素的方案相比,具有更好的疗效。骨肉瘤患者通常在计划手术之前的10周内用2个周期的MAP治疗。该方案开始需要每周1次连续2周输注高剂量氨甲蝶呤,剂量为12 g/m²(最大剂量20 g);接着每日2次使用顺铂(60 mg/m²)和阿霉素(37.5 mg/m²);然后患者休息2周以允许骨髓恢复,之后重复该循环。治疗后的非转移性骨肉瘤患者的5年无症状生存率可达60%～70%。在手术前进行2个周期的MAP方案治疗可使得肿瘤原发病灶缩小,从而使保肢成为可能。Ferrari等研究阐明,MAP方案术前化疗能使不伴转移骨肉瘤患者的保肢率超过90%。其中会发生的不良反应是阿霉素的心脏毒性及高剂量氨甲蝶呤对人体正常细胞的损伤作用,应该密切监测血药浓度及肝、肾功能的变化,提前应用四氢叶酸钙。但MAP方案产生的不良反应通常不会影响最终的治疗效果。

2. MAPIE方案

MAPIE方案是在MAP方案基础上加入高剂量异环磷酰胺和依托泊苷(I/E),EURAM骨肉瘤-1研究试图最终确定在辅助化疗中加入是否可以改善组织学不良患者的预后。术前化疗效果较好的患者进行手术后，随机接受辅助MAP与佐剂MAPIE，其中包括标准MAP辅助化疗和另外3个I/E周期［剂量为异环磷酰胺2.8 g/(m²·d)和依托泊苷100 mg/(m²·d)，分别5 d］，以及2个额外循环的低剂量异环磷酰胺［3 g/(m²·d)，3 d］，给予2个标准阿霉素的循环。不幸的是，MAP组与MAPIE组之间在无事件生存期(event free survival, EFS)方面的差异无统计学意义。

3. DIA方案

顺铂、异环磷酰胺与阿霉素，异环磷酰胺为磷酰胺类的衍生物，参与干扰DNA链的合成。DIA方案的用药是先给予顺铂120 mg/m²；随后1周给予异环磷酰胺2.0 g/m²，连续应用5 d；然后阿霉素30 mg/m²，连续应用3 d；此治疗为一个疗程，随后在第5周开始第2个疗程。应用异环磷酰胺推荐使用美司钠(Mesna)以降低出血性膀胱炎风险，当出现出血性膀胱炎时应该停止使用异环磷酰胺。对照试验发现，相比于MAP方案，DIA方案并未降低患者的无瘤生存率，且该方案的优点是化疗时间短、用药较方便、患者易接受，具有良好的治疗依从性。

4. 表柔比星方案

表柔比星(表阿霉素，epirubicin)属于蒽环类药物，心脏毒性较小。Basaran等基于MAP方案，使用表柔比星替代阿霉素(90 mg/m²)联合治疗骨肉瘤，Ⅱ期研究中，虽然化疗期间患者并未出现明显的不良反应，但在中位随访64个月中，45例患者的5年无瘤生存率仅为41.9%，总生存率为48.2%。表柔比星在此研究中的疗效难以令人接受，因此提议不应该将表柔比星用于骨肉瘤的常规化疗中。但在对阿霉素有严重不良反应的患者，可以使用表柔比星代替阿霉素，但可能需要更多病例研究做进一步比较。因此，表柔比星对于骨肉瘤临床效果及不良反应存在争议，尚未确定应用表柔比星的利弊，可能需要临床更多病例进一步说明。

5. 洛铂＋阿霉素＋异环磷酰胺方案

洛铂(lobaplatin)剂量为45 mg/m²，阿霉素剂量为60 mg/m²，异环磷酰胺剂量为12 g/m²。该方案的优点在于对肾功能不全的患者有着较好的保护作用。陈国景等报道了6例骨肉瘤患者应用此方案，结果发现2例患者部分缓解，4例患者疾病稳定。因此，有人主张将该方案应用于未接受药物治疗的骨肉瘤患者的术前新辅助化疗。

6. 多西他赛与吉西他滨联合化疗方案

多西他赛(docetaxel)为紫杉醇类抗肿瘤药,能干扰细胞微管网络功能抑制细胞分裂。吉西他滨(gemcitabine)属于二氟核苷类抗代谢药,经肝转化成有活性形式后干扰合成细胞分裂所需要的DNA,从而对细胞发挥杀伤作用。多西他赛与吉西他滨两者之间有着协同抗肿瘤效应,两者联合应用疗效可达17%~30%,同时患者耐受性良好。Leu等报道80%的骨肉瘤患者接受吉西他滨联合多西他赛作为二线治疗,患者中位总生存期为13个月,中位无进展生存期为7个月。朱皓东等通过11例病例研究发现,多西他赛与吉西他滨联合用药方案用于一期化疗失败伴有肺转移的骨肉瘤晚期患者,近期治疗效果满意,且化疗期间的不良反应患者可以耐受,治疗期间无明显肾功能异常及过敏反应。为此,有人提议将多西他赛联合吉西他滨用于伴有肺转移的骨肉瘤患者的有效备选二线方案。

7. MAP+米伐木肽

米伐木肽是一种免疫激动剂。有研究证明当加入MAP或MAP+异环磷酰胺组合时,预期存活率可提高约10%。但是目前对于米伐木肽加入常规化疗方案还缺乏多中心的研究,同时该药物价格昂贵且需要长期住院。

三、骨肉瘤耐药后的化疗

骨肉瘤化疗过程中,容易产生耐药性,成为肿瘤化疗的重要障碍。出现继发性耐药机制可能是肿瘤细胞长时间接受药物后发生适应性改变。多药耐药(multiple drug resistance,MDR)是指应用药物后肿瘤细胞为了适应该药产生自身的改变,对这种药物和具有类似机制的药产生耐药的现象。ABCB1(也称为MDR1或P糖蛋白)的过表达参与了对经典抗肿瘤药物的耐药过程,并可作为判断预后不良的指标。不过度表达ABCB1的患者被认为可以接受MAP方案。过量表达ABCB1的患者被认为发生耐药的风险较高,治疗也较为复杂,建议在MAP化疗方案中使用米伐木肽以强化术后化疗。除了ABCB1的过表达外,其他机制也参与骨肉瘤的化疗耐药。据报道,核苷酸切除修复(nucleotide excision repair,NER)系统的切除修复交叉互补基因1(*ERCC*1)过度表达的患者，对顺铂的反应更低。增强DNA修复，特别是通过NER途径，已经被鉴定为负责顺铂抗性，在大约30%的骨肉瘤中报告了 *ERCC1* 的过表达，并且发现复发率较高、无事件生存率较低。过量表达 *ABCB1* 和 *ERCC1* 的肿瘤患者可能会受益于基于氨甲蝶呤、异环磷酰胺和依托泊苷的治疗方案，而不是阿霉素和顺铂等药物的治疗方案。

第二节　骨肉瘤的分子靶向治疗

一、受体酪氨酸激酶抑制剂

受体酪氨酸激酶（receptor tyrosine kinase，RTK）是位于细胞表面的跨膜受体，与特异性配体结合后胞内域构象变化，激活下游信号通路。在骨肉瘤中过度表达的RTK有血管内皮细胞生长因子受体（VEGFR）、胰岛素样生长因子受体（IGFR）、血小板衍生生长因子受体（PDGFR）和表皮生长因子受体（EGFR）等，因此开发新型的抗肿瘤药物特异性地靶向抑制RTK，阻断其下游的信号通路，可以起抑制肿瘤细胞生长的作用，为骨肉瘤的治疗提供新的希望。

1. 血管内皮细胞生长因子受体

血管内皮细胞生长因子（VEGF）又称为血管通透性因子，是最重要的血管生成因子家族，它对血管内皮细胞具有高度特异性，具有促进血管通透性、促进内皮细胞增殖等重要的生物学功能。目前已经发现VEGF受体家族有5种，其中3种属于受体酪氨酸激酶超家族，分别命名为VEGFR-1、VEGFR-2和VEGFR-3。这些受体由3部分组成，包括胞外的7个免疫球蛋白结构域、跨膜区和胞内的酪氨酸激酶活性区。VEGF与骨肉瘤发生、发展及预后等密切相关，特别是VEGF-3可以作为骨肉瘤患者肺转移和总体生存率的预后标志。近年来，以VEGR为靶点的新的抗骨肿瘤药物和治疗方法已陆续被开发。

VEGFR抑制剂的研究十分活跃，已有多种疗效确切的药物进入临床使用或者临床前研究阶段。贝伐珠单抗（bevacizumab）通过与VEGR结合抑制新血管的形成和生长，从而遏制肿瘤生长并预防其扩散。在实验室研究中发现，贝伐珠单抗可以有效抑制骨肉瘤细胞生长,而且和临床化疗药物联用具有协同作用,但是Ⅰ期临床试验发现在儿童复发的骨肉瘤患者中没有明显疗效。此外,其他3种小分子酪氨酸激酶抑制剂可以选择性抑制VEGFR家族,它们分别是舒尼替尼(sunitinib)、索拉非尼(sorafenib)和西地尼布(cediranib)。舒尼替尼和索拉非尼是多靶点抑制剂,可以抑制VEGFR-1/2/3、PDGFRβ、干细胞因子受体(c-Kit)和肽肝激酶3(FLT3)等多种受体。临床前研究发现,索拉非尼可以有效减少骨肉瘤生长和抑制骨肉瘤肺转移。针对复发和不可切除骨肉瘤患者非随机的Ⅱ期临床试验结果证实,单用索拉非尼仅使46%的患者无进展生存期达到4个月,总体生存期达到7个月,14%的患者客观有效和29%的患者病情稳定。

2. 胰岛素样生长因子受体

胰岛素样生长因子(IGF)系统包括IGF-1、IGF-2和IGF-3以及这3个配体相应的IGF-1R、IGF-2R和IGF-3R。IGF系统在肿瘤细胞恶性表型中有明显的增殖表达,其中IGF-1R的活性表达及临床意义最强。当IGF-1R与相应的配体结合后,空间构象发生改变,可以发挥调控下游信号系统的作用,促进细胞有丝分裂、抗凋亡及调控肿瘤细胞侵袭。IGF-R在多种骨肉瘤细胞系中过表达,激活IGF-1R可以促进骨肉瘤细胞生长、转移和休眠。同时,临床标本验证发现IGF-1和IGF-1R表达与骨肉瘤患者的预后和生存率负相关。

作为第一个被克隆出来的酪氨酸蛋白激酶,IGF-1R已成为众多制药公司竞相开发的新药靶标。西妥木单抗(cixutumumab)是一种人源性IgG1单克隆抗体。临床Ⅱ期试验表明,西妥木单抗可能有助于肉瘤治疗,其耐受性好,常见不良反应仅为有限的胃肠道反应、疲劳和高血糖等。西妥木单抗针对复发性、难治性肉瘤患者的单药效果有限;联合应用mTOR抑制剂坦罗莫司(temsirolimus)临床前试验效果显著,但是Ⅱ期临床试验发现在儿童、成年人以及复发性、难治性肉瘤患者中的治疗效果不能令人满意。罗妥木单抗(robatumumab)也是一种靶向抑制IGF-1R的人源性抗体,研究表明它在体外的效果较差,但在动物模型中通过抑制细胞增殖和血管生成可以减少肿瘤复发。临床Ⅱ期试验中罗妥木单抗耐受性良好,中期审查结果显示骨肉瘤切除后复发的31例患者中3例达到完全缓解或部分缓解,对于不能手术切除的患者均未达到缓解。目前仍需进一步验证罗妥木单抗的用药安全性和治疗效果。此外，与顺铂或环磷酰胺联合应用时比罗妥木单抗单剂治疗时疗效显著增加。两种IGF-1和IGF-2的中和性抗体类抑制剂也被发现，分别是MEDI-573和BI836845，两者均可以与IGF-1、IGF-2结合并抑制下游信号转导。在人源性异种移植骨肉瘤模型中，BI836845可以加强雷帕霉素作用。目前该类抑制剂仍处于Ⅰ期临床试验。此外，靶向抑制IGF-1R的小分子酪氨酸激酶抑制剂也正在研究中。BMS754807是一种ATP可逆性、竞争性抑制剂，靶向作用于IGF-1R。BMS754807对儿童骨肉瘤和异种移植模型发挥作用，与其他治疗方法联合使用可以加强疗效。

3. 血小板衍生生长因子受体

血小板衍生生长因子（PDGF）是一种重要的促有丝分裂因子，分为5种亚型（PDGF-AA、BB、AB、CC和DD）。其中PDGF-AA在许多骨肉瘤细胞中过表达，调节骨肉瘤细胞的增殖和转移，与骨肉瘤患者病情进展和预后相关。PDGF受体（PDGFR）分为PDGFRα和PDGFRβ两个亚型，并在70%～80%的骨肉瘤患者中过表达，肿瘤患者的血小板通过磷酸化激活PDGFR/Akt信号轴促进骨肉瘤细胞增生。

PDGF/PDGFR抑制剂从作用机制上可分为两类，一类是ATP竞争性抑制剂，靶向于PDGFR激酶的ATP结合位点，阻断磷酸化过程；另一类是PDGF拮抗剂，这类抑制剂结构上与PDGF亚型相似，抑制PDGF与PDGFR的结合。甲磺酸伊马替尼（imatinib mesylate）是一种酪氨酸激酶抑制剂，能对抗包括Bcr/Abl、c-Kit、cFMS和PDGFR等在内的酪氨酸激酶蛋白，最初用于慢性髓系白血病的治疗。体外试验发现，伊马替尼对多种骨肉瘤细胞系不良反应较大；临床Ⅱ期试验证实，伊马替尼低中浓度对儿童和青少年骨肉瘤患者的治疗收效甚微。因此，伊马替尼不适合单独用于骨肉瘤的治疗。只有当肿瘤细胞生存依赖PDGF信号或者是与其他能增加对伊马替尼敏感的物质联用，比如通过血清剥夺或者与阿霉素联用诱导细胞氧化应激时伊马替尼对骨肉瘤使用才是有效的。另一些多靶点受体酪氨酸（RTK）抑制剂也可以阻止PDGF/PDGFR信号通路，例如舒尼替尼。舒尼替尼能够诱导骨肉瘤细胞系周期阻滞，抑制细胞增殖，促进细胞凋亡，减少肿瘤细胞的肺转移。在儿童实体瘤的Ⅰ期临床试验中，4例骨肉瘤患者治疗后反应良好，病情稳定（包括其中1例经舒尼替尼治疗的患者）。

4. 表皮生长因子受体

表皮生长因子受体（EGFR）家族是第一个被发现的酪氨酸激酶家族成员，分别由 EGFR（HER1）、ErbB2（HER2）、ErbB3（HER3）和 ErbB4（HER4）4 个成员组成，它们在胚胎发育、组织更新与修复、癌症发生和发展中发挥重要的作用。目前，ErbB 家族成员在骨肉瘤中表达和作为预后指标存在争议。有研究发现，忽略组织学亚型、患者年龄、肿瘤部位不同等因素，在30%～90%的骨肉瘤细胞中检测到 EGFR 的表达。但是也有研究证实，EGFR 过表达的患者在确诊后仍存活 12 年之久（全部存活），这与新型的辅助化疗方法和诱导肿瘤凋亡等措施无关，这表明骨肉瘤中 ErbB1 的表达量与临床预后之间呈正相关。也有个别研究并没有发现任何有关 EGFR 表达与骨肉瘤临床预后之间的相关性。最初研究发现 HER2 会增加肿瘤的肺转移风险且患者生存率较差，后来也有大量研究有类似的结果显示 ErbB2 为预后不良的指标。

EGFR 受体抑制剂主要分为人单克隆抗体（mAbs）和小分子酪氨酸激酶抑制剂（TKI），前者特异性针对 EGFR 或 HER2 胞外结构域起作用，后者则与 ATP 竞争性结合受体的酪氨酸激酶域。西妥昔单抗（cetuximab）可以与 EGFR 高亲和力结合，从而阻断配体诱导的 EGFR 磷酸化。西妥昔单抗通过介导抗体依赖的细胞毒作用降低 EGFR 的表达，加快骨肉瘤细胞的溶解死亡。曲妥珠单抗（trastuzumab）是一种抗 HER2 的单克隆抗体，能有效治疗 HER2 过表达或肿瘤扩增的患者。针对转移性骨肉瘤患者的临床 II 期试验发现，在用曲妥珠单抗治疗的 HER2 阳性组和采用细胞毒性化疗的 HER2 阴性组之间，无事件生存率和总体生存率无统计学差异。吉非替尼（gefitinib）、厄洛替尼（erlotinib）、拉帕替尼（lapatinib）和卡奈替尼（canertinib）等小分子酪氨酸激酶抑制剂也都可以抑制 ERBB 家族，阻断下游信号通路的表达。目前没有针对骨肉瘤患者的临床研究，在儿童实体瘤中也均未显示出显著疗效。

二、细胞内受体抑制剂

1. 哺乳动物雷帕霉素靶蛋白

哺乳动物雷帕霉素靶蛋白（mTOR）是一种丝氨酸/苏氨酸蛋白激酶，是 RTK/PI3K/Akt 信号通路的下游信号分子。该信号通路参与肿瘤的多个病理进程，与骨肉瘤的转移和预后等密切相关。mTOR至少有2种复合体mTORC1和mTORC2，功能不尽相同。mTORC1下游关键分子是4E-BP1和S6K1，是合成蛋白的关键分子，主要影响细胞周期的进程。mTORC2通过活化Akt，提供Akt和mTOR之间的正反馈循环，进一步维持细胞生存和促进细胞增殖。mTOR与骨肉瘤患者的预后呈负相关，可以作为骨肉瘤治疗的靶点。

第一代mTOR抑制剂是雷帕霉素及其类似物依维莫司（everolimus）、坦罗莫司和利罗莫司（ridaforolimus）。单纯用雷帕霉素处理骨肉瘤细胞可以显著抑制细胞存活率，增强顺铂作用，阻止细胞增殖，减少细胞迁移和侵袭；联用长春新碱和环磷酰胺可以增强其抗肿瘤活性。但是临床上并没有发现雷帕霉素和环磷酰胺联用具有明显的效果。在2例儿童复发性实体瘤的临床试验中发现，1例骨肉瘤患者应用依维莫司后病情稳定。坦罗莫司与伊立替康（irinotecan）、替莫唑胺（temozolomide）联合治疗的临床Ⅰ期试验中，在儿童与复发、难治性实体肿瘤（包括骨肉瘤）患者中显示较好的抗肿瘤疗效，无明显不良安全事件发生。利罗莫司的临床Ⅱ期试验中，28.8%的骨肉瘤受试者取得临床效果，中位总生存时间为40周，Ⅲ期临床试验正在进行中。第二代mTOR抑制剂主要是AZD8055、CC-115和NVP-BEZ235。AZD8055可以双重调节mTORC1和mTORC2的活性，有效抑制骨肉瘤细胞活性。CC-115和NVP-BEZ235仍处于临床试验当中。

2. 核因子κB受体激活蛋白

核因子κB受体激活蛋白（receptor activator of nuclear factor-κB，RANK）通过结合核因子κB受体激活蛋白配体（RANKL）介导成骨细胞的成熟和功能。骨保护因子（osteoprotegerin，OPG）是RANKL的非功能性受体，可以阻止RANKL和RANK结合。RANK/RANKL/OPG系统在破骨细胞的活化、发育、成熟过程中起关键作用，广泛地参与骨肉瘤的发生、转移、凋亡。在骨肉瘤细胞中抑制RANK表达可以降低细胞侵袭和移动，但是对细胞增殖没有效果。RANKL在骨肉瘤组织标本中高表达，与骨肉瘤患者的预后正相关，而且动物体内实验证实诱导OPG表达可以阻止肿瘤性的骨质溶解和抑制肿瘤生长。这些都说明RANK、RANKL和OPG可以作为骨肉瘤治疗的靶点。

地舒单抗（denosumab）又称AMG162，是一种人源性的IGg2单克隆抗体，能特异性地与人的RANKL结合抑制骨质溶解。目前地舒单抗已被批准用于实体瘤骨转移患者预防骨骼相关事件和骨巨细胞瘤的治疗。关于地舒单抗在骨肉瘤中的临床应用还不多见。2015年首次报道在1名37岁不可切除的RANK/RANKL阳性的骨母细胞瘤样骨肉瘤患者中联用索拉非尼和地舒单抗，患者获得了超过18个月的完全缓解。但是地舒单抗在RANK/RANKL阳性骨肉瘤患者中的应用还需要大量的临床试验进行探究。RANK-Fc是人源性IGg1重链的Fc段与RANK富含4个半胱氨酸的区域融合形成的结合蛋白，小鼠实验证实RANK-Fc不仅能够抑制骨肉瘤模型中破骨细胞增生、骨质吸收，还能够减少骨肉瘤肺转移的可能。RANK-Fc能够减少转移癌溶骨型病变和骨肿瘤的负担，这一结论已在乳腺癌、肺癌骨转移以及骨髓瘤中得到证实。

3. 类固醇受体辅助活化因子

类固醇受体辅助活化因子（steroid receptor co-activator，Src）是非受体酪氨酸激酶之一，异常激活的Scr与人类许多疾病的发生相关。Src在多种骨肉瘤细胞系中过表达，抑制Src磷酸化可以促进骨肉瘤细胞凋亡、减少细胞侵袭和转移，但是动物体内实验没有证明相似结果，说明Src不是骨肉瘤肺转移的主要通路。达沙替尼（dasatinib）是Src家族的激酶抑制剂，是一种Src/ABL双重抑制剂，能够与双孢蘑菇凝集素（*Agavicus bisporus lectin*，ABL）激酶结构域的活性和非活性构象结合，从而抑制ABL激酶，应用于慢性粒细胞白血病和费城染色体阳性的急性淋巴白血病均有效。一项关于达沙替尼的药代动力学和药物相互作用的临床试验发现，它对骨肉瘤患者没有全部和部分反应，但是可以保持骨肉瘤患者病情稳定。塞卡替尼（saracatinib）也是一种Src/ABL双重抑制剂，当前关于塞卡替尼对于复发肺转移骨肉瘤患者的Ⅱ期临床试验正在进行中。

三、免疫调节剂

1. 干扰素

干扰素（interferon，IFN）是一组具有多种功能的多肽分子组成，具有抗病毒、抗增生和免疫调节功能，在宿主抗病毒和抗肿瘤免疫防御中发挥核心作用。IFN由3个成员IFNα、IFNβ和IFNγ组成。IFNα可以有效地抑制骨肉瘤的人源肿瘤组织异体移植（PDX）生长。一项针对非转移骨肉瘤患者的临床试验研究发现，IFNα治疗可以提高骨肉瘤患者5年的无病生存率达到63%，高度恶性的骨肉瘤患者中10年无病生存率也达到了43%。最近的研究也发现，IFNα对化疗敏感的骨肉瘤患者有很好的维持治疗的作用，但是没有延长患者的无瘤生存期。

2. 粒细胞-巨噬细胞刺激因子

粒细胞-巨噬细胞集落刺激因子（granulocyte-macrophage colony-stimulating factor，GM-CSF）是一种作用广泛的造血细胞因子，可以增强巨噬细胞的吞噬活性、细胞内杀伤作用、氧化活性、趋化作用和ADCC的细胞毒性作用，从而达到对肿瘤细胞杀伤作用。目前已经证明GM-CSF对黑色素瘤和尤因肉瘤效果较好。针对复发和肺转移的骨肉瘤患者的Ⅱ期临床试验显示GM-CSF可以作为抑制肿瘤生长安全、有效的治疗选择，但是没有发现GM-CSF的免疫刺激作用可以提高骨肉瘤患者的预后。

3. 胞壁酰二肽及其衍生物

胞壁酰二肽（muramyl dipeptide，MDP）是从分枝杆菌细胞壁中分离得到的具有活性的最小结构片段，分子量很小，具有很强的佐剂活性，能够增强体液免疫和细胞免疫。米伐木肽是人工合成的MDP衍生物，其脂质体包裹结构可以靶向投递到单核细胞和巨噬细胞，增强它们的吞噬作用和促使这些细胞分泌IL-6、TNF-α等具有杀伤肿瘤的细胞因子。一项针对犬的自发性骨肉瘤研究发现，手术截肢后使用米伐木肽可显著提高犬的无病生存期到222 d（安慰剂组为77 d）。临床Ⅲ期前瞻性随机对照试验发现，米伐木肽可以使新诊断骨肉瘤患者的6年总体生存率达到70%～80%，肺转移骨肉瘤患者5年生存率达到40%～53%。同时，也有许多临床试验发现米伐木肽可以提高传统化疗药的效果。

4. 其他

（1）程序性死亡蛋白-1（programmed death-1，PD-1）：在凋亡的T细胞杂交瘤中得到的，由于其和细胞凋亡相关而被命名为程序性死亡蛋白-1，为CD28超家族成员。PD-1主要在激活的T细胞和B细胞中表达，是激活型T细胞的一种表面受体，PD-1有两个配体分别是PD-L1和PD-L2。PD-1在多种肿瘤细胞中过表达，与肿瘤的预后呈负相关。最近的一篇报道发现，PD-1在骨肉瘤细胞中高表达，在骨肉瘤的小鼠模型中抑制PD-1/PD-L1信号通路可以明显提高肿瘤浸润淋巴细胞的功能，减少肿瘤负荷和增加生存率。基于这些临床前证据支持，靶向PD-1/PD-L1的抗体或PD-1抑制剂可能是骨肉瘤的一个潜在治疗策略。

（2）法尼基转移酶（farnesyl transferase，FT）：在Ras蛋白C端CAAX四肽结构中的Cys残基上加上一个类异戊二烯基团法尼基，Ras才能结合于细胞膜并发挥其转导信号的作用。大多数肿瘤组织中常有*Ras*基因的突变，但是骨肉瘤中尚未发现*Ras*基因的突变，因此骨肉瘤患者有可能从FT抑制剂中获益。替吡法尼（tipifarnib）是一种小分子FT抑制剂，通过与FT酶竞争性地结合CAAX阻断法尼基化发挥作用。临床试验发现，替吡法尼的治疗效果在多种肿瘤包括急性髓系白血病、乳腺癌、头颈部鳞癌、骨髓增生异常综合征和骨髓增殖性疾病中得到验证。研究表明在骨肉瘤细胞系中单用替吡法尼能增加Ras活性，激活下游ERK和P38MAPK信号通路，使细胞周期阻滞，从增生转向凋亡。目前替吡法尼没有在骨肉瘤患者中的临床试验。

（3）miRNA：由18～25个核苷酸组成的非编码、高度保守的RNA，在肿瘤发生和发展中至关重要。*miR*-205可通过直接作用于TGF-α抑制骨肉瘤的增殖、侵袭和迁移；*miR*-133*b*可作用于Bcl-2、MCL-1、IGF1R和Met，抑制细胞的增殖、侵袭和迁移，诱导骨肉瘤细胞凋亡；*miR*-218下调TIAM1和MMP2/9抑制骨肉瘤细胞侵袭；*miR*-195上调靶向作用FASN降低骨肉瘤细胞的浸润和迁移。此外，*miR*-95p、*miR*-138、*miR*-214通过调控TFs、κ-基因结合核因子（κB核因子，NF-κB）和Rb1诱导骨肉瘤细胞的增殖；同时，与TFs、SP1和Myc互相作用也导致了骨肉瘤细胞系的高增殖。对miRNA的进一步研究可以帮助我们进一步了解骨肉瘤的发病机制，有助于选择有效的分子治疗靶点。

5. 总结展望

为打破骨肉瘤患者5年生存率不满意的瓶颈，靶向治疗将会是极具挑战和前景的选择。尽管目前骨肿瘤治疗指南中只推荐骨肉瘤复发患者二线用药使用索拉非尼，但一系列分子和动物水平的实验以及临床试验均证明了靶向治疗药物单用或与传统化疗药物联用的有效性。目前分子靶向治疗依然存在一些不足，比如靶点基因突变后药物的效果降低，靶向药物的不良反应，多种靶点共存时如何合理选择靶向药物，靶点检测的简便化等，这些因素都限制了靶向药物的临床转化使用。因此有关分子靶向治疗要做的还有很多，进一步从分子角度寻找新的可行治疗靶点、选择合适的载体和探究合适剂量，才能尽快将实验结果转化为临床用药，安全有效地提升骨肉瘤的治愈率。

-------------------------- 参 考 文 献 --------------------------

[1] Akiyama T, Choong P F, Dass C R. RANK-Fc inhibits malignancy via inhibiting ERK activation and evoking caspase-3-mediated anoikis in human osteosarcoma cells [J]. Clin Exp Metastasis, 2010, 27(4): 207-215.

[2] Anderson P M, Meyers P, Kleinerman E, et al. Mifamurtide in metastatic and recurrent osteosarcoma: a patient access study with pharmacokinetic, pharmacodynamic, and safety assessments [J]. Pediatr Blood Cancer, 2014, 61(2): 238-244.

[3] Ando K, Heymann M F, Stresing V, et al. Current therapeutic strategies and novel approaches in osteosarcoma [J]. Cancers(Basel), 2013, 5(2): 591-616.

[4] Berner K, Johannesen T B, Bruland O S. Clinical epidemiology of low-grade and dedifferentiated osteosarcoma in Norway during 1975 and 2009 [J]. Sarcoma, 2015, 2015: 917679.

[5] Bielack S S, Smeland S, Whelan J S, et al. Methotrexate, doxorubicin, and cisplatin (MAP) plus maintenance pegylated interferon alfa-2b versus MAP alone in patients with resectable high-grade osteosarcoma and good histologic response to preoperative MAP: first results of the EURAMOS-1 good response randomized controlled trial [J]. J Clin Oncol, 2015, 33(20): 2279-2287.

[6] Demetri G D, Chawla S P, Ray-Coquard I, et al. Results of an international randomized phase Ⅲ trial of the mammalian target of rapamycin inhibitor ridaforolimus versus placebo to control metastatic sarcomas in patients after benefit from prior chemotherapy [J]. J Clin Oncol, 2013, 31(19): 2485-2492.

[7] Dubois S G, Shusterman S, Ingle A M, et al. Phase I and pharmacokinetic study of sunitinib in pediatric patients with refractory solid tumors: a children's oncology group study [J]. Clin Cancer Res, 2011, 17(15): 5113-5122.

[8] Fouladi M, Laningham F, Wu J, et al. Phase I study of everolimus in pediatric patients with refractory solid tumors [J]. J Clin Oncol, 2007, 25(30): 4806-4812.

[9] Friedbichler K, Hofmann M H, Kroez M, et al. Pharmacodynamic and antineoplastic activity of BI 836845, a fully human IGF ligand-neutralizing antibody, and mechanistic rationale for combination with rapamycin [J]. Mol Cancer Ther, 2014, 13(2): 399-409.

[10] Fujisaka Y, Onozawa Y, Kurata T, et al. First report of the safety, tolerability, and pharmacokinetics of the Src kinase inhibitor saracatinib (AZD0530) in Japanese patients with advanced solid tumours [J]. Invest New Drugs, 2013, 31(1): 108-114.

[11] Gobin B, Battaglia S, Lanel R, et al. NVP-BEZ235, a dual PI3K/mTOR inhibitor,

inhibits osteosarcoma cell proliferation and tumor development in vivo with an improved survival rate［J］. Cancer Lett, 2014, 344(2): 291-298.

[12] Goel H L, Mercurio A M. VEGF targets the tumour cell［J］. Nat Rev Cancer, 2013, 13(12): 871-882.

[13] Grignani G, Palmerini E, Ferraresi V, et al. Sorafenib and everolimus for patients with unresectable high-grade osteosarcoma progressing after standard treatment: a non-randomised phase 2 clinical trial［J］. Lancet Oncol, 2015, 16(1): 98-107.

[14] Guan H, Zhou Z, Wang H, et al. A small interfering RNA targeting vascular endothelial growth factor inhibits Ewing's sarcoma growth in a xenograft mouse model［J］. Clin Cancer Res, 2005, 11(7): 2662-2669.

[15] Hingorani P, Zhang W, Gorlick R, et al. Inhibition of Src phosphorylation alters metastatic potential of osteosarcoma in vitro but not in vivo［J］. Clin Cancer Res, 2009, 15(10): 3416-3422.

[16] Houghton P J, Morton C L, Kolb E A, et al. Initial testing (stage 1) of the mTOR inhibitor rapamycin by the pediatric preclinical testing program［J］. Pediatr Blood Cancer, 2008, 50(4): 799-805.

[17] Hu C, Deng Z, Zhang Y, et al. The prognostic significance of Src and p-Src expression in patients with osteosarcoma［J］. Med Sci Monit , 2015, 21: 638-645.

[18] Isakoff M S, Bielack S S, Meltzer P, et al. Osteosarcoma: current treatment and a collaborative pathway to success［J］. J Clin Oncol, 2015, 33(27): 3029-3035.

[19] Jin J, Cai L, Liu Z M, et al. miRNA-218 inhibits osteosarcoma cell migration and invasion by down-regulating of TIAM1, MMP2 and MMP9［J］. Asian Pac J Cancer Prev, 2013, 14(6): 3681-3684.

[20] Johnson F M, Agrawal S, Burris H, et al. Phase 1 pharmacokinetic and drug-interaction study of dasatinib in patients with advanced solid tumors［J］. Cancer 2010, 116(6): 1582-1591.

[21] Keir S T, Maris J M, Lock R, et al. Initial testing (stage 1) of the multi-targeted kinase inhibitor sorafenib by the pediatric preclinical testing program［J］. Pediatr Blood Cancer, 2010, 55(6): 1126-1133.

[22] Kolb E A, Gorlick R, Lock R, et al. Initial testing (stage 1) of the IGF-1 receptor inhibitor BMS-754807 by the pediatric preclinical testing program［J］. Pediat Blood Cancer, 2011, 56(4): 595-603.

[23] Kumar R M, Arlt M J, Kuzmanov A, et al. Sunitinib malate (SU-11248) reduces tumour burden and lung metastasis in an intratibial human xenograft osteosarcoma mouse model［J］. Am J Cancer Res, 2015, 5(7): 2156-2168.

[24] Lamoureux F, Richard P, Wittrant Y, et al. Therapeutic relevance of osteoprotegerin

gene therapy in osteosarcoma: blockade of the vicious cycle between tumor cell proliferation and bone resorption［J］. Cancer Res, 2007, 67(15): 7308−7318.

［25］Lemmon M A, Schlessinger J. Cell signaling by receptor tyrosine kinases［J］. Cell 2010, 141(7): 1117−1134.

［26］Lugowska I, Wozniak W, Klepacka T, et al. A prognostic evaluation of vascular endothelial growth factor in children and young adults with osteosarcoma［J］. Pediatr Blood Cancer, 2011, 57(1): 63−68.

［27］Lussier D M, O'Neill L, Nieves L M, et al. Enhanced T-cell immunity to osteosarcoma through antibody blockade of PD-1/PD-L1 interactions［J］. J Immunother, 2015, 38(3): 96−106.

［28］Meyers P A, Schwartz C L, Krailo M D, et al. Osteosarcoma: the addition of muramyl tripeptide to chemotherapy improves overall survival — a report from the Children's Oncology Group［J］. J Clin Oncol, 2008, 26(4): 633−638.

［29］Perry J A, Kiezun A, Tonzi P, et al. Complementary genomic approaches highlight the PI3K/mTOR pathway as a common vulnerability in osteosarcoma［J］. Proc Natl Acad Sci U S A, 2014, 111(51): E5564−5573.

［30］Pollack S M, Loggers E T, Rodler ET, et al. Immune-based therapies for sarcoma. Sarcoma, 2011, 2011: 438940.

［31］Rajgor D, Mellad J A, Soong D, et al. Mammalian microtubule P-body dynamics are mediated by nesprin-1［J］. J Cell Biol, 2014, 205(4): 457−475.

［32］Scharf V F, Farese J P, Coomer A R, et al. Effect of bevacizumab on angiogenesis and growth of canine osteosarcoma cells xenografted in athymic mice［J］. Am J Vet Res, 2013, 74(5): 771−778.

［33］Stopeck A T, Lipton A, Body J J, et al. Denosumab compared with zoledronic acid for the treatment of bone metastases in patients with advanced breast cancer: a randomized, double-blind study［J］. J Clinical Oncol, 2010, 28(35): 5132−5139.

［34］Takagi S, Takemoto A, Takami M, et al. Platelets promote osteosarcoma cell growth through activation of the platelet-derived growth factor receptor-Akt signaling axis ［J］. Cancer Sci, 2014, 105(8): 983−988.

［35］Takahashi H, Kato M, Kikuchi A, et al. Delayed short-term administration of granulocyte colony-stimulating factor is a good mobilization strategy for harvesting autologous peripheral blood stem cells in pediatric patients with solid tumors［J］. Pediatr transplant, 2013, 17(7): 688−693.

［36］Tian Q, Jia J, Ling S, et al. A causal role for circulating miR-34b in osteosarcoma［J］. Eur J Surg Oncol, 2014, 40(1): 67−72.

［37］Wang Y, Huang J W, Li M, et al. MicroRNA-138 modulates DNA damage response by repressing histone H2AX expression［J］. Mol Cancer Res, 2011, 9(8): 1100−1111.

［38］ Weigel B, Malempati S, Reid J M, et al. Phase 2 trial of cixutumumab in children, adolescents, and young adults with refractory solid tumors: a report from the Children's Oncology Group［J］. Pediatr Blood Cancer, 2014, 61(3): 452−456.

［39］ Yu X W, Wu T Y, Yi X, et al. Prognostic significance of VEGF expression in osteosarcoma: a meta-analysis［J］. Tumour Biol, 2014, 35(1): 155−160.

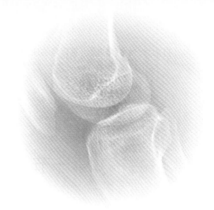

第九章

骨肉瘤肺转移的
诊疗策略

骨肉瘤常在早期发生远处转移,肺部是骨肉瘤最常见的转移部位,肿瘤明确诊断时有80%以上患者已经存在血行的微小转移。肺部转移可发生在病程的各个阶段,影像学检查是早期及时发现和诊断肺部转移的有效方法。肿瘤转移是由多种化学成分、蛋白和细胞因子构成并相互作用的复杂过程,其中有些成分对于整个转移过程具有显著的加速或控制的关键作用。由于机制复杂,骨肉瘤肺部转移病例的治疗较困难,转归较差。以往骨肉瘤肺转移多以非手术方法治疗,由于骨肉瘤的高侵袭特性,当时患者肺转移后3年生存率仅为5%。随着外科技术、新辅助化疗的发展,对骨肉瘤转移生物学机制的进一步认识,利用外科方法切除肺部转移灶联合综合治疗已被广泛接受,术后5年生存率已大幅提高。

[通信作者] 沈嘉康,Email: shen.jiakang@shgh.cn

第一节　骨肉瘤肺转移机制

一、骨肉瘤的转移过程

肿瘤转移是多步骤、多因素的复杂过程，也是一个多阶梯瀑布的过程。该过程包括以下步骤。

（1）原发肿瘤增殖和扩展：增殖导致肿瘤内部压力增加；接触抑制丧失；增殖是肿瘤细胞转移的基础。

（2）肿瘤血管的形成：当肿瘤直径≥2 mm时，必须有新生血管形成以维持其生长；宿主毛细血管网进入肿瘤组织是血管生成刺激因子和抑制因子共同调控的结果。

（3）肿瘤细胞脱落并进入基质：肿瘤细胞分离倾向与细胞膜结构的变化和黏附力下降有密切关系；恶性肿瘤细胞E-钙黏素表达降低；肿瘤细胞表面负电荷高、与钙离子结合能力差以及桥粒发育不全也与之有关；癌细胞可以产生多种水解细胞外基质的酶类；定向迁移在癌细胞侵袭过程中起重要作用；细胞运动参与许多正常生命活动，肿瘤细胞具有类似白细胞的运动方式。

（4）进入脉管系统：肿瘤血管为侵入基质的游离肿瘤细胞进入循环系统提供条件；肿瘤组织的血管与正常血管差异显著。

（5）癌栓形成：侵袭进入循环的癌细胞大部分死亡；转移能力高的细胞在循环中相互聚集形成小的癌栓，抵抗易损因素。

（6）肿瘤细胞锚定黏附：肿瘤细胞血小板簇与靶器官内皮细胞的黏附并锚定在内皮细胞表面。微小脉管对癌栓的截获也是锚定黏附的方式。影响黏附的因素：碳氢类配子与选择素；透明质酸裂解酶受体CD44v与整联蛋白。

（7）逸出循环系统：肿瘤细胞诱导脉管基底膜的降解和穿透，肿瘤细胞穿透脉管后再细胞外基质中移行。

（8）转移后结局：侵入靶器官的肿瘤细胞形成转移瘤并进行性生长才真正

完成转移；转移灶的再转移；转移后休眠。

二、骨肉瘤转移的器官倾向性

转移的发生并不是随机的，而是具有明显的器官倾向性。目前解释这种归巢现象的可能机制有3种。① 选择性生长：即肿瘤细胞从血液循环或者淋巴循环向组织内的渗透是广泛存在的，但只在具有适合的生长因子和细胞外基质的环境中生存。② 肿瘤细胞只选择性地在归巢器官的内皮表面附着生长。③ 肿瘤细胞只向产生特异性水溶性吸附因子的器官趋化。不过这些机制目前仅在实验动物的转移中或多或少被观察到，因此现有实验证据尚无法完全解释肿瘤细胞的偏好性转移。

第二节　骨肉瘤转移的影响因素

肿瘤转移的过程是一个较多化学成分、蛋白和细胞因子参与并相互作用的复杂过程，其中有些成分对于整个转移过程具有显著加速或控制的关键作用。

一、基质金属蛋白酶-9

基质金属蛋白酶（matrix metalloproteinase，MMP）是锌依赖肽链内切酶的一个家族，是一种胶原酶，主要作用是降解Ⅳ型胶原，而Ⅳ型胶原是形成细胞外基质和基膜的主要成分。MMP参与许多生理和病理变化过程，如形态形成、伤口愈合、组织修复和重塑。MMP还通过促进细胞生长、迁移、侵袭、转移和血管形成使肿瘤进展。MMP-9是MMP家族中的重要成员，它在多种不同肿瘤中过表达。有相关研究证实，MMP的水平与骨肉瘤、口腔癌、胃癌、结肠癌、乳腺癌、小细胞肺癌、胃癌的预后差有关。研究发现，MMP-9表达水平高的病例5年长期生存率通常较低，提示MMP-9可能是价值较高的提前预测骨肉瘤治疗预后的生物标志物。

二、基质γ-羧基谷氨酸蛋白

基质γ-羧基谷氨酸蛋白（matrix gamma-carboxyglutamic acid protein，MGP）是一类非胶原基质蛋白，之前有研究证实MGP可抑制动脉钙化。研究发现，MGP异常表达能使小鼠或人的骨肉瘤细胞肺转移发生率明显上升。这个效应与谷氨酸生理环境下的羧化过程无关。MGP水平极大地影响了内皮黏附、跨内皮迁移和肿瘤细胞的迁移能力，并抑制了MMP的活性以及TGF-β引导Smad2/3磷酸化的作用。研究发现，骨肉瘤肺转移患者的血清MGP水平非常高，也许可以成为预测骨肉瘤恶性预后的标志物。

三、肌动蛋白细胞骨架连接蛋白

Ezrin是ERM（ezrin、radixin、moesin）蛋白家族成员，磷酸化后能提供纤维性肌动蛋白和细胞膜之间的物理连接，因此也参与各种细胞的基本功能，如决定细胞形状、维持细胞极性和表面结构、细胞黏附、细胞运动、细胞质运动、细胞吞噬和信号通路在细胞膜转运中的整合功能。同时，ERM也与骨肉瘤和横纹肌肉瘤这两种间叶来源的实质性肿瘤细胞的侵袭和转移密切相关。Ezrin在ERM家族中的作用具有一定的争议，有些研究显示在小鼠或人类肿瘤模型中抑制ezrin蛋白会导致转移减弱，提示ezrin可能在肿瘤的转移过程中具有更多、更特殊的功能。

激活ERM蛋白需要C端发生磷酸化的苏氨酸参与。ERM的C端通常连接FERM域的N端而处于非活性状态。C端发生磷酸化的苏氨酸和多磷酸肌醇可以介导活化ERM的反应。一些蛋白激酶可以使ERM蛋白的分子C端发生磷酸化，如蛋白激酶Cα（PKCα）、PKCθ、Rho激酶/ROCK、G蛋白偶合收体激酶2和肌强直性营养不良激酶相关Cdc42结合激酶。

四、微小RNA

微小RNA（miRNA）属于内源性非编码表达的小段RNA，常包含22个核苷酸。众所周知miRNA在转录后水平可以与靶mRNA的3′端非翻译序列通过不完全碱基配对来调节蛋白编码基因的表达。据估计,miRNA能调控大约30%的基因表达。越来越多的研究显示,miRNA失控会导致多种人类疾病,包括肿瘤。在不同种类的肿瘤病例中都发现了miRNA的表达错误,而且这些错误也提示治疗效果较差。有研究发现,即使许多细胞作用在肿瘤进展时发生失控,miRNA依然能在其中起调控作用,提示miRNA在肿瘤治疗中可被当作靶点。最直接纠正miRNA异常表达的分子是RNA寡核苷酸。利用反miRNA寡核苷酸阻断肿瘤性miRNA或将miRNA替换为带有肿瘤抑制活性的miRNA类似物。有大量活体研究证明,针对miRNA的靶向治疗可明显延缓各种肿瘤的生长,增加肿瘤细胞凋亡。

Mitsuhiko等研究发现,*miR-143*是对人骨肉瘤转移细胞具有抑制作用的miRNA,并且和胶原一同注射入小鼠模型时对肺部转移也有明显的抑制作用。这也是第一项发现注射miRNA/胶原复合物具有防止骨肉瘤肺转移潜能的研究。同时,他们还发现了*MMP*13和一些其他可替代*miR-143*的靶基因,并建立了一个系统能够筛选miRNA对应的靶mRNA,可用于进一步分析miRNA在肿瘤形成和进展过程中的具体功能。

五、易洛魁族同源基因1

易洛魁族同源基因1(iroquois homeobox 1, *IRX*1)是易洛魁同源基因家族转录因子的成员,在胚胎发育过程中扮演重要的角色。*IRX*1被证明是头颈部鳞状细胞癌和胃癌中潜在的肿瘤抑制基因。由于*IRX*1参与肢体发育,且造成脊柱后凸,提示*IRX*1突变可能造成骨骼形成异常。目前,已在骨肉瘤细胞系里检测到*IRX*1的染色体位置(5p15.33)。由此,*IRX*1对骨肉瘤的病因学作用和促发转移的作用机制成为研究的热点。Lu等研究了2个同源的人原发骨肉瘤细胞系的转移潜能及基因变异和表达的差异。通过甲基化DNA免疫沉淀作用和微指针表达测试来筛查转移相关基因,最终确定*IRX*1。在2组人骨肉瘤细胞系里都能检测到*IRX*1的过表达,使自身的启动子甲基化。另外,调整骨肉瘤细胞系中*IRX*1能极大地改变细胞的转移活性,包括迁移、侵袭和体外抵抗离巢凋亡的能力。*IRX*1的这些转移前效应都是通过上调CXCL14/NF-κB信号通路来介导的。在骨肉瘤患者血清中的循环肿瘤细胞DNA中检测到甲基化*IRX*1，无转移生存率随之下降。研究结果显示*IRX*1是转移前基因，甲基化的*IRX*1可能是肺转移的潜在的分子标志物，同样提示我们利用外部手段将*IRX*1去活性可以控制骨肉瘤的肺转移。

第三节　骨肉瘤肺转移的临床特点

肺部转移可发生在病程的各个阶段。肿瘤细胞早期经血运转运至肺部进行侵袭转移。病灶多位于胸膜下和肺部外周1/3，单发或多发性病变。由于较少侵犯支气管，所以患者首发症状以胸痛、气胸、血气胸等胸膜受侵症状为主；后期的症状类似于原发性肺癌。影像学检查是早期及时发现和诊断肺部转移的有效方法。

一、X线摄片

X线摄片检查简单、花费较少，是最常用的筛查方法之一。一般手术后每个月复查1次胸片。此方法的缺点是敏感性较低，病灶在直径2 cm以上才可在胸片上显示。早期转移灶的检出率有限。

二、CT扫描

CT扫描被认为是发现肺转移最有效的检查方法，一般术后每3个月检查1次。CT扫描比X线摄片解析度、精度更高，能发现直径≥5 mm的病灶；缺点是检查对象接受的电离辐射更强。有文献报道，82%～92%的肺转移结节位于肺外带或胸膜下，50%的结节直径＜5 mm。CT扫描并不能显示所有的转移结节，且结果的特异性有限。CT扫描往往把肺部结节状实变病灶定义为转移瘤，而难以区分毛玻璃样变、炎性渗出等良性病变。虽然能发现肺部结节，但通常不能明确结节的性质，如鉴别诊断肺炎、肉芽肿、炎性假瘤、肺不张等病变。骨肉瘤肺部转移在CT影像上有时可见特殊表现，如骨化钙化、空洞形成或气胸、肺不张、阻塞性肺炎等。有时能通过血清碱性磷酸酶等辅助检查指标间接推断结节的性质，如多发散在病灶也提示恶性可能。如果不能确认结节性质，可在4～6周后再行CT检查，如发现病灶进展则提示为转移灶。

三、其他的辅助检查

磁共振成像（MRI）在确定肺转移瘤方面与CT敏感度相同，对转移灶本身的检查不优于CT；但对于侵犯胸壁或胸腔内邻近器官脏器的病灶，MRI扫描能为计划手术方案提供较有价值的参考。

血清碱性磷酸酶是广泛分布于人体肝脏、骨骼、肠道、肾脏等器官的一组同工酶，主要用于骨骼或肝胆系统恶性肿瘤的鉴别诊断。血清碱性磷酸酶异常升高间接提示骨肉瘤处于活动期或发生肺转移。

发射型计算机断层成像（emission computerized tomography, ECT）在肺转移瘤诊断方面远不如X线片和CT检查，且成本高、放射性辐射强，不作为常规诊断手段。ECT特异性较高，假阳性率较低，可作为CT的补充检查。

第四节　骨肉瘤肺转移的外科治疗

以往骨肉瘤肺转移多以非手术方法治疗，由于骨肉瘤的高侵袭特性，患者肺转移后3年生存率仅为5%。随着外科技术、新辅助化疗及对骨肉瘤转移生物学机制的进一步认识，现在使用外科方法切除肺部转移灶已被广泛接受，术后5年生存率已大幅提高。

一、适应证

上海交通大学附属第一人民医院骨科对骨肉瘤肺转移的手术病例选择标

准：① 原发肿瘤已得到治疗控制，不再进一步发展；② 不存在无法控制的肺外转移；③ 影像学资料提示转移病灶可被完全切除；④ 不存在比手术更有效的治疗方法；⑤ 患者经检查评估可耐受手术。

二、手术准备

术前应完善各项准备包括常规血生化、胸部CT、肺功能、心电图、原发病灶和腹部CT、头颅MRI、ECT等检查项目。

三、手术方式

骨肉瘤肺转移患者原则上主张进行有限的肺楔形切除术和肺段切除术。术中保证切缘阴性，最大限度保留健康肺组织，确保患者术后的生活质量，同时为再次手术保留余地。直径1 cm以下的肺转移病灶在胸部CT上可能被遗漏，因此术中仔细观察和触诊非常重要。肺外周及脏层胸膜转移病灶术中探查及切除最好在肺膨胀时进行，避免探查遗漏和切除过多肺组织。术中可触及肺表面的颗粒感，直径1 mm以上的肺表面转移病灶都可明确。肺深部转移病灶的探查应在单肺通气下进行，需与肺血管及肺内淋巴结加以区分。

转移瘤的位置靠近肺门或肺门有较多淋巴结转移时可行肺叶切除，甚至行全肺切除等扩大切除。在谨慎选择的病例中，肺叶切除、全肺切除，甚至其他扩大的转移瘤切除术的安全性也是很高的，且可以获得较长的存活期。在双侧肺转移不能一期正中开胸切除时，需选择病变较少的一侧先行探查。如果转移灶较少的一侧肺在术中发现更多的肺内转移灶而无法切除时，另一侧就没有必要再继续手术。

肺转移复发的患者可再次接受手术治疗以延长生存期，提高生活质量。但再次手术前需要重新按照转移瘤切除原则进行评估，并慎重选择切除方式。

随着手术技术和设备的快速发展，有条件、有经验的中心可在胸腔镜下进行转移瘤切除术，优点是创伤小、术后快速康复、住院时间短、术中能精确界定切除边界，止血较严密。

第五节 骨肉瘤肺转移患者的预后影响因素

一、转移瘤切除术

研究表明,肺转移发生的时段及针对肺转移病灶的治疗是影响骨肉瘤患者预后的因素。一旦发现肺部转移,如果患者身体状况允许,应及时采取手术治疗。文献报道,外科手术切除联合全身化疗组和伽马刀联合全身化疗组患者的中位生存时间均长于单纯全身化疗组,肺转移灶的治疗方法是影响患者预后的独立因素。

二、转移灶数量

国内多项研究显示骨肉瘤肺转移灶数目对预后有重要影响,多数资料提示转移灶 < 5 个的患者生存时间可明显延长。Ward 等发现,肺转移灶 1～2 个的患者($n = 42$),中位生存期为 30 个月;肺转移灶 3 个的患者($n = 45$),中位生存期为 15 个月,预后明显差于前者,提示肺转移灶 < 3 个的患者预后较好。因此,临床推荐对患者观察 3～6 个月,若此期间 CT 检查提示未发现新病灶,但原有病灶增大时也应采取积极的外科手术干预。

三、无瘤间隔时间

无瘤间隔时间即从原发肿瘤治疗到发现转移瘤的时间。研究显示无瘤间隔时间与预后有关,但这种相关性还不是一个确定的影响因素,需要进一步探讨其作为选择外科手术的指征是否适宜。

四、肿瘤倍增时间

肿瘤倍增时间被认为是预测肺转移瘤强有力的指标。与肿瘤倍增时间

20 d左右的患者比较,肿瘤倍增时间超过40 d的患者中位生存期明显延长。由于多个转移病灶不会在同一时间生长,常选用生长最快的结节来计算肿瘤倍增时间。利用肿瘤倍增时间作为预后因素,通常需要在外科手术前观察一段时间,在多发转移瘤的患者行外科手术前观察新病灶的出现时,可利用肿瘤倍增时间来判断预后。

-------------------------------- 参 考 文 献 --------------------------------

[1] Hughes D P M. How the NOTCH pathway congributes to the ability of osteosarcoma cells to metastasize[J]. Cancer Treat Res, 2009, 152: 479−496.

[2] Krishnan K, Khanna C, Lee J Helman L J. The molecular biology of pulmonary metastasis[J]. Thorac Surg Clin, 2006, 16(2): 115−124.

[3] Maximov V V, Rami I Aqeilan R I. Genetic factors conferring metastasis in osteosarcoma[J]. Future Oncol, 2016, 12(13): 1623−1644.

[4] O'Farrill J S, Gordon N. Autophagy in osteosarcoma[J]. Adv Exp Med Biol., 2014, 804: 147−160.

[5] Zhang Y J , Zhang L, Zhang G F, et al. Osteosarcoma metastasis: prospective role of ezrin[J]. Tumour Biol, 2014, 35(6): 5055−5059.

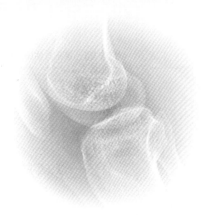

第十章

放疗在骨肉瘤中的应用

李 宁 金 晶

手术和化疗是目前骨肉瘤获得局部控制、提高生存的主要手段,R0切除和联合化疗已成为标准治疗。骨肉瘤是一种对放疗不敏感的肿瘤,既往研究和共识认为放疗无法对局部原发肿瘤或复发病灶达到根治效果。有多项研究探讨了放疗在骨肉瘤治疗中的价值,认为放疗加入化疗和手术可以获得较好的局部控制率;质子重离子治疗为提高放疗剂量提供了技术可能性。本章主要介绍放疗在骨肉瘤术前和术后治疗中的应用、放疗剂量对骨肉瘤的影响以及放疗在骨肉瘤治疗中的原则。

[通信作者] 金 晶,Email:jinjing@csco.org.cn

第一节 放疗在骨肉瘤术前和术后治疗中的应用

一、未获得根治性切除后放疗的应用

骨肉瘤R0切除联合化疗的局部控制率已经达到90%～98%。然而，未获得根治性切除或无法手术病例的预后较差。未获得根治性切除或无法手术的骨肉瘤患者，应选择放疗。骨肉瘤协作研究组（Cooperative Osteosarcoma Study Group, COSS）的报道中分析了1 702例骨肉瘤，结果发现新辅助化疗反应差和非R0切除是影响总生存率的不良因素。多项研究同样发现切缘不充分导致局部复发率高，其中盆腔部位为70%，脊柱为68%，颅骨为50%。此类患者可能从放疗中获益。然而，即使是非R0切除联合放疗的预后也优于单纯放疗。DeLaney等发表了美国麻省总医院的治疗经验。41例接受非R0切除或无法手术的骨肉瘤患者中，颅骨17例，四肢8例，脊柱8例，盆腔7例，躯干1例。放疗中位剂量为66 Gy（10～80 Gy）。肢体、头颈部或颅底肿瘤放疗在术后进行；脊柱、盆腔、肢体复发肿瘤或躯干病变则先给予术前放疗（20 Gy），术后继续放疗。中位随访期55.6个月（3～190个月）。5年局部控制率：全组为（68±8.3）%，肿瘤切除者为（78.4±8.6）%，次全切除组为（77.8±13.9）%，只作活检未能切除组为（40±21.9）%。5年生存率：全组为（65.5±8）%，肿瘤切除组为（74.45±9.1）%，次全切除组为（74.1±16.1）%，未能切除组为（25±21.65）%。晚期并发症发生率为24%。次全手术切除组预后优于未手术组。因此，骨肉瘤的放疗应尽量结合手术切除。Schwarz等报道了COSS中的100例接受放疗患者的长期预后。全组5年局部控制率和总生存率分别为30%和36%；放疗联合手术组的局部控制率优于单纯放疗组（48% *vs* 22%）；初治肿瘤的局部控制率高于复发组（40% *vs* 17%）。

二、放疗加新辅助化疗对无法手术患者的效果

无法手术的骨肉瘤患者采用单纯放疗效果较差，治疗策略可以考虑结合化疗。Dincbas等研究探讨了放疗加入新辅助化疗再接受手术患者的长期预后结果。该研究共入组46例患者，接受35 Gy/10次放疗后再接受化疗和保留肢体的手术。结果发现，5年局部控制率和总生存率分别为97.5%和48.4%。该研究中局部控制率令人满意，提示放化疗结合治疗模式的有效性。Machak等报道了187例骨肉瘤接受新辅助化疗的病例。该研究中，有31例患者由于拒绝手术接受了中位剂量60 Gy的放疗。在这些患者中，对化疗敏感病例的5年局部控制率达到100%，但是不敏感者治疗均失败。

第二节　放疗剂量对骨肉瘤的影响

有学者认为，放疗剂量对骨肉瘤患者的疗效有重要的影响（见表10-2-1）。Ciernik的研究中发现剂量与局部控制率呈正相关（见图10-2-1）。Gaitan-Tanguas的研究证实了剂量与局部控制率的关系：放疗剂量≤30 Gy无病变控制，放疗剂量>90 Gy无局部复发。上述研究结果为放疗新技术加量获取更好疗效奠定了基础。传统放疗技术难以给予病变区以及亚临床病变足够高的剂量。因此，质子重离子放疗逐渐成为研究和临床应用的热点。

表10-2-1　根治性放疗剂量与局部控制率的关系

作　者	发表年份	病例数	剂量/Gy	5年局部控制率/%
Ozaki	2003	22	61	6
Delaney	2005	86	66	40
Machak	2003	9	60	56
Kamada	2008	58	70.4	76
Ciernik	2011	55	68.4	72

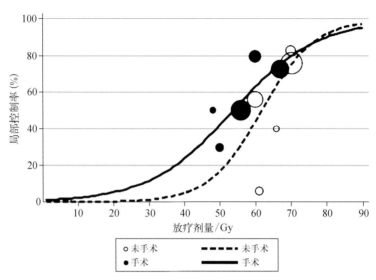

图 10-2-1　放疗剂量与局部控制率的关系

一、质子重离子放疗的特点

与传统放疗技术相比,质子重离子放疗具有以下优势。

（1）提高肿瘤照射水平：治疗用的射线束可以根据患者病变情况进行精细改造,以达到最佳剂量分布,符合治疗需求。

（2）提高局部控制率：质子和重离子治疗可使肿瘤接受最大照射剂量,而正常细胞基本上不会受到伤害,降低了由于肿瘤局部剂量不足导致治疗失败的可能。

（3）减少并发症：普通放射线在杀死癌细胞的同时会损伤癌细胞周围的正常组织,引发严重的并发症。质子和重离子治疗由于其特殊的物理特性能够显著减少治疗后的并发症,还能降低患者继发第二原发肿瘤的风险。

（4）加强放化疗的治疗效果：与传统治疗方法联合使用,质子治疗还可以提高患者的生存期。在目前样本量最大的55例质子治疗骨肉瘤的研究中,入组为不可手术切除、不完整切除或切缘阳性的骨肉瘤病例。放疗中位剂量达到68.4 Gy。该研究结果发现,3年和5年局部控制率分别为82%和72%。5年无病生存率和总生存率分别达到65%和67%。日本发表的重离子治疗不可手术躯干骨肉瘤的回顾性研究中,分析了1996—2009年78例躯干骨肉瘤,其中盆腔、脊柱椎旁和其他部位病例分别为61、15和2例,全组随访14个月以上,中位放疗剂量为70.4 Gy,5年局部控制率和总生存率分别为62%和33%。其他脊柱肢体骨肉瘤的治疗报道也令人鼓舞。质子重离子治疗骨肉瘤具有剂量学优势,为提高放疗剂量提供了技术的可能性。

二、放疗在骨肉瘤治疗中的原则

骨肉瘤放疗的适应证如下:内科疾病不可手术的骨肉瘤;不可或难以手术切除部位(如骶骨/骨盆/脊柱等)的骨肉瘤;切缘阳性的骨肉瘤。治疗策略:应尽量手术切除大体肿瘤,化疗应与放疗结合,晚期可应用放疗缓解症状。放疗范围:① 未手术者应包括原发灶和亚临床病灶区域。肿瘤靶区(gross target volume, GTV)为影像学(CT和MRI)所见原发病灶;临床靶区(clinical target volume, CTV)为GTV外放2~3 cm范围。② 术后应包括瘤床、切缘阳性区域以及手术瘢痕。疗效方法:① 近切缘但切缘阴性,总剂量56~60 Gy,每次2 Gy;② 切缘阳性,总剂量60~68 Gy,每次2 Gy;③ 未手术,总剂量≥68 Gy,每次2 Gy。放疗剂量须根据放疗部位以及周围正常器官限量进行调整(见表10-2-1、图10-2-1)。

-------------------------- **参 考 文 献** --------------------------

[1] Bacci G, Ferrari S, Bertoni F, et al. Long-term outcome for patients with nonmetastatic osteosarcoma of the extremity treated at the istituto ortopedico rizzoli according to the istituto ortopedico rizzoli/osteosarcoma-2 protocol: an updated report[J]. J Clin Oncol, 2000, 18(24): 4016-4027.

[2] Bielack S S, Kempf-Bielack B, Delling G, et al. Prognostic factors in high-grade osteosarcoma of the extremities or trunk: an analysis of 1, 702 patients treated on neoadjuvant cooperative osteosarcoma study group protocols[J]. J Clin Oncol, 2002, 20(12): 776-790.

[3] Ciernik I F, Niemierko A, Harmon D C, et al. Proton-based radiotherapy for unresectable or incompletely resected osteosarcoma[J]. Cancer, 2011, 117(19): 4522-4530.

[4] DeLaney T F, Park L, Goldberg S I, Hug E B, et al. Radiotherapy for local control of

osteosarcoma［J］. Int J Radiat Oncol Biol Phys, 2005, 61(2): 492-498.

［5］ Gaitan-Yanguas M. A study of the response of osteogenic sarcoma and adjacent normal tissues to radiation［J］. Int J Radiat Oncol, Biol Phys, 1981, 7(5): 593-595.

［6］ Kassir R R, Rassekh C H, Kinsella J B, et al. Osteosarcoma of the head and neck: meta-analysis of nonrandomized studies［J］. Laryngoscope, 1997, 107(1): 56-61.

［7］ Machak G N, Tkachev S I, Solovyev Y N, et al. Neoadjuvant chemotherapy and local radiotherapy for high-grade osteosarcoma of the extremities［J］. Mayo Clin Proc, 2003, 78(2): 147-155.

［8］ Ozaki T, Flege S, Kevric M, et al. Osteosarcoma of the pelvis: experience of the Cooperative Osteosarcoma Study Group［J］. J Clin Oncol, 2003, 21(2): 334-341.

［9］ Ozaki T, Flege S, Liljenqvist U, et al. Osteosarcoma of the spine: experience of the Cooperative Osteosarcoma Study Group［J］. Cancer, 2002, 94(4): 1069-1077.

［10］ Picci P, Sangiorgi L, Bahamonde L, et al. Risk factors for local recurrences after limb-salvage surgery for high-grade osteosarcoma of the extremities［J］. Ann Oncol, 1997, 8(9): 899-903.

［11］ Singapore Cancer Network (SCAN) Sarcoma Workgroup. Singapore Cancer Network (SCAN) Guidelines for the Initial Evaluation, diagnosis, and management of extremity soft tissue sarcoma and osteosarcoma［J］. Ann Acad Med Singapore, 2015, 44(10): 474-483.

［12］ Zhang W, Tanaka M, Sugimoto Y , et al. Carbon-ion radiotherapy of spinal osteosarcoma with long-term follow［J］. Eur Spine J, 2016, 25(Suppl 1): S113-S117.

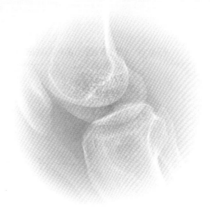

第十一章

骨肉瘤的影像学
检查与诊断

王　悍　昝鹏飞

　　影像学检查是发现和诊断骨肉瘤的重要途径和方法。其中，X线片是最基本的实用且简便的影像学检查方法；CT检查在判断骨质病变细节、肿瘤骨质形成或基质钙化等方面占有优势；MRI检查能清楚地显示软组织肿块的范围，在病变的性质判断方面也有一定的优势；超声检查可判断肿瘤内部结构及血流状况，并可执行实时引导、监视下的多方位穿刺活检；核医学骨显像可显示肿瘤细胞代谢程度，是评价肿瘤侵犯范围、有无转移及复发较为敏感的方法。诸多的影像学检查方法各有优缺点，综合运用有助于骨肉瘤的早期诊断、术前评价及术后随访。

[通信作者]　　王　悍，Email：wang.han@shgh.cn

第一节 骨肉瘤的影像学检查

一、X线片检查

骨关节具有良好的组织密度对比，非常适合X线片检查。在临床工作中，骨肉瘤的影像学检查仍以X线片为首选，其能整体地观察病变的部位、大小，骨质破坏的形态、边缘，肿瘤骨及基质钙化以及骨膜反应等情况。典型的骨肉瘤影像学基本征象均源自X线片上的表现，如骨质破坏的分型、日光放射征、骨膜增生Codman三角等。根据X线片特点及临床表现，骨肉瘤基本上可以得到确诊；往往CT或MRI检查偶然发现肿块怀疑骨肉瘤时，仍需要拍摄X线片，可见X线片对骨肉瘤的诊断非常重要。对有疼痛等症状的儿童和青少年行X线片检查可及时发现骨肉瘤。

二、CT检查

现代CT容积数据采集，像素可达到各向同性，一次扫描多平面重建图像能满足诊断的需要。与X线片比较，其优势在于能显示细小的骨质破坏、骨膜反应及钙化等，为诊断提供更多的信息；软组织肿块内部及周围结构的显示更清楚；多种图像重建技术（容积重建、多平面重建、最大密度投影等）综合运用，全方位、立体、动态三维显示并可测量；CT灌注成像可以较准确地评价肿瘤的血流动力学参数，借以评价肿瘤的恶性程度和预后，为手术提供血管等方面的信息。能谱CT检查有望成为鉴别肿瘤内部组织成分及定量的手段。

三、MRI检查

在所有影像学检查方法中，MRI是软组织分辨力最高的。此外，其多参数成像的特点为诊断和鉴别诊断提供了更多的信息。目前已成为骨肿瘤诊断的主要手段之一。利用MRI技术可观察到骨肿瘤内软组织的细微变化和邻近的微小病灶,对肿瘤边界及周围结构关系的显示更加明确。此外,增强技术、波谱及弥散加权成像技术等可评价肿瘤的血流、细胞代谢及水分子弥散等功能参数,为肿瘤的诊断、疗效评估及术后随访提供了无创的检测手段。其缺点是对肿瘤骨质破坏、肿瘤骨及基质情况敏感性不如X线片和CT检查。

四、超声检查

超声波较难穿透正常人的骨组织,但在在骨质破坏的病理状态下可以清楚地显示肿块的内部情况(如出血、囊变及坏死等);彩色多普勒血流显像和能量多普勒可清楚地显示肿瘤内部丰富的新生血管和异常血流分布,对肿瘤良恶性鉴别具有较高的价值。此外,化疗前后肿瘤血管及血流变化可以无创地应用于疗效的检测与评估。超声检查操作简便、对人体安全无害、可反复及实时地定位,在超声引导下的穿刺活检正在成为介入影像学中颇具潜力和活力的方向之一。总之,超声检查对骨肿瘤的诊断价值正在不断被发现和拓展。

五、骨显像检查

骨显像检查可较X线片提前(3～6个月)发现骨转移灶,全身骨显像被作为恶性肿瘤骨转移的首选筛检方法,对肿瘤的分期、治疗决策意义重大。当然,放射性浓聚并不是肿瘤的特异性表现,骨显像异常表现时,正确的判断需要结合临床资料及其他影像学检查做出综合判断。骨肉瘤核医学检查的意义在于及早检出病灶、显示肿瘤实际范围(包括多中心病灶)、检出远隔部位的转移灶及术后复发等。

第二节　骨肉瘤的影像学分析与诊断

一、根据组织起源(分化)对骨肿瘤进行分类

根据组织起源(分化)对骨肿瘤进行分类,如表11-2-1所示。

表11-2-1 根据组织起源（分化）对骨肿瘤进行分类

组 织 起 源	良 性	恶 性
骨来源骨肿瘤	内生骨疣 骨样骨瘤 骨瘤 骨母细胞瘤（成骨细胞瘤）	骨肉瘤
软骨来源骨肿瘤	软骨母细胞瘤 软骨黏液样纤维瘤 内生软骨瘤 皮质旁软骨瘤 骨软骨瘤	软骨肉瘤
骨髓来源骨肿瘤	脂肪瘤	脂肪肉瘤 淋巴瘤 骨髓瘤/浆细胞瘤
纤维来源骨肿瘤	结缔组织增生性纤维瘤	纤维肉瘤
组织细胞来源骨肿瘤	朗格汉斯细胞组织细胞增生症	恶性纤维组织细胞瘤
脊索来源骨肿瘤	脊索瘤（组织学上良性）	脊索瘤
血管来源骨肿瘤	血管球瘤 血管瘤 淋巴管瘤	血管内皮瘤 血管外皮细胞瘤 血管肉瘤
未知起源骨肿瘤	巨细胞瘤	恶性巨细胞瘤 恶性纤维组织细胞瘤 Ewing肉瘤 釉质瘤（造釉细胞瘤）

二、发病率和有关构成比

原发性骨肿瘤的发病率约为1.33%，其中良性占25%，恶性占75%，恶性占比为良性的3倍。良性骨肿瘤（共25%）按构成比排序为骨软骨瘤占8.5%，巨细胞瘤占5%，内生软骨瘤占3%，软骨瘤占3%，骨样骨瘤占2.8%，纤维黄色瘤占1.2%，单纯骨囊肿占1%，骨母细胞瘤占0.8%，纤维结构不良占0.6%，朗格汉斯细胞组织增生症占0.6%，软骨黏液样纤维瘤占0.5%，其他占1%，恶性骨肿瘤（共75%）按构成比排序为：骨髓瘤占31%，骨肉瘤占15%，软骨肉瘤占8%，淋巴瘤占5%，Ewing肉瘤占5%，脊髓瘤占3%，纤维肉瘤占2%，恶性纤维组织细胞瘤及血管肉瘤各占0.6%，其他约占2%。临床上，骨转移瘤是原发性骨肿瘤的35倍。

三、原发骨肿瘤诊断的重要因素与影像学基本征象

原发性骨肿瘤诊断时，需要考虑的重要因素有年龄和性别、病灶累及部位、病灶边缘、肿瘤基质及骨膜反应等。

从好发年龄、好发部位来看，原发骨肿瘤的发生并非是完全随机的，而是遵循了正常骨骼解剖发育及规律。骨肉瘤的发病高峰年龄在20岁，20岁之前上升，20岁之后迅速下降。少数其他原发骨肿瘤，如巨细胞瘤发病高峰年龄在30岁，淋巴瘤为30~60岁，软骨肉瘤和骨髓瘤为50~70岁。因此，发病年龄在诊断和鉴别诊断中是除影像学表现之外的重要考量因素。

病变部位是另一个骨肿瘤诊断需要考虑的重要因素。① 纵向上病变部位分为骨骺、干骺端、骨干。位于骨骺的肿瘤：软骨母细胞瘤、破骨细胞瘤（成人达骨端，儿童由于骺板阻挡位于干骺端）、关节内的骨软骨瘤等；位于干骺端的肿瘤：儿童破骨细胞瘤、内生软骨瘤/软骨肉瘤、骨肉瘤、骨软骨瘤、动脉瘤样骨囊肿/软骨黏液样纤维瘤、单纯骨囊肿/骨母细胞瘤、纤维黄色瘤/非骨化性纤维瘤/纤维性骨皮质缺损、恶性纤维组织细胞瘤/纤维肉瘤、骨样骨瘤及纤维结构不良等；位于骨干的肿瘤：骨纤维结构不良/釉质瘤、圆形细胞肿瘤（骨髓瘤、淋巴瘤、Ewing肉瘤）等。② 横向上病变部位分为中心性、偏中心性、骨皮质等。位于中心性的肿瘤：主要有内生软骨瘤/软骨肉瘤、单纯骨囊肿/骨母细胞瘤、恶性纤维组织细胞瘤/纤维肉瘤、纤维结构不良等；偏中心性，软骨母细胞瘤、破骨细胞瘤、骨肉瘤、圆形细胞肿瘤等；位于骨皮质的肿瘤：如骨软骨瘤、动脉瘤样骨囊肿/软骨黏液样纤维瘤、纤维黄色瘤/非骨化性纤维瘤/纤维性骨皮质缺损、骨样骨瘤及骨纤维结构不良/釉质瘤等。此外，皮质旁及软组织、骨膜及关节也是部位名词。

四、多发病灶的鉴别诊断

多见于恶性肿瘤，如转移瘤、多发骨髓瘤、血管内皮瘤及骨肉瘤等；良性骨肿瘤，如朗格汉斯细胞组织细胞增生症、内生软骨瘤病、纤维结构不良、遗传性多发外生骨疣、骨髓炎、佩吉特病（Paget病）、神经纤维瘤病1型及血管瘤样病变等也可同时累及多个骨骼。原发性骨肿瘤影像学特点可反映病理学进程及其生物学活性，一般是从骨质破坏的形态与边缘、肿瘤基质、骨膜及周围软组织等基本征象去分析。

1. 骨质破坏

骨质破坏是骨肿瘤的影像学基本征象，重点是骨质破坏的样式与边缘、病灶的移行带（病灶的边缘与正常骨质之间的区域）。按骨质破坏的样式与边缘分为3型。1型：地图状骨质破坏，其中1A为边缘清楚有硬化，1B为边缘清楚无硬化，1C为边缘不清楚；2型：虫蚀样骨质破坏；3型：弥漫渗透性骨质破坏。分型及表现如表11-2-2所示。此外，还需要注意边界的不可见与边界的变化：骨质破坏无明确边界时（X线平片检查时骨质破坏边界不可见）多为弥漫病变，此时MRI检查有其优势，如淋巴瘤；而治疗随访中骨质破坏的边界变化提示生物活性的改变，如硬化边出现中断，骨坏死边缘出现溶骨性骨质破坏等。

表11-2-2　骨质破坏样式与边缘反应的生物活性（侵袭性与非侵袭性）

分型	骨质破坏样式与边缘	肿瘤生长速率	鉴　别　诊　断
1型	地图状骨质破坏		
1A	边缘清楚有硬化	慢	骨囊肿、Brodie脓肿、软骨病变（软骨母细胞瘤、软骨黏液样纤维瘤、内生软骨瘤）、纤维黄色瘤及纤维结构不良
1B	边缘清楚无硬化	慢~中等	巨细胞瘤、骨囊肿、软骨病变（软骨母细胞瘤、软骨黏液样纤维瘤、内生软骨瘤）、纤维结构不良、骨髓瘤及转移瘤
1C	边缘不清楚	中等	软骨肉瘤、内生软骨瘤（活跃的）、恶性纤维组织细胞瘤/纤维肉瘤、巨细胞瘤/动脉瘤样骨囊肿/软骨黏液样纤维瘤、骨肉瘤、骨髓瘤及转移瘤

（续表）

分型	骨质破坏样式与边缘	肿瘤生长速率	鉴 别 诊 断
2型	虫蚀样骨质破坏	中等	Ewing肉瘤、圆细胞性肿瘤、恶性纤维组织细胞瘤/纤维肉瘤、骨髓炎、骨肉瘤及朗格汉斯细胞组织细胞增生症、转移/骨髓瘤
3型	弥漫渗透性骨质破坏	快	Ewing肉瘤、圆细胞性肿瘤、恶性纤维组织细胞瘤/纤维肉瘤、代谢性骨病、骨髓炎、骨肉瘤、朗格汉斯细胞组织细胞增生症及转移/骨髓瘤

2. 肿瘤基质

可以根据密度分析肿瘤基质的状况,有利于肿瘤的鉴别诊断。密度增高的肿瘤基质:如软骨的钙化或骨化表现为环形、弧形、蜂窝状、凝絮(卷发状)及点彩(斑点状);肿瘤基质骨化:象牙、云雾状密度增高(见**图11-2-1**)。密度减低的肿瘤基质:液体、软组织和脂肪等。

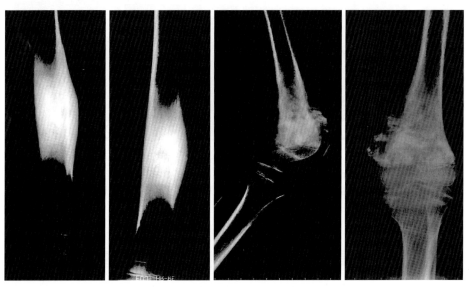

图11-2-1 肿瘤基质骨化,呈象牙骨质

3. 骨膜反应

骨膜反应的形态及变化对肿瘤侵袭性的判断具有价值。非侵袭性肿瘤的骨膜反应表现为实性、拱形、膨胀及分隔状;而侵袭性的骨肿瘤出现骨质破坏肿

瘤骨及Codman三角、日光放射、竖毛状及分层状的骨膜反应。影像学检查结果如图11-2-2和图11-2-3所示。

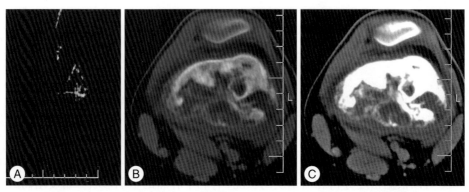

图11-2-2　骨质破坏（A）、肿瘤骨（B）及Codman三角（C）的骨膜反应

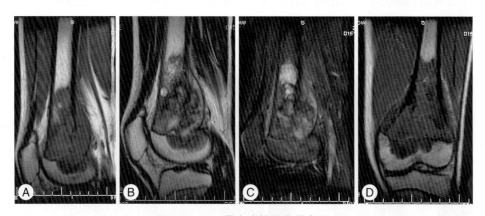

图11-2-3　骨肉瘤的影像学表现

注：A、B. X线片可整体显示骨质破坏、基质矿物化、骨膜反应；C. CT扫描显示骨质破坏、基质矿物化的细节及软组织肿块内部密度变化；D. MRI扫描显示软组织肿块的信号特征及肿块的边界。

第三节　骨肉瘤与常见良性骨肿瘤的鉴别诊断

一、良性和恶性肿瘤的影像学共性

骨源性良性和恶性肿瘤的影像学共性如表11-3-1所示。

表 11-3-1　良性和恶性肿瘤的影像学共性

MRI特点	良　　性	恶　　性
大小	小	大
边缘	边缘清楚规则	边缘不清、水肿
信号	均匀	不均匀
神经血管束	无包绕	包绕
动态强化特点	无,后期、缓慢、弥漫	早期、快速、周边

二、良性和恶性骨源性骨肿瘤

1. 内生性骨疣

内生性骨疣(骨岛)通常为偶尔发现,多无症状,儿童少见,常见于肋骨、骨盆及脊柱。位于髓内,含致密板层骨,与周边小梁编织后形成不规则边缘。从发生的角度考虑其类似骨的错构瘤。影像学上,圆形或椭圆形成骨性病灶,直径2～20 mm,多位于骨骺或干骺端,边缘清楚伴放射状分布刺状改变;骨扫描多正常。可缓慢增大或缩小,95%以上病灶可诊断。鉴别诊断包括成骨性转移瘤、骨瘤、骨样骨瘤及低级别骨肉瘤。分别随访1、3、6、12个月,如增大迅速可穿刺活检。巨大骨岛的直径>2 cm,多位于骨盆,骨扫描时可表现为稍高活性,与硬化型低级别髓内骨肉瘤较难鉴别。

2. 骨瘤

骨瘤为良性,生长缓慢,含骨组织,多见于颅骨、鼻窦及下颌骨,为膜内化骨的表面突出性致密肿块,极少位于长骨。临床表现与其部位、大小有关,鼻窦内的病灶可致鼻窦炎、头痛及向颅内生长,眼眶内病灶可致突眼、复视。

骨瘤在病理学上表现为结节状致密骨组织。骨瘤与骨岛的区别:编织骨与板层骨混合,可伴或不伴有哈夫管;起源骨皮质,而不是髓腔;与小梁无混合,多位于颅骨。骨瘤在影像学上表现为骨表面起源的边界清楚、密度一致的骨肿块,X线片偶然发现,其中额、筛区域占75%,蝶窦占4%。多发性骨瘤与Gardner综合征相关(家族常染色体显性、肠息肉病、多发骨瘤、牙齿病变、腹内纤维化、皮肤病变、皮脂囊及纤维化)。

3. 骨样骨瘤

骨样骨瘤疼痛可致痛性脊柱侧弯，无神经功能异常；好发年龄为10～25岁，男女性别比为2～4：1。疼痛为骨样骨瘤的常见症状，阿司匹林可减轻晚间疼痛（抑制前列腺素E_2），饮酒可加重症状。该病的好发部位为股骨/胫骨（长骨骨干），占70%～80%；其次是脊柱（腰椎多见）、手与足。

骨样骨瘤在病理学上表现为肿瘤内见黄红色的"巢"，含骨样及编织骨，骨小梁相互连接，背景及边缘为富含血管的纤维结缔组织，病灶周围反应性骨改变，无恶性倾向。骨样骨瘤可分为骨皮质型、网状型、关节内型和骨膜下型。骨皮质型（70%～75%）：位于长骨骨干，中央巢，周围融合性骨硬化；网状型（25%）：股骨颈、手与足，周围硬化有限；关节内型：可出现远离巢的骨膜反应或有限的硬化；骨膜下型：罕见，股骨或手足，出现压迫性骨质侵蚀。

骨样骨瘤在影像学上表现为致密纺锤形的骨质硬化，骨膜增生形成实性骨而非分层；"巢"位于中心，大多直径＜1.5 cm。CT骨扫描为检查的主要方法，显示瘤巢的边缘光整，中心可见矿物化（50%），并见滋养血管沟征（75%）。MRI检查显示，T_1WI呈低或中等信号，T_2WI呈中等或高信号，如果巢完全矿物化可在所有序列上呈低信号；可导致邻近滑膜及软组织水肿、反应性骨髓水肿，均会影响诊断。因此CT检查在多数患者的诊断中帮助更大（见图11-3-1）。

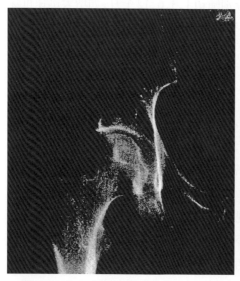
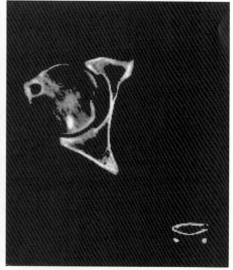

图11-3-1　骨样骨瘤CT检查：中心巢未见矿物化，边缘有薄的硬化带，提示良性病变

皮质型骨样骨瘤的鉴别诊断应考虑Brodie骨脓肿、应力性骨折和郎格罕细胞组织细胞增生症。关节内/网状型骨样骨瘤可出现远离病灶中心的骨硬化及骨膜反应、关节积液及淋巴滤泡性滑膜炎、废用骨质疏松及骨膜炎等；鉴别诊断应考虑风湿性关节炎、青少年特发关节炎、结核性关节炎、非特异性滑膜炎及脓毒性关节炎等，均具有相应的临床表现。瘤巢的切除可明显改善症状，复发可出现多巢；经皮切除或激光、热消融及滋养血管栓塞等微创治疗方法均有效。骨样骨瘤也可自愈。

4. 成骨（骨母）细胞瘤

骨母细胞瘤为少见、良性的成骨性肿瘤，曾用名为巨骨样骨瘤、骨样纤维瘤。骨肉瘤和骨样骨瘤的发病率分别是骨母细胞瘤的20倍和4倍。骨母细胞瘤多见于年轻患者，10～30岁，中位年龄18岁；疼痛为常见症状，程度较骨样骨瘤轻（无典型夜间加重及阿司匹林减轻症状）；多分布于脊柱（占46%）、下肢长骨、颅面骨、手与足。病理多表现为可见大量的骨母细胞，产生骨小梁、骨样及骨组织。高倍镜下表现与骨样骨瘤类似，需结合影像学表现诊断。骨母细胞瘤一般分三种影像表现：与骨样骨瘤类似，只是较大（直径＞2 cm）；膨胀性骨质破坏伴矿物化；侵袭性改变，骨破坏、软组织肿块及散在钙化。骨母细胞瘤在脊柱区、后部附件最常见（约60%），多含软组织肿块及骨化。与骨样骨瘤鉴别：一般骨母细胞瘤直径＞2.0 cm，表现为软组织肿块，无典型临床表现，生长缓慢，切除后复发率低。

进展性恶性骨母细胞瘤与成骨细胞瘤样骨肉瘤难以鉴别，多见于年龄较大者，有更广泛的不规则的骨小梁、花边样骨；更具侵袭性的影像学改变；但多无转移。

5. 骨肉瘤

成骨的间充质来源的恶性肿瘤，即使仅少数恶性细胞成骨，也考虑为骨肉瘤，当然只适用于骨内肿瘤。骨肉瘤为第2位常见的原发恶性骨肿瘤（15%），仅次于骨髓瘤。病理学表现为肿瘤细胞产生骨样或不成熟骨，恶性间质细胞间变分为1～4级。病理学类型有成骨型（82%）、成纤维型（7%）、成软骨型（5%）、毛细血管扩张型（1%～12%）、小细胞型及其他（3%）。

原发性骨肉瘤分类：髓内高级别骨肉瘤（75%）、皮质旁骨肉瘤（7%～10%）、颌与颞部骨肉瘤（6%）、低级别硬化骨肉瘤（4%～5%）、软组织骨肉瘤（4%）、骨肉瘤病（1%～2%）及皮质内骨肉瘤（0.2%）。继发性骨肉瘤分类：佩吉特病（67%～90%）、辐射诱发（6%～22%）、骨坏死及其他（纤维结构不良、假体、成骨不全、慢性骨髓炎、视网膜母细胞瘤等）。50岁以上的骨肉瘤患者中有50%为继发性，60岁以上约67%为继发性。

（1）髓内高级别骨肉瘤：占多数，约75%以上。患者年龄一般为15～25岁，6岁以下、60岁以上罕见；男女比例1.5～2∶1；70%位于长骨（50%位于膝关节），90%位于干骺端。典型的影像学表现：骨质破坏与骨质硬化的混合，软组织肿块形成，骨膜反应（Codman三角，分层或垂直状骨膜增生，日光放射或竖发征），骨基质内"云状或蓬松绒毛状"骨质密度影，多跨越骺板。影像学表现如图11-3-2和图11-3-3所示。

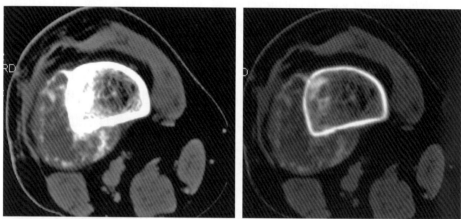

图11-3-2　髓内高级别骨肉瘤的CT表现，骨质破坏混合骨质硬化，软组织肿块内散在云状的肿瘤骨

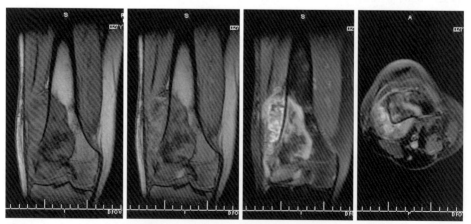

图11-3-3　髓内高级别骨肉瘤的MRI表现，骨质破坏伴软组织肿块，显示软组织肿块较CT敏感

（2）毛细血管扩张型骨肉瘤：肿瘤大部分囊变，含出血与坏死，含动脉瘤样骨囊肿成分，分布与常见骨肉瘤相同。较大范围的溶骨及膨胀，X线片（58%）及CT（85%）检查见较小区域的骨化，CT（48%）及MRI扫描（74%）检查显示液-液面，可伴有病理性骨折；骨扫描见甜圈征，较常规骨肉瘤预后好。影像学表现如**图10-3-4**和**图10-3-5**所示。

（3）近皮质（皮质旁）骨肉瘤：分为骨膜外（65%）、骨膜（25%）及高级别表面型（10%）。较常规髓内肿瘤患者年龄偏大10岁，女性多于男性。① 骨膜外型：起源于骨膜外层，低级别含成纤维间质及带状编织骨，最常见部位为股骨下段干骺端后方。影像学表现为向骨外生长的花菜状肿块，肿瘤与骨皮质间可见裂隙状透亮影，随肿瘤生长可与骨皮质融合（裂隙透亮带消失）。CT与MRI检查用于髓内、髓外侵犯评价。患者的长期（5～10年）生存率达80%～91%。② 骨膜型：通常为成软骨性（＞90%），中级别，来源骨膜内层，好发于股骨、胫骨、肱骨及尺骨的骨干，患者的性别与年龄与常规骨肉瘤患者相仿，预后较好，但可出现病灶转移。影像学表现为蝶形骨皮质伴成软骨性肿块，骨皮质侵蚀边缘增厚，可出现Codman三角，针状骨膜增生，髓内侵犯少见。③ 高级别表面型：组织学上与常规骨肉瘤类似，部位、年龄均匀常规相仿，骨表面起源的宽基底肿块，与骨膜型类似，但更具侵袭性，累及骨髓或整个骨骼。影像学表现如**图11-3-6**和**图11-3-7**所示。

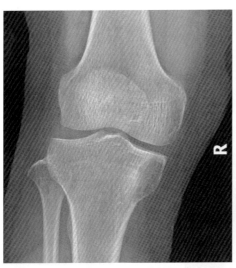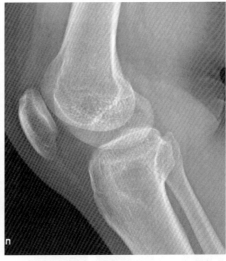

图11-3-4　毛细血管扩张型骨肉瘤X线片检查，胫骨内侧髁椭圆形骨质密度减低，边缘模糊的薄壁硬化

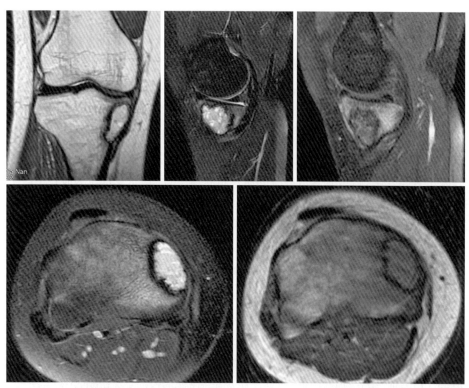

图11-3-5　毛细血管扩张型骨肉瘤MRI检查,肿瘤大部分呈囊状,见病灶边缘低信号硬化
　　　　　壁,局部骨皮质轻度膨胀性改变

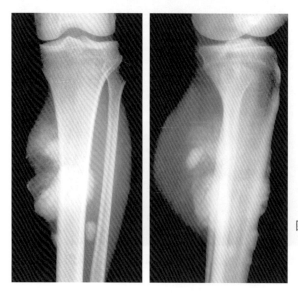

图11-3-6　皮质旁骨肉瘤X线片检
　　　　　查,胫骨上中段骨皮质
　　　　　旁的软组织肿块,肿块
　　　　　内见片状高密度肿瘤骨

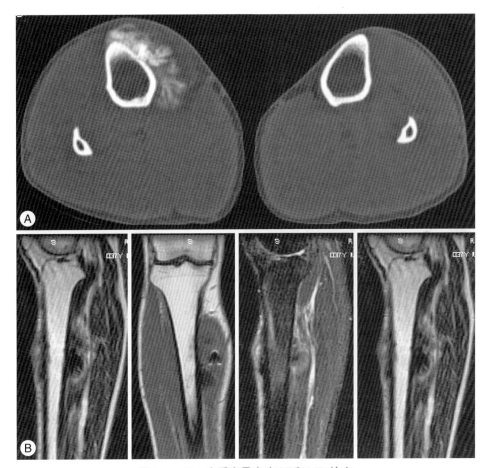

图11-3-7　皮质旁骨肉瘤CT和MRI检查
注：A.CT显示肿瘤位于骨皮质外,骨皮质尚完整,软组织肿块内高密度肿瘤骨；B.MRI显示髓内未见侵犯。

（4）颌部骨肉瘤：患者年龄较大,通常肿瘤为低级别,一般为成软骨性,预后较好。

（5）低级别硬化骨肉瘤：患者年龄较常规骨肉瘤患者大10岁,有4种组织学表现,分别为纤维结构不良、非骨化纤维瘤、软骨母细胞瘤及软骨黏液样纤维瘤。中央硬化伴骨膨胀性改变,毛玻璃样密度伴内部骨小梁,影像学上不具有侵袭性改变,CT及MRI检查可发现软组织肿块,预后较好。

（6）软组织骨肉瘤：罕见,多见于中老年患者,平均年龄55岁；肿瘤多位于四肢、肩部或腹膜后深部软组织内可伴外伤,可能与骨化性肌炎相关。影像学表现为软组织肿块伴钙化或骨化。

（7）骨肉瘤病：患者年轻，多为18岁以下，分为多中心骨肉瘤和成年多中心骨肉瘤，可以1个病灶为主。

（8）皮质内骨肉瘤：罕见，已报道的病例屈指可数，多位于股骨、胫骨骨干，骨皮质内骨质溶解伴周围骨质硬化。影像学表现如图11-3-8所示。

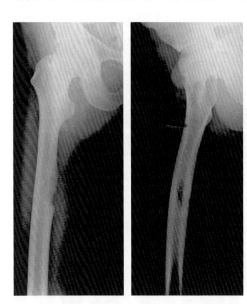

图11-3-8　皮质内骨肉瘤X线片检查，股骨中段内侧骨皮质内骨质密度减低伴边缘骨质硬化

第四节　与其他恶性骨肿瘤的鉴别诊断

一、Ewing肉瘤

Ewing肉瘤多位于长骨，股骨占22%～25%，胫骨和肱骨占比都为8%～10%；扁骨中骨盆常见，占20%；肋骨占11%。发病高峰年龄为10～15岁，90%的患者为5～30岁。临床症状主要为局部肿痛，通常单发，无家族史。一般骨外肿块大于骨内，有出血及坏死症状。研究显示，骨干近骺端占59%，骨干占35%，干骺端占5%，骨骺占1%以下；侵袭性骨破坏（穿透）占97%，皮质破坏占42%，软组织肿块占56%。扁骨可见硬化32%。骨膜反应58%～85%（洋葱皮样55%，垂直纹理30%），皮质增厚，可伴病理性骨折。CT检查示见骨皮质破

坏伴密度稍低于肌肉的软组织肿块,局灶性或沿血管的骨质破坏,扁骨见骨质硬化或基质矿物化。MRI检查示,T_1低或中等信号,T_2WI高信号骨髓替代,皮质不对称软组织肿块,弥漫强化,皮质破坏,可有神经血管包绕、侵犯关节(见图11-4-1和图11-4-2)。

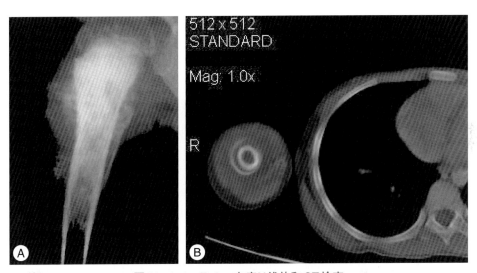

图11-4-1　Ewing肉瘤X线片和CT检查

注:A. X线片显示肱骨上段骨质破坏及软组织肿块、骨膜增生、骨皮质增厚及毛糙;B. CT显示洋葱皮样骨膜增生。

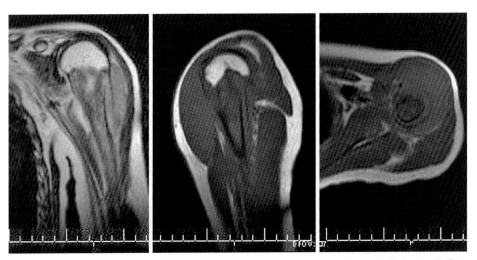

图11-4-2　Ewing肉瘤MRI检查,肱骨上段骨质破坏及软组织肿块,突破骨皮质及骨膜增生,肿瘤上端以骨骺线为界

骨外的Ewing肉瘤，也大多位于椎旁、四肢、胸壁、骨盆的软组织肿块，高血流，可累及邻近骨骼及伴钙化，也可转移至肺、骨、胸膜及中枢神经系统。

二、血管肉瘤

患者的男女比例为2∶1，血管、淋巴管肉瘤可累及皮肤、肌肉、内脏及骨骼。血管肉瘤多见于下肢长管状骨，CT检查可见多中心的骨质溶解（破坏），呈蜂窝状，为侵袭性或膨胀性的软组织肿块；增强后强化明显伴动静脉瘘。MRI检查可见T_1WI与肌肉等信号，可出现高信号出血滋养血管蒂、蛇纹状的高流量血管，有液平面；慢性淋巴水肿可出现较明显的皮肤肿块。蛇纹状血管的出现便于与其他恶性肿瘤鉴别。与良性血管瘤的鉴别点：较大、浸润及侵袭性改变、无脂肪过度沉积。该病复发常见，可转移至肺。

三、软骨肉瘤

软骨肉瘤可分为原发性和继发性。原发软骨肉瘤类型有髓内、骨膜/皮质旁、透明细胞、间质性、黏液性、骨外、去分化。继发性软骨肉瘤可继发于内生软骨瘤、骨软骨瘤、佩吉特病、放疗诱发等。病理学表现常有黏液样改变、1～3级，1级与良性难以鉴别。鉴别诊断主要依靠组织学检查结合生长特点、大小及部位。

（1）髓内软骨肉瘤：多见于40～50岁成人，多发生于干骺端，男女比例为3∶2，多见于股骨、骨盆、肩部，少数位于肋骨、脊柱及颅骨。地图样1A～1C到穿透样骨质破坏，常伴骨质硬化，较深的骨内扇贝征，骨皮质可变厚，骨膜反应，膨胀性骨塑形，软组织肿块，软骨样基质。MRI检查示T_1WI与肌肉同信号，T_2出现高信号结节，基质钙化为低信号，外周及分隔有强化。

（2）骨膜/皮质旁软骨肉瘤：20～40岁男性多见，多位于股骨及肱骨干骺端，与皮质旁软骨瘤类似，骨膜病变累及骨皮质，软骨基质钙化，病灶较大（一般直径＞4 cm）。皮质旁的恶性肿瘤，无竖发征，多不累及骨髓腔，多为低级别；需广泛的手术切除，预后较好。

（3）透明细胞软骨肉瘤：肱骨及股骨近段占75%～80%，为透明软骨细胞，骨质破坏为1A～1C,30%钙化软骨基质,20%可有硬化带类似良性病灶,软组织肿块不常见,MRI检查显示T_2WI高信号伴低信号区域。

（4）间质性软骨肉瘤:患者平均约25岁;肿瘤为未分化的间充质细胞,多中心的恶性软骨岛,血管外皮瘤样成分,高级别侵犯性病变;患者预后差。表现为进展性骨破坏,如虫蚀样、穿透状,软骨基质钙化少(较小),100%为软组织肿块,可见弥漫强化及肿瘤血管。

（5）骨外软骨肉瘤:多见于脑膜或大腿,为软组织肿块、软骨钙化,多发生淋巴结及肺转移。

（6）黏液性软骨肉瘤:侵袭性的影像学表现,含黏液区域,低密度或T_1低信号,可伴出血,T_2WI明显高信号;患者预后差。

（7）去分化的软骨肉瘤:患者多为老年人,平均年龄为60岁,其中50%为继发性。低级别的软骨肉瘤可含有较小的高级别区域,多见纺锤细胞(恶性纤维组织细胞瘤、纤维肉瘤、骨肉瘤、横纹肌肉瘤及骨巨细胞瘤)。为软骨肉瘤＋骨质破坏,70%有软组织肿块和骨皮质的穿透破坏。

四、恶性纤维组织细胞瘤/纤维肉瘤

恶性纤维组织细胞瘤或纤维肉瘤可来自骨骼,也可源自软组织。骨恶性纤维组织细胞瘤或纤维肉瘤,常见于40～70岁患者,高峰年龄为50岁;多见于膝关节股骨、肱骨及骨盆干骺端,原发或继发于佩吉特病、纤维结构不良、骨坏死、慢性骨髓炎,患者预后不良。影像学表现可反映组织级别,溶骨由地图状1B到虫蚀样、渗透状,1B～1C与巨细胞瘤相似,向骨干发展大于干骺端,轻度骨膜反应和硬化。MRI检查100%可见软组织肿块(多无钙化),40%可见累及关节;T_2WI上轻度高信号、变化大;广泛切除或截肢,局部复发或转移较常见(肺或骨),如图11-4-3和图11-4-4所示。

五、转移瘤

癌症中30%有骨转移,80%的骨转移瘤来自PTBLK(P:前列腺癌,T:甲状腺癌,B:乳腺癌,L:肺癌,K:肾癌)。骨转移的血运机制:骨髓血管含静脉

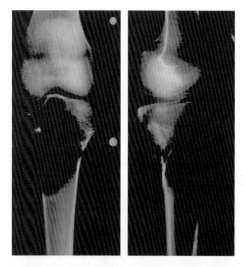

图 11-4-3 恶性纤维组织细胞瘤的 X 线片
检查，胫骨上端大片溶骨性骨质
破坏，边界不清呈虫蚀状，局部
骨皮质中断，未见明确钙化及肿
瘤骨形成

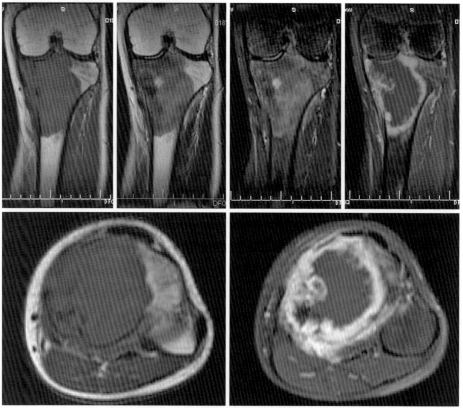

图 11-4-4 恶性纤维组织细胞瘤的 MRI 检查，软组织肿块侵蚀内侧骨皮质，达骨端关节面
下，增强后明显不均强化，肿瘤中心见不规则坏死区域

窦，且内皮细胞间隙较宽；静脉丛沟通上下腔静脉，无静脉瓣，PTBLK静脉回流可至静脉丛。2/3骨转移瘤患者出现疼痛，病理性骨折也常见，常见于股骨及椎体。高钙血症、肢端肥大（杵状指、滑膜炎及骨膜骨赘），与副瘤综合征及生长因子有关。转移瘤的影像学特点：转移瘤可以有任意表现；单纯骨溶解、"爆炸性"骨溶解（肾、甲状腺）、溶骨及成骨混合（B/L、胃肠）、单纯成骨（前列腺、类癌及髓母细胞瘤）。肺癌可出现皮质内转移、软组织肿块，女性乳腺癌骨转移位列第一，男性前列腺癌骨转移位列第一；其中75%为成骨性，15%为混合性，10%为溶骨性。激素因素可刺激成骨。肾细胞癌25%～40%发生骨转移，其中90%为溶骨性骨质破坏。甲状腺癌多为溶骨性骨质破坏。**图11-4-5**为X线片检查腓骨头转移瘤的影像学表现。

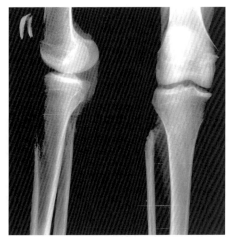

图11-4-5　转移瘤的X线片检查，腓骨上端溶骨性骨质破坏，边界不清，无肿瘤骨及骨膜增生等表现，有肾癌病史。

六、骨髓瘤

恶性浆细胞侵及骨髓，破骨激活、成骨抑制导致骨溶解。临床表现为疼痛、出血倾向、感染等。实验室见单克隆尖峰（IgG、IgA），本周蛋白，高钙、肾功能衰竭、贫血、碱性磷酸酶活性升高。影像学表现为扁骨穿凿状骨质破坏，长骨骨内膜扇贝征。骨髓瘤需要与转移瘤、B细胞恶性肿瘤等进行鉴别。

七、原发性骨淋巴瘤

原发性骨淋巴瘤中非霍奇金淋巴瘤占94%，10岁以下少见，单发或多发，为溶骨病变。长骨、扁骨干骺端的穿透性骨质溶解，累及骨皮质，骨膜反应及软组织肿块。鉴别诊断：淋巴瘤转移、Ewing肉瘤、神经母细胞瘤、横纹肌肉瘤、骨髓瘤及嗜酸性肉芽肿。影像学表现多为侵袭性,血供丰富,可出现较大软组织肿块围绕骨骼伴髓内病变。

第五节　骨肿瘤的分期与术前影像学评估

CT与MRI检查的重要性除了诊断与鉴别诊断外,主要功能是进行术前分期与评估。骨肿瘤的诊断与鉴别诊断主要来源于X线片,但CT和MRI检查也是术前详细了解病灶及分期的关键的手段。X线片对软组织肿瘤的诊断功能较弱,但CT特别是MRI具有组织特异性,如含脂肪病灶、血管瘤样病灶、神经源性肿瘤、弹力纤维瘤及纤维瘤、色素绒毛结节性滑膜炎等,可依据密度及信号特征加以诊断。表11-5-1所示为美国关节委员会骨组织的肉瘤分级。

表11-5-1　美国关节委员会骨组织肉瘤的分级

分级	T分期	N分期	M分期	G分期
I A	T_1期	N_0期	M_0期	$G_1G_2G_x$期
I B	T_2、T_3期	N_0期	M_0期	$G_1G_2G_x$期
II A	T_1期	N_0期	M_0期	G_3G_4期
II B	T_2期	N_0期	M_0期	G_3G_4期
III	T_3期	N_0期	M_0期	G_3G_4期
IV A	任何T期	N_0期	M_{1a}期	任何G期
IV B	任何T期	N_1期	任何M期	任何G期
	任何T期	任何N期	M_{1b}期	任何G期

注:T:原发肿瘤,T_x:不能评估,T_0:无肿瘤;T_1:最大径≤8 cm,T_2:最大径>8 cm,T_3:2处及以上不连续病灶。N:区域淋巴结,N_x:不能评价,N_0:无淋巴结转移,N_1:区域淋巴结转移。M:远处转移,M_0:无远处转移,M_1:远处转移(a肺,b其他)。G:组织分级,G_x:不能评估,G_1:分化好、低级别,G_2:中等分化、低级别,G_3分化差、G_4未分化

肌骨肿瘤的分级对于手术治疗中选择保肢(包囊内切除、边缘切除、扩大手术、根治术后)及截肢有参考价值。CT和MRI检查在术前分级与评估中具有重

要意义：髓内的扩展界限、软组织成分的界限、病变的基质、皮质的累及、神经血管的累及、关节的累及均需通过CT和MRI检查来进行判断，而X线片无法显示。

（1）肿瘤组织髓内、外扩展的界限：MRI的判断效果优于CT，可发现局部骨或淋巴结转移，帮助定位穿刺及确定解剖标志。不过，MRI有时会高估肿块的界限，因为存在周围水肿反应带。

（2）肿瘤基质：在显示肿瘤基质矿物化上，CT的判断效果优于MRI；而在显示肿瘤内的液体、坏死、出血、脂肪及软组织方面，MRI的判断效果明显优于CT。

（3）骨皮质的累及：总体上CT的判断效果优于MRI，在骨肿瘤的鉴别诊断和术前分级上较为重要。

（4）神经血管累及：是手术切除计划中较关键的信息，MRI的判断效果优于CT，需要增强检查。横断面判断较准确，仔细观察肿块与神经血管束之间的脂肪垫（脂肪间隙），T_1WI较易观察。如果脂肪间隙消失，不排除累及的可能，发现软组织影包绕神经血管束可确定累及。

（5）韧带与肌腱的累及：对手术重建功能来说重要，MRI判断优于CT。T_2WI上肌腱与韧带为低信号，肿瘤为较高信号，韧带或肌腱的低信号被高信号代替，表明受累及。MRI和CT检查对组织密度的判断上类似，难以区分。

（6）关节的累及：对改变手术方式具有重要影响（关节内、关节外；保肢、截肢），MRI的判断优于CT，冠状位与矢状位成像有利于多方位显示。一般肿瘤有三种途径侵犯关节：突破骨与软骨直接累及关节；从关节边缘进入关节；沿韧带或肌腱进入关节或血行。出现关节积液提示关节被侵犯，无关节积液基本可排除关节侵犯。

第六节　骨肿瘤治疗后随访复查

骨肿瘤治疗后随访复查时，X线片强调治疗前、后的对比，可以发现肿瘤复发的线索，如出现新的骨质破坏、新的肿瘤基质形成等。术后肿瘤复发的诊断，MRI检查优于CT和X线片；MRI检查可用于评判肿瘤范围及大小、周围水肿反应带的变化、肿瘤坏死与出血等。

（1）MRI检查判断术后正常改变：水肿与肌炎、放疗后坏死、肌瓣、液体集聚（筋膜下、淋巴囊肿及血清肿）等需要仔细分析和甄别。

（2）MRI检查判断术后异常表现：MRI增强检查对观察新发骨质破坏或骨髓替代很有帮助；复发或残余结节（首先考虑，除非已证实为其他）；纹理征；除非在所有序列上为低信号或液体信号，其他信号改变均需怀疑。

（3）MRI增强检查的意义：增加病灶的可见性；肿瘤、水肿、炎症及纤维化均可强化；帮助鉴别囊肿、出血；帮助术后判断异常信号结节是否为残留与复发；动态早期强化、DWI等检查有助判断化疗或放疗效果。

-------------------------------- 参 考 文 献 --------------------------------

［1］Chai J W, Hong S H, Choi J Y, et al. Radiologic diagnosis of osteoid osteoma: from simple to challenging finds［J］. Radiographics, 2010, 30(3): 737-749.

［2］Davies A, Saifudding A. Imaging of painful scoliosis［J］. Skeletal Radiol, 2009, 38(3): 207-223.

［3］Davies M, Cassar-Pullicino V N, Davies A M, et al. The diagnostic accuracy of MR imaging in osteoid osteoma［J］. Skeletal Radiol, 2002, 31(10): 559-569.

［4］Dinauer P A, Brixey C J, Moncur J T, et al. Pathologic and MR imaging features of benign fibrous soft-tissue tumors in adults［J］. Radiographics, 2007, 27(1): 173-187.

［5］Discepola F, Powell T I, Mahal A. Telangiectatic osteosarcoma: radiologic and pathologic findings［J］. Radiographics, 2009, 29(2): 380-383.

［6］Dorfman H D, Czerniak B. Bone tumors dorfman［M］. St. Louis: Mosby, 1998: 1-33.

［7］Fitzpatrick K A, Taljanovic M S, Speer D P, et al. Imaging findings of fibrous dysplasia with histopathologic and intraoperative correlation［J］. AJR Am J Roentgenol, 2004, 182(6): 1389-1398.

［8］Gartner L, Pearce C J, Saifuddin A. The role of the plain radiograph in the characterization of soft tissue tumours［J］. Skeletal Radiol, 2009, 38(6): 549-558.

［9］Goodin G S, Shulkin B L, Kaufman R A, et al. PET/CT characterization of fibroosseous defects in children: 18F-FDG uptake can mimic metastatic disease［J］. AJR Am J Roentgenol, 2006, 187(4): 1124-1128.

［10］Ilaslan H, Schils J, Joyce M, et al. Radiofrequency ablation: another treatment option for local control of desmoid tumors[J]. Skeletal Radiol, 2010, 39(2): 169-173.

[11] Judkiewicz A M, Murphey M D, Resnik C S, et al. Advanced imaging of melorheostosis with emphasis on MRI[J]. Skeletal Radiol, 2001, 30(8): 447-453.

[12] Kim M S, Lee S Y, Cho W H, et al. Relationships between plain-film radiographic patterns and clinicopathologic variables in AJCC stage Ⅱ osteosarcoma[J]. Skeletal Radiol, 2008, 37(11): 997-1001.

[13] Kim S H, Smith S E, Mulligan M E. Hematopoietic tumors and metastases involving bone[J]. Radiol Clin North Am, 2011, 49(6): 1163-1183.

[14] Kneisl J S, Simon M A. Medical management compared with operative treatment for osteoid-osteoma[J]. J Bone and Joint Surg Am, 1992, 74(2): 179-185.

[15] Koplas M C, Lefkowitz R A, Bauer T W, et al. Imaging findings, prevalence and outcome of de novo and secondary malignant fibrous histiocytoma of bone[J]. Skeletal Radiol, 2010, 39(8): 791-798.

[16] Kujak J L, Liu P T, Johnson G B, et al. Early experience with percutaneous cryoablation of extra-abdominal desmoid tumors[J]. Skeletal Radiol, 2010, 39(2): 175-182.

[17] Liu P T, Kujak J L, Roberts C C, et al. The vascular groove sign: a new CT finding associated with osteoid osteomas[J]. AJR Am J Roentgenol, 2011, 196(1): 168-173.

[18] Miller T T. Bone tumors and tumorlike conditions: analysis with conventional radiography[J]. Radioloy, 2008, 246(3): 662-674.

[19] Motamedi D, Learch T J, Ishimitsu D N, et al. Thermal ablation of osteoid osteoma: overview and step-bystep guide[J]. Radiographics, 2009, 29(7): 2127-2141.

[20] Mulligan M. Imaging of myeloma: beyond lytic lesions[J]. Int J Hematol Oncol 2013, 2(6): 497-507.

[21] Murphey, M D, Senchak L T, Mambalam P K, et al. From the radiologic pathology archives: ewing sarcoma family of tumors: radiologic-pathologic correlation[J]. Radiographics, 2013, 33(3): 803-831.

[22] Mylona S, Patsoura S, Galani P, et al. Osteoid osteomas in common and in technically challenging locations treated with computed tomography-guided percutaneous radiofrequency ablation[J]. Skeletal Radiol, 2010, 39(5): 443-449.

[23] Rodallec M H, Feydy A, Larousserie F, et al. Diagnostic imaging of solitary tumors of the spine: what to do and say[J]. Radiographics, 2008, 28(4): 1019-1041.

[24] Roodman G D. Mechanisms of bone metastasis[J]. N Engl J Med, 2004, 350(16): 1655-1664.

[25] Rybak L D, Gangi A, Buy X, et al. Thermal ablation of spinal osteoid osteomas close to neural elements: technical consideration[J]. AJR Am J Roentgenol, 2010, 195(4):

W293-W298.

[26] Shinagare AB, Ramaiya NH, Jagannathan, et al. A to Z of desmoid tumors[J]. AJR Am J Roentgenol, 2011, 197(6): W1008-W1014.

[27] Singnurkar A, Phancao J P, Chatha D S, et al. The appearance of Mazabraud's syndrome on 18F-FDG PET/CT[J]. Skeletal Radiol, 2007, 36(11): 1085-1089.

[28] Stacy S G, Mahal R S, Peabody T D. Staging of bone tumors: a review with illustrative examples[J]. AJR Am J Roentgenol, 2006, 186(4): 967-976.

[29] Su M G, Tian R, Fan Q P, et al. Recognition of fibrous dysplasia of bone mimicking skeletal metastasis on18F-FDG PET/CT imaging[J]. Skeletal Radiol, 2011, 40(3): 295-302.

[30] Tateishi U, Yamaguchi U, Seki K, et al. Bone and soft-tissue sarcoma: preoperative staging with fluorine 18 fluorodeoxyglucose PET/CT and conventional imaging[J]. Radioloy, 2007, 245(3): 839-847.

[31] Torreggiani W C, Al-Ismail K, Munk P L, et al. Dermatofibrosarcoma protuberans: MR imaging features[J]. AJR Am J Roentgenol, 2002, 178(4): 989-993.

[32] Van der Woude H J, Hazelbag H M, Bloem J L, et al. MRI of adamantinoma of long bones in correlation with histopathology[J]. AJR Am J Roentgenol, 2004, 183(6): 1737-1744.

[33] Weber K L, Lewis V O, Randall R L, et al. An approach to the management of the patient with metastatic bone disease[J]. Instr Course Lect, 2004, 53: 663-676.

[34] Wu J S, Hochman M G. Soft-tissue tumors and tumorlike lesions: a systematic imaging approach[J]. Radiology, 2009, 253(2): 297-316.

[35] Yarmish G, Klein M J, Landa J, et al. Imaging characteristics of primary osteosarcoma: nonconventional subtypes[J]. Radiographics, 2010, 30(6): 1653-1672.

[36] Zaveri J, La Q, Yarmish G, et al. More than just Langerhans cell histiocytosis: a radiologic review of histiocytic disorders[J]. Radiographics, 2014, 34(7): 2008-2024.

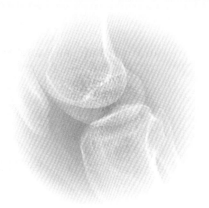

第十二章

骨肉瘤化疗多药耐药机制及逆转耐药机制研究

李索远　左冬青

多药耐药性即肿瘤细胞对一种抗肿瘤药物产生耐药性的同时，对其他结构和作用机制不同的多种药物产生交叉耐药性，其作用的发生是多种因素共同作用的结果。目前骨肉瘤治疗失败的主要原因之一是第Ⅳ期肿瘤患者往往对抗癌药物产生耐药性。阿霉素、顺铂和氨甲蝶呤是目前治疗骨肉瘤常用的化疗药物，化疗多药耐药的产生是骨肉瘤化疗成功的主要障碍之一。为了提高治疗效果，分析骨肉瘤细胞对抗化疗的机制，并找出新的治疗方法逆转耐药机制至关重要。本章将阐述骨肉瘤多药耐药机制及逆转耐药机制的相关研究及其进展。

［通信作者］　左冬青，Email：zuodongqing@shgh.cn

第一节　骨肉瘤化疗的多药耐药机制

一、药物吸收和运输

1. 通过ATP结合转运蛋白产生多药耐药

1976年，Juliano 等首次提出跨膜转运蛋白作为药物泵在人类肿瘤多药耐药中起着重要作用的理论。在这些肿瘤中就包括了骨肉瘤。这一理论被称为经典化疗多药耐药。ATP结合转运蛋白超家族，包括P-糖蛋白（P-glycoprotein，P-gp），多药耐药性相关蛋白（MRP1 ABCC1 和 MRP2 ABCC2）和乳腺癌耐药蛋白（BCRP/ABCG2），它们在骨肉瘤多药耐药中扮演重要的作用。在许多肿瘤中，一种降低细胞内药物浓度的机制是通过膜P-gp非特异性泵出细胞中的化疗药物（见图12-1-1）。这一膜相关性蛋白由被称作*MDR*1的基因编码，这一基因属于ATP结合转运体并且有主动的药物泵出功能。一系列的研究表明，P-gp高表达和骨肉瘤细胞的多药耐药密切相关。一项纳入182例骨肉瘤患者的临床研究表明，P-gp高表达是预后不良的重要因素，同时一项纳入60例骨肉瘤患者的临床研究发现*ABCC2*和化疗反应密切相关。此外，一些回顾性研究也证实P-gp高表达与肿瘤进展、高复发率和转移率相关。因此，P-gp高表达被认为是肿瘤化疗多药耐药的主要机制，特别是在骨肉瘤中。我们认为P-gp可以作为骨肉瘤化疗的敏感靶点。

2. 通过还原叶酸载体介导多药耐药

与增加外排相反，减少药物吸收也是一种降低细胞内药物含量的有效方法。作为二氢叶酸还原酶的有效抑制剂，氨甲蝶呤运输受阻是骨肉瘤耐药的常见机制，一项研究表明氨甲蝶呤通过细胞膜上的还原叶酸载体（reduced folate carrier, RFC）进入细胞。也有研究者认为氨甲蝶呤耐药与RFC减少密切相关（见图12-1-1），Guo等的研究发现65%的骨肉瘤患者活组织病理显示RFC降低，在对化疗不敏感的患者中RFC更低。Patiño-García 等发现RFC在骨肉瘤患者中低表达，而与转移性肿瘤患者相比，原发性肿瘤患者RFC表达更低。随

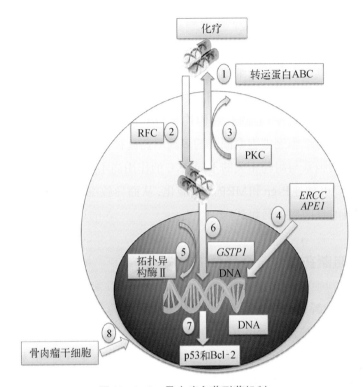

图12-1-1　骨肉瘤多药耐药机制

注：1. ATP结合转运蛋白增加外排；2. 低RFC介导的药物蓄积降低；3. PKC介导的药物外排；4. 以 *APE*1 和 *ERCC* 介导的DNA损伤修复；5. DNA拓扑异构酶Ⅱ活性及结构变化抑制；6. *GSTP*1 细胞解毒作用；7. 通过p53、Bcl-2或miRNA抑制细胞凋亡；8. 骨肉瘤干细胞。

后，一项确证RFC蛋白水平的研究发现，在原发性骨肉瘤患者中RFC表达低于复发患者，术前化疗不敏感患者较敏感患者RFC水平明显降低。然而，骨肉瘤化疗后复发患者的RFC表达水平较高。最近的研究着力于RFC蛋白的功能。Leu291Pro是RFC蛋白的单点突变，它可以使载体不能异位穿过细胞膜造成耐药性。此外，3个突变基因 *Ser4Pro*、*Ser46Asn* 和 *Gly259Trp* 通过降低药物运输速率造成一定程度的氨甲蝶呤耐药。一项20个样本的研究表明，诊断时低RFC水平与术前化疗组织反应不良有明显的相关性。此外，也有文献集中报道了 *RFC* 基因拷贝数和其亲本细胞系及氨甲蝶呤耐药株相比没有显著差异，提示 *RFC* 低表达和基因缺失不相关联。

3. 通过蛋白激酶C介导多药耐药

尽管P-gp在多药耐药中的主要作用已经明确，目前尚不清楚翻译后修饰的情况，如磷酸化是否对其调控产生影响。Bruce Chabner博士实验室首次描述人乳腺癌多药耐药相关的蛋白激酶C（protein kinase C，PKC）高表达。之后，相似的关联性也在其他多药耐药细胞系中得到验证，如肉瘤-180、鼠纤维肉瘤、P388白血病、HL-60白血病、人KB-癌细胞和鼠DCF-3F细胞。这些实验大多数展示了阿霉素选择性多药耐药细胞，它们均有PKC高表达，尤其是其同工酶PKC-α活性。在人类肾细胞癌细胞系固有的多药耐药已被证明与PKC活性直接相关，但在骨肉瘤细胞系与耐药相关的不同PKC的作用尚不明确。笔者认为，作为一类激酶，PKC可加速P-gp和MRP的磷酸化，从而导致细胞内药物积聚减少，即现在所发现的骨肉瘤多药耐药。

二、通过阻断药物结合介导多药耐药

DNA拓扑异构酶（DNA Topo）催化ATP依赖的双链DNA断裂，不间断地诱导断链之间再结合。DNA拓扑异构酶Ⅱ是强大的断裂剂，它通过解旋DNA超螺旋，诱导DNA损伤和致癌的染色体畸变（见图12-1-1）。在人类细胞中，存在2种基因不同的DNA拓扑异构酶Ⅱ亚型——α和β亚型。在对人白血病细胞系的研究中显示，DNA拓扑异构酶Ⅱβ表达水平低与阿霉素、依托泊苷和米托蒽醌的耐药有关联。研究还表明在143-DR DOX细胞系中的药物靶标DNA拓扑异构酶Ⅱβ水平比在亲本143B细胞系低表达，并表现为降低药物靶向的抗化疗机制。近日，Nguyen等设计了一项105例新鲜冰冻活检临床试验，以拓扑异构酶Ⅰ、Ⅱα和Ⅱβ为目标，证实了拓扑异构酶Ⅱα放大的患者通常远期生存更差。从以往的研究来看，多药耐药机制可能是DNA拓扑异构酶Ⅱ的结构变化导致活性抑制。总之，对DNA拓扑异构酶Ⅱ如何促进骨肉瘤的多药耐药，深入研究是非常重要的。

三、细胞解毒

人类谷胱甘肽S-转移酶P1（glutathione S-transferase P1，GSTP1）作为胞质谷胱甘肽S-转移酶（glutathione S-tranferase，GST），即第二阶段解毒的主要组酶超家族中的一员，它可以使各种外源性物质失活，包括抗癌剂、诱变剂和其代谢产物(见图12-1-1)。一些研究者认为GSTP1与许多肿瘤的化疗耐药有关。在一项包含60例患者的骨肉瘤样本研究中,手术时GSTP1过表达与术前化疗组织响应不良密切相关。同样,研究还发现,化疗可诱导GSTP1表达上调,GSTP1的高表达与预后不良相关。此外,在人骨肉瘤异种移植中,*GSTP*1 mRNA表达水平的评估显示,用阿霉素处理的骨肉瘤细胞高*GSTP*1表达与低生长抑制之间有显著相关性。有研究表明,在顺铂或阿霉素的作用下,GSTP1可以通过促进ERK 1/2的活性,而不是c-Jun氨基末端激酶(c-Jun N-terminal kinase, JNK)保护骨肉瘤细胞存活。Windsor等研究了氨甲蝶呤中36个候选基因多态性、顺铂和阿霉素通路基因的关联与骨肉瘤患者组织学反应和生存率。他们发现,随着*GSTP*1变异增加,组织学应答也相应变化。同样,有研究发现,*GSTP*1基因型GG和化疗响应显著提高有关;*GSTP*1基因型Val使化疗反应显著提高。这些结果说明,*GSTP*1多态性可能在将来的研究中不断地被发现,从而使骨肉瘤患者从中获益。

四、细胞凋亡抑制

细胞凋亡是由化疗引起细胞死亡的最重要方式。相反,当细胞凋亡造成过量DNA损伤时,细胞周期停滞允许宿主细胞在细胞分裂之前修复其损坏的DNA。因此,细胞周期停滞和细胞凋亡相关基因的表达与化疗细胞毒性的调控息息相关。

1. Bcl-2

Bcl-2是一个与细胞死亡信号转导相关蛋白家族的基础成员。它是第一个被分离出来的癌基因产物。Bcl-2蛋白家族包括抗凋亡蛋白Bcl-2、Bcl-xL和促凋亡蛋白(包括Bak、Bax和Bad),主要在线粒体外膜调节凋亡及控制线粒体外膜通透性的启动。既往的研究表明,*Bcl*-2和*Bax*表达影响药物诱导的细胞凋亡,并在各种肿瘤如肝癌、肺癌、膀胱癌和卵巢癌中调节对化疗的抵抗作用(见图12-1-1)。

在临床试验中,Bcl-2蛋白的阳性表达率为25%,其表达与凋亡指数呈负相关。Bcl-2蛋白高表达的患者具有较低的长期存活率,提示Bcl-2蛋白介导的细胞凋亡障碍可能与骨肉瘤的发生相关,Bcl-2蛋白的活性可能与骨肉瘤恶性程度相关。此外，Bcl-2的表达与骨肉瘤患者的预后密切相关。然而，有研究发现尽管在骨肉瘤患者活检中Bcl-2高表达，高级别骨肉瘤患者中Bcl-2表达与化疗敏感性、最终生存期并无相关性。

2. p53

*p53*基因在细胞周期停滞和细胞凋亡调控中起关键作用，已有报道它与骨肉瘤的细胞多药耐药性相关（**见图12-1-1**）。Wong等发现*P53*的突变形式*p53-R273H*转染能下调的caspase-3的水平，并诱导*p53*空载人Saos-2细胞系耐药。相反，其他研究没有取得与之一致的结果。Fan和Bertino的一项研究发现，当骨肉瘤细胞在含有正常血清浓度培养基中培养时，*p53*基因诱导顺铂耐药，而当骨肉瘤细胞在含低血清培养基中生长时，*p53*基因诱导顺铂敏感性增加。Tsuchiya等的研究证明，Saos-2骨肉瘤细胞系转染了野生型*p53*后，对顺铂的敏感性是亲本的2倍。

相比那些没有这种基因缺失的患者，*p53*基因缺失骨肉瘤患者对术前化疗更加敏感。同样，一些研究证实*p53*阳性表达与对骨肉瘤患者的生存或者药物耐药之间有直接的关系，并得出结论：*p53*的表达可能是骨肉瘤患者有效的预后因素。此外，Wunder等发现*p53*基因的表达与组织学反应不良（≤90%坏死）和化疗相关。此外，研究表明核*p53*的积累可与骨肉瘤*MDR*1基因表达有关，p53蛋白和P-gp共表达造成预后不良。

3. miRNA

miRNA是短期调控RNA，它负责转录后和（或）翻译水平的表达调控。一项研究表明*miR*-140通过组蛋白脱乙酰酶4（HDAC4）抑制产生化疗抵抗，介导细胞G_1和G_2期阻滞，从而降低细胞增殖。Song等证实*miR*-215通过无齿蛋白同源基因表达的抑制，使细胞G2期阻滞，诱导细胞增殖降低，由此导致对氨甲蝶呤和雷替曲塞化疗耐药的增加。近期Zhou等发现*miR-33a*通过下调TWIST提升骨肉瘤细胞对顺铂的耐药；另外，通过RNA拮抗剂-33A对*miR-33a*的抑制可上调TWIST的表达，增强了顺铂诱导骨肉瘤细胞的凋亡。此外，由Zhang等进行的临床研究证明，在骨肉瘤组织中，*miR-223*的下调与上皮细胞转化序列2（*ECT2*）信使RNA上调呈负相关。然后，合并的低表达*miR-223*和高表达*ECT2*（*miR-223*低/*ECT2*高），与具有较高的肿瘤分级以及对化疗反应差密切相关。miRNA的特定目标的识别可能有助于分子靶点的新药开发和未来多药耐药骨肉瘤的治疗。

五、DNA损害修复

用于治疗骨肉瘤的化疗药物包括环磷酰胺、顺铂等，它们通常通过破坏DNA发挥作用。因此，与多药耐药相关机制之一是骨肉瘤细胞修复受损，DNA能力增强。一般来说，细胞修复DNA损伤主要通过以下4个机制：直接反转录、碱基切除修复、核苷酸切除修复和错配修复。

1. ERCC

骨肉瘤细胞中属于NER系统的 *ERCC*2和 *ERCC*4基因的表达，已被证明与骨肉瘤患者化疗的组织学反应相关。同样，有研究显示 *ERCC*4与骨肉瘤患者化疗效果有相关性。最近，*ERCC*2基因多态性被认为与顺铂治疗骨肉瘤患者阳性肿瘤反应和生存率密切相关。常见的多态性研究还发现 *ERCC*2基因多态性与无事件生存率的增加呈正相关。结果表明，*ERCC*2基因变异和rs1799793可作为骨肉瘤的标志物，它们与顺铂治疗改善患者预后相关。随后，*ERCC*2多态性和骨肉瘤患者良好的顺铂反应的正相关性也被国内研究所证实（见图12-1-1）。此外，一项包含858例骨肉瘤患者的荟萃分析显示，多态性 *ERCC*2 Lys751Gln与骨肉瘤患者的最终生存率相关，*ERCC*5 His46His突变与骨肉瘤无事件生存相关。然而，并未发现 *ERCC*1多态性和骨肉瘤患者阳性化疗反应相关。

2. 无嘌呤核酸内切酶1

无嘌呤核酸内切酶1（apurinic endonuclease1，APE1）是参与碱基切除修复信号通路的主要酶之一，已被证实与多药耐药和多种肿瘤的预后相关，包括前列腺、卵巢、宫颈及生殖细胞肿瘤。人类细胞中富含APE1，APE1几乎参与了所有的脱碱基位点裂解活动（见图12-1-1）。APE1表达高水平已被证实与骨肉瘤患者较短的生存时间显著相关。Yang等从9例患者中获得10份新鲜组织样本，并对其进行全基因组比较基因杂交。他们发现，在骨肉瘤中 *APE*1基因表达扩增是骨肉瘤患者无病生存期的独立预测因素之一。同样，siRNA介导的 *APE*1水平下降也提高了内皮抑素体内细胞的致敏作用。此外，研究发现 *APE*1基因在siRNA和 *APE*1中表达放大，并可作为局部复发或转移的骨肉瘤患者的独立预测因素。

六、骨肉瘤干细胞

研究发现肿瘤干细胞可能涉及肿瘤多药耐药的机制（见图12-1-1）。虽然在骨肉瘤细胞中多药耐药的肿瘤干细胞的特异性作用还没有被阐明，上述机制可能是由干细胞耐药介导的。首先，肿瘤干细胞有较强的药物外排系统。某些多药转运蛋白（包括P-gp）经常在肿瘤干细胞中过度表达。荧光显微镜观察发现骨肉瘤干细胞比正常细胞表达出更多的干细胞标志物ABCG2，其外排能力不受包括维拉帕米在内的ABCB1抑制剂影响。化疗药物一般都会导致基因损伤或干扰细胞代谢。在导致细胞凋亡时，脱氧核糖核酸损伤或者修复效率低下非常重要。因此，干细胞DNA修复效率提高可以增强其对化疗的耐药。干细胞形成的肌浆球表现出顺铂和阿霉素强耐药性。此外，在肿瘤干细胞中DNA修复基因 *MLH*1 和 *MSH*2 表达明显增加。肿瘤干细胞具备相应的解毒机制：在药物解毒中起着重要作用的ALDH1通过抗环磷酰胺产生耐药性。骨肉瘤干细胞比正常骨肉瘤细胞表达更多的抗凋亡蛋白，包括以Bcl-2、FLIP、IAP-1、IAP-2和存活蛋白（survivin）来抵抗凋亡。骨肉瘤干细胞还可以通过p53和Rb信号通路逃避化疗药物介导的凋亡。此外，肿瘤干细胞的细胞周期一般是不活跃的，与其他肿瘤细胞比较相对静态，但这在骨肉瘤细胞株中还有争议，细胞周期机制也尚未调查明确。

第二节　骨肉瘤化疗逆转耐药机制研究

一、以已知机制为靶点的化疗和基因治疗

哌啶甲酸衍生物VX-710（比立考达；英赛尔）临床上用于调节P-gp和MRP-1的表达。一项研究表明，哌啶甲酸衍生物VX-710是P-gp、MRP-1和BCRPR482三种耐药相关转运蛋白的有效的调节药物，它可以增强化疗敏感性并且增加药

物保留时间。VX-710对P-gp和MRP-1的效果目前已被阐明,它被认为可直接激活P-gp并且增强P-gp ATP酶的活性,而且可以直接激活MRP-1。因此,VX-710已经拥有逆转由已知多药耐药相关药物外排泵介导的耐药潜力。另一种药物是大蒜中的主要含硫化合物——大蒜素,同样可以通过逆转多药耐药环节降低多药耐药和诱导细胞凋亡。Wang等的研究表明大蒜素可作为下调P-gp表达及阻断NF-κB激活的一种新的体外调节器,从而对化疗不敏感的U2OS细胞起抑制作用。此外,有研究表明,一种小分子化合物NSC23925在治疗过程中可以通过特异性防止P-gp过度表达抑制骨肉瘤多药耐药的发展。结果表明,NSC23925可以防止P-gp介导的多药耐药发展,从而在临床上改善化疗的远期疗效。

Goudarzi等发现,mTOR抑制剂通过调节核糖体蛋白和MDM2水平钝化p53应答核仁的压力。进一步研究证实,替西罗莫司联合顺铂或贝伐珠单抗合成mTOR抑制剂对骨肉瘤模型有效。然而,一项Ⅱ期研究显示西妥木单抗和替西罗莫司组合并没有在43例儿童和年轻成人复发性或难治性骨肉瘤、尤因肉瘤、横纹肌肉瘤和其他软组织肉瘤患者身上得到客观应答。在另一项研究中,Moriceau等将用于骨转移治疗的抗骨质疏松药物唑来膦酸进行体内研究,它可以增强mTOR抑制并且消除骨肉瘤细胞对新型口服mTOR抑制剂依维莫司的阻力。

为了克服GSTP1相关骨肉瘤耐药,6-(7-硝基-2,1,3-苯并恶-4-环)己醇(NBDHEX)被合成并证明是一种高效GSTP1体外抑制剂。一项研究显示,NBDHEX在耐阿霉素和氨甲蝶呤的U2OS和Saos-2细胞株中显示了强有力的活性。随后,另一项研究表明NBDHE体外活性主要是抑制细胞生长,少许促凋亡作用以及抑制多药耐药骨肉瘤细胞的作用。这些发现证明,靶向GSTP1的NBDHEX可能是一种对多药耐药骨肉瘤治疗很有前景的新型药物。此外,另一种新药索拉非尼在骨肉瘤临床前模型中可能通过抑制ERK1/2途径而发挥阻断肿瘤生长、血管生成和转移潜能作用。

小干扰RNA(siRNA)是RNA干扰的重要组成部分,有望成为逆转多药耐药的有效途径。研究表明,基于适量的合成和表达的siRNA可以减少ABCB1和ABCB4基因以及化疗耐药细胞中P-gp介导的ABCB1基因表达。还有研究表明,siRNA靶向ABCB1可以使化疗耐药的肿瘤细胞增敏,这表明siRNA可能成为有前景的*ABCB*1基因介导多药耐药骨肉瘤治疗的新选择。

二、新的杀伤机制

有研究发现，紫草素对原发性和转移性骨肉瘤细胞有明显的抗肿瘤作用，同时对细胞周期无影响，表明紫草素不通过抑制细胞增殖发挥抗肿瘤作用，而是直接杀伤骨肉瘤细胞。受体相互作用蛋白1（receptor-interactingprotein 1，RIP1）和受体相互作用蛋白3（RIP3）在细胞坏死过程中起至关重要的作用。同时，作者发现骨肉瘤细胞株K7和U2OS以不同浓度的紫草素处理后，细胞内RIP1和RIP3蛋白水平均明显提高。以上结果表明，紫草素诱导细胞坏死在某些骨肉瘤细胞株途经RIP1和RIP3依赖的程序性坏死信号通路。程序性坏死是一种独特的细胞死亡途径，所以封堵多药耐药骨肉瘤细胞逃避凋亡的途径不再是一个难题。为继续开发紫草素的临床应用，仍然需要进一步评估紫草素的安全性以及紫草素联合相关药物治疗骨肉瘤的有效性。

三、聚合物纳米颗粒治疗

为克服由P-gp引起的耐药，研究者近年来研发了一种新型生物相容性和脂质修饰聚合物纳米粒给药系统。初步实验结果表明，这种纳米颗粒输送siRNA和阿霉素至骨肉瘤多药耐药细胞系，可逆转由P-gp介导的细胞内药物蓄积减少，成为一种很有前景的载体平台。此外，姜黄素脂质体载γ-环糊精系统可以启动半胱天冬酶级联反应，导致体外细胞凋亡以及诱导细胞自噬性死亡。此外，脂质体姜黄素制剂的有效性在异种移植骨肉瘤动物模型中已经得到证实。因此，姜黄素载γ-环糊精脂质体显示了治疗多药耐药骨肉瘤的巨大潜力。

四、总结和展望

多药耐药导致的治愈率低在骨肉瘤的治疗中已是一个严峻的问题。因此，迫切需要探明骨肉瘤多药耐药的分子机制，并且对抗这一机制以逆转骨肉瘤的多药耐药。本章阐述了骨肉瘤多药耐药的多种机制，包括减少细胞内药物蓄积的ATP结合转运蛋白超家族,阻断DNA拓扑异构酶Ⅱ的结合,通过GSTP1解毒以及ERCC或APE1增强DNA修复、Bcl-2和p53或miRNA细胞凋亡的抑制作用降低肿瘤干细胞介导的多药耐药。此外,骨肉瘤细胞与其微环境之间的相互作用、细胞凋亡和自噬相关耐药、mTOR信号转导通路和IGF-IR的干扰也被证明与骨肉瘤耐药性相关。对已知机制有针对性地治疗,以及新的杀伤机制靶向治疗和聚合物纳米颗粒治疗已经在临床前研究中证明对骨肉瘤是有效的。然而,几乎所有针对骨肉瘤化疗多药耐药机制的研究都处于早期阶段,并期待更进一步的研究。最后,分子遗传学和分子生物学方面的进展,使临床医师在将来能够用新的靶向化疗药物克服肿瘤细胞的多药耐药。

------------------------------ 参 考 文 献 ------------------------------

[1] Adhikari A S, Agarwal N, Wood B M, et al. CD117 and Stro-1 identify osteosarcoma tumor-initiating cells associated with metastasis and drug resistance [J]. Cancer Res, 2010, 70(11): 4602-4612.

[2] Azarova A M, Lyu Y L, Lin C P, et al. Roles of DNA topoisomerase Ⅱ isozymes in chemotherapy and secondary malignancies [J]. Proc Natl Acad Sci U S A, 2007, 104(26): 11014-11019.

[3] Biason P, Hattinger C M, Innocenti F, et al. Nucleotide excision repair gene variants and association with survival in osteosarcoma patients treated with neoadjuvant chemotherapy [J]. Pharmacogenomics J, 2012, 12(6): 476-483.

[4] Brambilla D, Zamboni S, Federici C, et al. P-glycoprotein binds to ezrin at amino acid residues 149 -242 in the FERM domain and plays a key role in the multidrug resistance of human osteosarcoma [J]. Int J Cancer, 2012, 130(12): 2824-2834.

[5] Bulut G, Hong S, Chen K, et al. Small molecule inhibitors of ezrin inhibit the invasive phenotype of osteosarcoma cells [J]. Oncogene, 2012, 31(3): 269-281.

[6] Caronia D, Patino-Garcia A, Milne R, et al. Common variations in ERCC2 are associated with response to cisplatin chemotherapy and clinical outcome in osteosarcoma patients [J]. Pharmacogenomics J , 2009, 9 (5): 347-353.

[7] Degterev A, Hitomi J, Germscheid M, et al. Identification of RIP1 kinase as a specific cellular target of necrostatins [J]. Nat Chem Biol, 2008, 4(5): 313-321.

[8] Fishel M L, Kelley M R. The DNA base excision repair protein Ape1/Ref-1 as a therapeutic and chemopreventive target [J]. Mol Aspects Med, 2007, 28(3-4):

375-395.

[9] Fujii H, Honoki K, Tsujiuchi T, et al. Sphere-forming stem-like cell populations with drug resistance in human sarcoma cell lines[J]. Int J Oncol, 2009, 34(5): 1381-1386.

[10] Fung H, Demple B. A vital role for Ape1/Ref1 protein in repairing spontaneous DNA damage in human cells[J]. Mol Cell, 2005, 17(3): 463-470.

[11] Gillet J P, Gottesman M M. Mechanisms of multidrug resistance in cancer[J]. Methods Mol Biol, 2010, 596: 47-76.

[12] Han L, Wang Y F, Zhang Y, et al. Increased expression and function of P-glycoprotein in peripheral blood CD56+ cells is associated with the chemoresistance of non-small-cell lung cancer[J]. Cancer Chemother Pharmacol, 2012, 70(3): 365-372.

[13] Hao T, Feng W, Zhang J, et al. Association of four ERCC1 and ERCC2 SNPs with survival of bone tumour patients[J]. Asian Pac J Cancer Prev, 2012, 13(8): 3821-3824.

[14] He S, Wang L, Miao L, et al. Receptor interacting protein kinase-3 determines cellular necrotic response to TNF-α[J]. Cell, 2009, 137(6): 1100-1111.

[15] Hong S H, Osborne T, Ren L, et al. Protein kinase C regulates ezrin-radixin-moesin phosphorylation in canine osteosarcoma cells[J]. Vet Comp Oncol, 2011, 9(3): 207-218.

[16] Jackman A L, Christopher P, Leamon C P. Targeted drug strategies for cancer and inflammation[M]. Berlin: Springer, 2011: 1-34.

[17] Keppler D. Multidrug resistance proteins (MRPs, ABCCs): importance for pathophysiology and drug therapy[J]. Handb Exp Pharmacol, 2011, (201): 299-323.

[18] Liao C L, Lai K C, Huang A C, et al. Gallic acid inhibits migration and invasion in human osteosarcoma U-2 OS cells through suppressing the matrix metalloproteinase-2/-9, protein kinase B (PKB) and PKC signaling pathways[J]. Food Chem Toxicol, 2012, 50(5): 1734-1740.

[19] Matherly L H, Hou Z, Deng Y. Human reduced folate carrier: translation of basic biology to cancer etiology and therapy[J]. Cancer Metastasis Rev, 2007, 26(1): 111-128.

[20] Meyers P A, Schwartz C L, Krailo M D, et al. Osteosarcoma: the addition of muramyl tripeptide to chemotherapy improves overall survival — a report from the Children's Oncology Group[J]. J Clin Oncol, 2008, 26(4): 633-638.

[21] Moriceau G, Ory B, Mitrofan L, et al. Zoledronic acid potentiates mTOR inhibition and abolishes the resistance of osteosarcoma cells to RAD001 (Everolimus): pivotal role of the prenylation process[J]. Cancer Res, 2010, 70(24): 10329-10339.

［22］ Nitiss J L. Targeting DNA topoisomerase II in cancer chemotherapy［J］. Nat Rev Cancer, 2009, 9(5): 338-350.

［23］ Onishi Y, Kawamoto T, Kishimoto K, et al. PKD1 negatively regulates cell invasion, migration and proliferation ability of human osteosarcoma［J］. Int J Oncol, 2012, 40(6): 1839-1848.

［24］ Ottaviani G, Jaffe N. The epidemiology of osteosarcoma［J］. Cancer Treat Res, 2009, 152: 3-13.

［25］ Pasello M, Michelacci F, Scionti I, et al. Overcoming Glutathione S-Transferase P1-Related Cisplatin Resistance in Osteosarcoma［J］. Cancer Res, 2008, 68(16): 6661-6668.

［26］ Patiño-García A, Zalacaín M, Marrodán L, et al. Methotrexate in pediatric osteosarcoma: response and toxicity in relation to genetic polymorphisms and dihydrofolate reductase and reduced folate carrier 1 expression［J］. J Pediatr, 2009, 154 (5): 688-693.

［27］ Pignochino Y, Grignani G, Cavalloni G, et al. Sorafenib blocks tumour growth, angiogenesis and metastatic potential in preclinical models of osteosarcoma through a mechanism potentially involving the inhibition of ERK1/2, MCL-1 and ezrin pathways［J］. Mol Cancer, 2009, 8: 118.

［28］ Pommier Y, Leo E, Zhang H, et al. DNA topoisomerases and their poisoning by anticancer and antibacterial drugs［J］. Chem Biol, 2010, 17(5): 421-433.

［29］ Rajkumar T, Yamuna M. Multiple pathways are involved in drug resistance to doxorubicin in an osteosarcoma cell line［J］. Anticancer Drugs, 2008, 19(3): 257-256.

［30］ Rousseau J, Escriou V, Perrot P, et al. Advantages of bioluminescence imaging to follow siRNA or chemotherapeutic treatments in osteosarcoma preclinical models ［J］. Cancer Gene Ther, 2010, 17(6): 387-397.

［31］ Sakamoto A, Iwamoto Y. Current status and perspectives regarding the treatment of osteosarcoma: chemotherapy［J］. Rev Recent Clin Trials, 2008, 3(3): 228.

［32］ Song B, Wang Y, Titmus M A, et al. Research Molecular mechanism of chemoresistance by miR-215 in osteosarcoma and colon cancer cells［J］. Mol Cancer, 2010, 9: 96.

［33］ Song B, Wang Y, Xi Y, et al. Mechanism of chemoresistance mediated by miR-140 in human osteosarcoma and colon cancer cells［J］. Oncogene, 2009, 28(46): 4065-4074.

［34］ Tiwari K A , Sodani K, Dai C L, et al. Revisiting the ABCs of multidrug resistance in cancer chemotherapy［J］. Curr Pharm Biotechnol, 2011, 12(4): 570-594.

［35］ Vangipuram S D, Wang Z J, Lyman W D. Resistance of stem-like cells from neuroblastoma cell lines to commonly used chemotherapeutic agents[J]. Pediatr Blood Cancer, 2010, 54(3): 361-368.

[36] Wang D, Zhong Z Y, Li M X, et al. Vector-based Ape1 small interfering RNA enhances the sensitivity of human osteosarcoma cells to endostatin in vivo[J]. Cancer Sci, 2007, 98(12): 1993-2001.

[37] Wessler J D, Grip L T, Mendell J, et al. The P-glycoprotein transport system and cardiovascular drugs[J]. J Am Coll Cardiol, 2013, 61(25): 2495-2502.

[38] Windsor R E, Strauss S J, Kallis C, et al. Germline genetic polymorphisms may influence chemotherapy response and disease outcome in osteosarcoma: a pilot study [J]. Cancer, 2012, 118(7): 1856-1867.

[39] Wong R P C, Tsang W P, Chau P Y, et al. p53-R273H gains new function in induction of drug resistance through down-regulation of procaspase-3[J]. Mol Cancer Ther, 2007, 6(3): 1054-1061.

[40] Wu X, Cai Z D, Lou L M, et al. Expressions of p53, c-MYC, BCL-2 and apoptotic index in human osteosarcoma and their correlations with prognosis of patients[J]. Cancer Epidemiol, 2012, 36(2): 212-216.

[41] Yang J, Yang D, Cogdell D, et al. APEX1 gene amplification and its protein overexpression in osteosarcoma: correlation with recurrence, metastasis, and survival [J]. Technol Cancer Res Treat, 2010, 9(2): 161-169.

[42] Yang L M, Li X H, et al. Glutathione S-transferase P1 and DNA polymorphisms with the eesponse to chemotherapy and the prognosis of bone tumor[J]. Asian Pac J Cancer Prev, 2012, 13(11): 5883-5886.

[43] Yang X, Yang P, Shen J, et al. Prevention of multidrug resistance (MDR) in osteosarcoma by NSC23925[J]. Br J Cancer, 2014, 110(12): 2896-904.

[44] Zhang D W, Shao J, Lin J, et al. RIP3, an energy metabolism regulator that switches TNF-induced cell death from apoptosis to necrosis[J]. Science, 2009, 325(5938): 332-336.

[45] Zhou Y, Huang Z, Wu S, et al. miR-33a is up-regulated in chemoresistant osteosarcoma and promotes osteosarcoma cell resistance to cisplatin by down-regulating TWIST [J]. J Exp Clin Cancer Res, 2014, 33(1): 12.

[46] 陈渝, 邓忠良. 蛋白激酶C在人骨肉瘤细胞多药耐药中的作用及机制[J]. 第三军医大学学报, 2011, 33(18): 1900-1903.

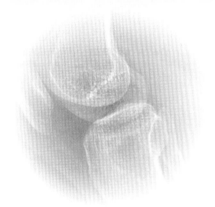

第十三章

凋亡、自噬与坏死：
多途径抗骨肉瘤的选择

许 婧

手术联合化疗虽然能够改善一部分骨肉瘤患者的生存率，但化疗耐药仍然是治疗的最大瓶颈。研究骨肉瘤细胞转移耐药的分子机制及靶点，调控骨肉瘤细胞死亡从而抵抗化疗耐药是目前治疗的关键所在。细胞死亡理论上可分为程序性细胞死亡与非程序性细胞死亡。程序性细胞死亡主要包括凋亡、自噬和程序性坏死3种形式，共同决定着恶性肿瘤细胞的命运。凋亡以及程序性坏死不可避免地会引发细胞死亡，而自噬却扮演着促生存或促死亡的双面作用。深入研究骨肉瘤细胞转移耐药的分子机制，通过多种手段调控骨肉瘤细胞的凋亡、自噬及坏死途径，对于开发骨肉瘤治疗的新靶点、新方法至关重要。

[通信作者] 许 婧，Email：jingxu6000@163.com

第一节　细胞凋亡与骨肉瘤

细胞凋亡属于 I 型程序性细胞死亡，是 Kerr 等在 1972 年最早提出的概念。它是一种细胞在一系列内源性基因调控下发生的自然或生理性死亡的过程。在形态学上表现为细胞皱缩、核固缩、染色质凝聚、核膜破裂、核内 DNA 断裂、形成凋亡小体（apoptosome），并与相邻细胞或细胞外基质失去黏附性，因此细胞凋亡发生在单个细胞之间，不会引起周围细胞的炎症反应。

一、细胞凋亡信号通路

细胞凋亡信号通路一般可分为两类，如**图 13-1-1** 所示。

1. 内源性途径

内源性途径，即线粒体途径，起源于一系列细胞内刺激，如放化疗损伤、生长因子剥夺以及氧化压力等。此途径包含两类：caspase 依赖及 caspase 非依赖途径。Caspase 依赖途径需要激活一系列的 caspase 级联反应而促进凋亡。细胞凋亡起始时，线粒体中的细胞色素 C 释放到细胞质中，与凋亡蛋白酶活化因子 1 结合形成多聚体，进一步与凋亡起始分子 caspase-9 结合形成凋亡小体，激活下游 caspase-3/6/7 等凋亡执行分子从而诱导凋亡的级联反应；而 caspase 非依赖途径是通过线粒体释放凋亡诱导因子直接诱导凋亡的起始。

在线粒体途径中，Bcl-2 家族对凋亡的调控起着非常重要的作用。在哺乳动物中，大约有 20 多种 Bcl-2 家族蛋白，它们都包含有保守的 Bcl-2 同源结构域（BH 区），分为促凋亡和抗凋亡两类，其中促凋亡蛋白包括 Bax、Bak、Bad、Bok、Bid、Bim、Bik、Bmf、Hrk、Noxa、Puma 等，抗凋亡蛋白包括 Bcl-2、Bcl-XL、Bcl-w、Mcl-1、Bcl-B 等。在正常状态下，抗凋亡蛋白发挥着抑制凋亡的作用；而当细胞受到凋亡刺激时，抗凋亡蛋白功能被抑制，促凋亡蛋白发挥作用诱导细胞凋亡。

许多化疗药物都是通过线粒体途径诱导凋亡，核转录因子 p53 可通过调控 Bcl-2 家族蛋白来调节内源性的线粒体凋亡途径。它是一种很重要的促凋亡蛋

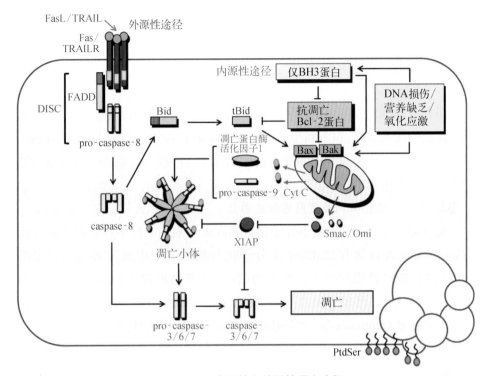

图 13-1-1　内源性和外源性凋亡途径

白和肿瘤抑制子,已有研究表明许多骨肉瘤的发病机制都与p53蛋白有关,例如很多骨肉瘤患者会发生p53突变,而p53基因缺陷鼠的成骨祖细胞会发展成骨肉瘤。故很多抗肿瘤药物都是通过靶向p53信号通路来发挥作用的。

2. 外源性途径

外源性途径,即死亡受体途径,起始于死亡受体与配体的结合。死亡受体属于肿瘤坏死因子(TNF)超家族,它们都含有一段富含半胱氨酸的细胞外结构域和一个相对分子质量为80 000的细胞内死亡结构域(death domain,DD),包括肿瘤坏死因子受体1(TNF-R1/DR1/CD120a/p55/p60)、Fas(Apo-1/CD95)、死亡受体3(DR3/APO-3/LARD/TRAMP)、死亡受体4(TRAIL-R1/DR4/APO-2)、死亡受体5(TRAIL-2/DR5)、死亡受体6(DR6)、外异蛋白A受体、神经生长因子(NGFR)。当Fas与Fas-L结合开始凋亡后,Fas/Fas-L与具有死亡功能区的Fas相关蛋白FADD结合,形成死亡诱导信号复合体(death inducing signalling complex,DISC),进而招募caspase-8/10,进一步级联激活凋亡执行者

caspase-3/6/7,促进凋亡的发生。

二、细胞凋亡与骨肉瘤治疗

虽然骨肉瘤的复发耐药仍是目前面临的一个巨大难题,但随着相关信号通路及靶点的深入研究,很多新型的诱导骨肉瘤细胞凋亡的试剂和药物正在逐步开发与应用。下面着重介绍目前骨肉瘤治疗中一些较为有效的引发肿瘤细胞凋亡的试剂与药物。

1. 小分子化合物调控骨肉瘤细胞凋亡

越来越多的研究表明,小分子化合物在骨肉瘤的治疗中具有很大的应用前景。Nunez等在含有25 000个小分子化合物的文库中通过表型高通量筛选得到2种选择性靶向骨肉瘤的药物:阿霉素和星形孢菌素(staurosporine)。Hanikoglu等发现,环氧合酶-2抑制剂塞来昔布(celecoxib)与顺铂或PI3K抑制剂渥曼青霉素(wortmannin)联用可抑制PI3K/Akt信号通路,下调Bcl-2的表达,诱导MG63细胞的凋亡。蛋白酶体抑制剂环氧霉素(epoxomicin)可诱导肿瘤坏死因子相关凋亡诱导配体(TNF-related apoptosis-inducing ligand, TRAIL)抵抗细胞株发生细胞凋亡。而另一种蛋白酶体抑制剂MG132可增强TRAIL诱导的细胞凋亡,并抑制OS732细胞的侵袭性。还有很多小分子天然产物都具有治疗骨肉瘤的潜力。例如,梅笠灵(chimaphilin)是从鹿蹄草中提取出来的活性形式,研究发现它可通过IGF-IR信号通路抑制细胞生长,诱导骨肉瘤耐药细胞凋亡,并且能够提高耐药细胞株对阿霉素的敏感性。开瑞坦(claritin)作为草本植物淫羊藿的衍生物可以上调凋亡信号蛋白caspase-3/9的表达,增加caspase-3剪切从而抑制人骨肉瘤细胞的生长。丹参酮是从丹参中提取的有效形式,可激活caspase级联反应,抑制骨肉瘤细胞MG63的增殖和侵袭,促进其凋亡。南蛇藤醇(celastrol)提取自雷公藤,可通过线粒体凋亡途径导致caspase-3/9及PARP的切割诱导骨肉瘤细胞凋亡。还有从槐耳清膏系统里分离出来的均质多糖可诱导U2OS细胞发生内源性线粒体凋亡。采用蟾毒灵(bufalin)处理U2OS细胞会引发细胞线粒体膜电位降低,细胞色素C释放,进而激活caspase-3/9,下调抗凋亡蛋白Bcl-2、Bcl-X的表达,诱导细胞凋亡。黄芩素(baicalein)是一种新型的小分子化合物,可通过caspase依赖及非依赖途径诱导骨肉瘤细胞凋亡,但其在诱导细胞凋亡的同时又可显著提高HSP70的表达，激活PI3K/Akt以及MAPK/ERK信号通路，反而削弱了骨肉瘤细胞对黄芩素的敏感性，阻碍其凋亡。木脂素类鬼臼毒素（cyclolignan picropodophyllin）是一种IGR-IR酪氨酸激酶抑制剂，可检测poly聚合酶及其切割产物，抑制多药耐药骨肉瘤细胞的增殖，诱导凋亡。

2. miRNA调控骨肉瘤细胞凋亡

肿瘤细胞的凋亡涉及多条复杂的信号通路，许多因子如p53、p21、IGF-1、HMGA2、PTEN、Akt等都在凋亡信号通路的调节中起重要的作用，而miRNA可通过作用于这些靶点来调控细胞凋亡。miRNA是一类小的非编码RNA，它可以结合在靶基因的3′端非翻译区来限制翻译水平。

很多miRNA可作为一种肿瘤抑制因子，在骨肉瘤中的表达量很低。例如，*miR-143*可单独靶向抗凋亡蛋白Bcl-2。*miR-199a*和*miR-34a*都可增强p53介导的骨肉瘤细胞的凋亡。*miR-140*的异位过表达可上调p53、p21的蛋白表达水平，增强骨肉瘤细胞对化疗药物氨甲蝶呤以及5-氟尿嘧啶的敏感性。*MiR-26a*可通过靶向骨肉瘤细胞中的IGF-1，抑制其表达从而发挥骨肉瘤的抑制功能。同样作为肿瘤抑制因子的还有*miR-133a*、*miR-133b*，在骨肉瘤细胞中的表达降低，造成骨肉瘤细胞增殖。*MiR-133a*过表达可抑制Bcl-xL及Mcl-1的水平，而*MiR-133b*则可减弱靶基因*BCL2L2*、*MCL-1*、*IGF1R*和*Met*的表达，降低Akt和FAK的磷酸化水平，抑制骨肉瘤细胞U2-OS、MG-63的增殖、侵袭和迁移能力。*miR-490-3p*可通过直接结合到*HMGA2* mRNA 3′端诱导骨肉瘤细胞凋亡。

c-myc是一类重要的转录调控因子，它可被定位在染色体14q32位的一组miRNA所调控，包括*miR-382*、*miR-369-3p*、*miR 544*、*miR-134*。它们在骨肉瘤细胞中的表达量都有所下降，过表达这些miRNA会减弱c-myc的活性，诱发细胞凋亡。

相反，也有很多miRNA对骨肉瘤具有促存活作用。例如，抑制*miR-181a*能促进骨肉瘤的凋亡；*miR-23a*可靶向PTEN的3′端下调其表达，激活Akt/ERK信号通路，促进骨肉瘤的侵袭和迁移；*miR-223*可靶向热休克蛋白90，抑制*miR-223*可引发G_0/G_1期阻滞，促进骨肉瘤细胞凋亡。

3. 蛋白因子调控骨肉瘤细胞凋亡

除了一些小分子化合物及miRNA，很多靶向凋亡信号通路的蛋白因子也可作为一种调控骨肉瘤细胞凋亡的手段。过表达生长素4的抑制剂ING4会激活线粒体凋亡途径，阻断NF-κB信号通路，导致p21、Bax、caspase-3的mRNA水平上升，以及Bcl-2/Bax mRNA水平降低，诱导骨肉瘤细胞凋亡。Runx家族转录因子负责调控细胞生长与分化。Runx2在骨肉瘤中作为一种促凋亡因子可直接靶向Bax。Runx2的缺乏会增强骨肉瘤对化疗药物的敏感性，促进细胞凋亡。FOXO转录因子可通过抑制Wnt/β-联蛋白信号通路抑制肿瘤。放线菌素D则可增强caspase-3的剪切促进骨肉瘤的凋亡。Zeste同源物增强子2（enhancer of zeste homolog 2，EZH2）是polycomb repressive复合体的催化亚基，可通过抑制内源性凋亡途径抑制凋亡。敲低*EZH2*会引发抗凋亡蛋白Bcl-2的表达下调，促凋亡蛋白Bax、Bak的表达上调以及细胞色素C释放，且*EZH2*还可通过沉默*miR-205*、*miR-31*来发挥抑制凋亡的作用。

第二节 细胞自噬与骨肉瘤

一、细胞自噬

自噬，又称为Ⅱ型程序性细胞死亡，是真核细胞所特有的进化上高度保守的机体防御及保护机制。它可以通过细胞中形成的双层膜结构即自噬体来包裹自身受损的细胞器及长寿命蛋白等大分子，再通过与溶酶体融合，形成自噬溶酶体对内容物进行降解，供细胞循环再利用，以维持细胞内能量和物质的稳态。

从形态学上来说，自噬起源于自噬体膜结构的形成——胞质中内质网及高尔基体等膜结构的细胞器作为供体，提供游离的膜结构用于形成隔离膜。隔离膜内包围细胞中受损细胞器及错误折叠的蛋白等逐渐延伸形成完整的双层膜结构，即自噬体；然后自噬体与溶酶体融合形成单层膜结构，即自噬性溶酶体（autolysosome）；最终溶酶体内的各种酸性水解酶对其内容物进行降解再循环利用。

目前观察到的细胞自噬水平的升高，一方面可能是由于上游自噬体的增多而导致的，另一方面也可能是由于下游与溶酶体融合内含物的降解被阻断而造成的。一般来说，从自噬体到自噬溶酶体形成的一个动态循环过程是一种完整的自噬，而下游降解被阻断的自噬则是一种不完整的自噬，而不同的自噬也会产生不同的生物学效应，对细胞的命运影响也是不同的。

在正常的生理状态下，机体会维持基础水平的细胞自噬，但当产生环境压力，如饥饿、低氧、氧化应激、病原体感染等情况时，细胞自噬水平会升高。在饥饿状态下，自噬降解的产物主要用于维持细胞的基本代谢及生命活动。当感染病原体时，自噬则作为细胞的一种自我防御和保护机制，用于降解和消除外来的病原体。

二、自噬起始的分子机制

自噬的过程可以被细分为以下步骤：自噬体的诱导、成核、延伸、闭合，与溶酶体的融合、降解以及循环。这其中有超过30种自噬相关基因ATG参与。这些基因可被大致分为5组：Atg1复合体、PI3K-Beclin1复合体、Atg12共价连接系统、Atg8共价连接系统和Atg9-Atg18复合物，详细过程如图13-2-1所示。

自噬起始于半月状隔离膜的形成，它会被上游的一个ULK复合体所调控。ULK复合体由ULK1/2（酵母Atg1的同源物）、相对分子质量200 kDa的黏着斑激酶家族互作蛋白（FIP200）以及Atg13所组成。在通常情况下，mTORC结合ULK复合体使其失活，当细胞缺乏营养或者在雷帕霉素处理下，mTOR受到抑制时ULK1/2被激活，FIP200及Atg13磷酸化激活开始自噬。所以，在通常情况下自噬调节的第一步需要抑制mTOR丝氨酸/苏氨酸激酶的活性。

自噬开始后，在哺乳动物细胞中半月状隔离膜形成，即自噬体的成核需Vps34、Beclin1（哺乳动物细胞中为Atg6）、Atg14、Vps15共同组成一个多分子复合物来发挥作用。凋亡相关蛋白Bcl2和Bcl-XL还可对Belin1进行调控，自噬抑制剂3-甲基腺嘌呤（3-methyladenine，3-MA）可在这一步抑制自噬体的合成。

自噬体的延伸需要2条泛素样蛋白加工过程参与。其中一条信号通路主要为Atg5和Atg12的共价连接，这一过程需要Atg7（类似泛素连接酶E1）和Atg10（类似泛素连接酶E2酶）的参与；第二条信号通路包括磷脂酰乙醇胺PE与LC3（酵母Atg8同源物）的结合，这个过程则需要蛋白酶Atg4、Atg7及Atg3的协助。LC3合成初期以全长的形式存在于胞质中，当自噬发生时水溶性的LC3-I与PE结合转化为定位于自噬体表面的LC3-Ⅱ。

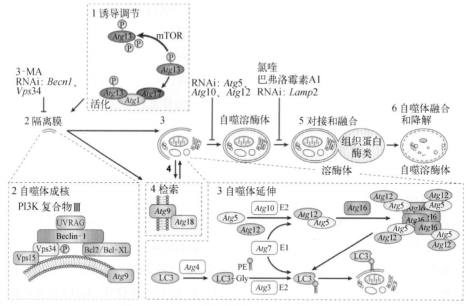

图 13-2-1 自噬起始的分子机制及调控手段

自噬的第四步是一个检索机制，Atg9和Atg18复合体参与其中。Atg9可能与运输膜脂形成封闭的自噬体有关，但其中的机制还不是很清楚。然后，自噬体与溶酶体融合后形成自噬溶酶体。除了用自噬体与溶酶体融合的抑制剂如氯喹（chloroquine）以及巴弗洛霉素A1（bafilomycin A1）对这个过程进行抑制外，将溶酶体相关膜糖蛋白2敲除也能在这一步阻断自噬。自噬流的最后一步为自噬体所包含的内容物被溶酶体酶降解再循环（见图13-2-1）。

三、骨肉瘤细胞自噬的调控

细胞自噬是一种复杂的、可被正向或负向精确调控的细胞生物学过程。细胞内的多条信号通路均可参与调控细胞自噬。研究最多的机制就是PI3K/Akt/mTOR信号通路，它是一种应答营养缺陷的自噬负调控通路。在正常情况下，PI3K/Akt/mTOR处于激活状态，自噬水平受到抑制，细胞维持正常生长增殖状态。而当饥饿或缺氧时，mTOR受到抑制，自噬激活，且mTOR对雷帕霉素的处理非常敏感，即使在营养充足的情况下雷帕霉素也能抑制mTOR促进自噬，这说明mTOR的确可以下调自噬。

参与调控自噬与肿瘤发生的另一个机制为Beclin1———一种Bcl2的互作蛋白，它是哺乳动物半月状隔离膜形成中Ⅲ型PI3K（Vps34）蛋白复合体的一个组分。Vps34-Beclin1的相互作用可被抗凋亡蛋白Bcl2以及Bcl-X所调控。

在骨肉瘤中，通过Beclin1复合体的激活所调控的自噬较为常见。例如，Barkor（Beclin1-associated autophagy-related key regulator）可通过直接与Beclin1以及UVRAG（UV radiation resistant gene product）相互作用诱导U2OS细胞发生自噬。Barkor敲低后U2OS细胞自噬水平降低，过表达后自噬水平升高。Saos-2细胞经抗肿瘤化合物二甲氧基雌二醇处理后，Bcl-2磷酸化活化了Beclin 1/Vps34复合体，导致p53靶基因DRAM（damaged regulated autophagy modulator）表达上调，促进了JNK的激活从而诱导了自噬。缺氧是实体瘤的一个共性，实体瘤内部的缺氧可通过缺氧诱导因子非依赖性途径增强自噬，促进SQSTM11/p62的降解。Rb基因也与骨肉瘤细胞的自噬相关，它可通过抑制E2F1下调Bcl-2表达，激活Beclin 1/Vps34复合体，诱导骨肉瘤细胞自噬。Rb基因所诱导的细胞自噬是mTOR信号通路非依赖性的。坏死相关蛋白RIP3在诱导U2OS的保护性自噬中也起到重要的作用。高速泳动族蛋白1（high-mobility group box 1，HMGB1）可调控Beclin 1/Vps34复合体的形成，诱导自噬，增强骨肉瘤细胞的化疗耐药；且在3种骨肉瘤细胞MG63、Saos-2、U2OS中转染HMGB1 cDNA，可减弱细胞的化疗敏感性。

近年来的研究表明，转录因子STAT3可抑制蛋白激酶R（PKR），进而抑制启动子eIF2α，抑制自噬。最近又有研究表明，骨肉瘤细胞的自噬也与PI3K/Akt/mTOR信号通路有关，吉西他滨可抑制Akt、mTOR的活性，激活Beclin 1/Vps34复合体，诱导自噬。

四、自噬与肿瘤：细胞生存和细胞死亡

作为真核细胞内的一种高度保守且受多条信号通路精确调控的重要细胞生物学过程，自噬与机体的多种关键生理、病理过程都息息相关。一方面，自噬在机体的生长、发育、代谢、衰老及免疫等过程中发挥重要的调节作用，维持细胞内环境稳态以及能量营养的动态平衡，有助于细胞抵御内外环境压力，参与

抑制肿瘤、神经退行性疾病等重大疾病的发生。另一方面，自噬的降解清除作用反而可能为肿瘤等疾病的发展以及肿瘤耐药创造有利的条件。

自噬对肿瘤的作用是一把双刃剑。在肿瘤发生早期，自噬可以维持基因组稳定，保持细胞内环境稳定。例如，慢性细胞死亡和炎症反应都可能促进肿瘤发生，但自噬可清除这些损伤，从而抑制了原癌基因被激活和肿瘤的发生。抑制自噬则导致癌前细胞的持续生长，此时自噬发挥的是肿瘤抑制作用。

当癌症处于发展阶段时，肿瘤细胞持续分裂增殖需要很快的代谢速度以提供养分，癌细胞利用自噬作为一种保护机制来对抗营养缺乏及缺氧。这种现象在供血不足的实体肿瘤内部更为明显，此时自噬发挥的是促肿瘤细胞生长、存活的作用。在肿瘤发展过程中，自噬还可保护细胞免受放化疗损伤，促进肿瘤耐药。一方面，这种保护作用可能是通过清除受损大分子或细胞器保护细胞抵抗凋亡，来维持恶性肿瘤细胞的持续增殖；另一方面，自噬效应有助于癌细胞进入休眠状态，这可能也是肿瘤复发和耐药的一个原因。目前，已有很多证据显示抑制自噬可以增强抗癌药物的效果。

在肿瘤发展过程中，自噬主要表现为促肿瘤细胞存活效应。但当自噬被超过度激活时有可能会导致肿瘤细胞死亡，长期的压力导致长时间的自噬激活也能引发细胞死亡，这也是一个自噬抑制肿瘤的机制。细胞过度损伤可能会引发过强的自噬效应，最终细胞自身被过度消耗而死亡。细胞死亡的同时伴随着细胞自噬的发生，这种情况并不能确定细胞死亡一定是由自噬引起的。但如果抑制自噬会减少或完全抑制细胞死亡，则可以认为这种细胞死亡是自噬依赖的，即自噬性细胞死亡。如纳米材料诱导 HeLa 细胞自噬的同时伴随着细胞死亡，抑制自噬后细胞死亡率明显降低。

五、自噬与骨肉瘤治疗

如前所述，在骨肉瘤中，自噬的不同种类、不同激活强度和时间都可能对癌细胞造成不同的影响。以自噬作为靶点，在肿瘤生长的不同阶段选择不同方式对自噬进行调控（促进或抑制自噬）已成为当今肿瘤治疗领域的一个新策略。在骨肉瘤中，已发现许多试剂与药物都可引发自噬，或是增加肿瘤细胞对药物的敏感性，或是促进肿瘤细胞耐药，总结如**表 13-2-1**所示。

表13-2-1 自噬在骨肉瘤中的双面效应

试 剂	自 噬 效 应
天然产物（姜黄素、木犀草素、老刺木胺）	肿瘤抑制
DSTD	肿瘤抑制
2-甲氧雌二醇	肿瘤抑制
天然产物（双氢青蒿素、毛兰素、硫化砷）	肿瘤促进
阿霉素、顺铂、氨甲蝶呤	肿瘤促进
吉西他滨	肿瘤促进/肿瘤抑制

1. 自噬促进骨肉瘤细胞的化疗敏感性

很多天然产物引发的骨肉瘤细胞自噬都具有化疗增敏的效果。例如，姜黄素可引发KHOS细胞发生自噬性细胞死亡。黄酮类化合物木犀草素可上调Beclin1的表达并增强阿霉素诱导的U2OS细胞的自噬水平，产生协同效应促进细胞死亡。生物碱老刺木胺作为一种自噬诱导剂，对于普通肿瘤细胞以及多药耐药肿瘤细胞都具有凋亡非依赖的细胞毒性效应。用自噬抑制剂预处理骨肉瘤细胞，或转染自噬关键基因的siRNA可减弱老刺木胺对阿霉素的增敏效果。还有一些小分子化合物，例如，DSTD是一种新型的雄烯二酮衍生物，它可抑制MG63、U2OS中的巨噬细胞移动游走抑制因子（macrophage migration inhibitory factor，MIF）的表达，下调Bcl-2的表达，抑制HMGB1的转位，诱导自噬，促进骨肉瘤细胞对DSTD的化疗敏感性，从而抵抗耐药。2-甲氧雌二醇（2-ME）可促进骨肉瘤细胞中自噬体的形成，并有助于其对肿瘤细胞的杀伤。

2. 自噬促进骨肉瘤细胞化疗耐药

小分子化合物诱导自噬促进细胞耐药的例子有很多，如双氢青蒿素DHA、石斛系列提取物毛兰素、雄黄提取物硫化砷都可诱导骨肉瘤细胞发生保护性自噬，促进耐药。

HMGB1所介导的自噬与骨肉瘤的化疗耐药有很大的关联。但作为一种补偿机制，HMGB1的靶miRNA：*miR-22*在化疗过程中也会表达上调，过表达*miR-22*会抑制HMGB1诱导的自噬；而*miR-22*对HMGB1诱导自噬的抑制会减弱骨肉瘤细胞的增殖和迁移能力。HMGB1表达上调会与Bcl-2竞争结合

Beclin1，促进Beclin 1/Vps34复合体的形成，刺激自噬体的成熟，抑制HBM1及自噬在体内和体外水平都可增强骨肉瘤细胞对化疗的敏感性。自噬起始的上游因子ULK1-FIP200复合体可调控HMGB1与Beclin1的相互作用，促进Beclin 1/Vps34复合体的形成，引发骨肉瘤细胞耐药。HMGN5可通过上调ULK1、Beclin1以及LC3 Ⅱ的表达增加自噬，促进骨肉瘤细胞对化疗的耐药性。因此，在骨肉瘤细胞中，尤其是化疗药物处理后的骨肉瘤细胞中，HMGN5表达水平很高。*miR-101*可减弱自噬体形成过程中泛素化连接系统中的重要基因*Atg*4的表达，从而抑制了阿霉素诱导的U2OS细胞中自噬性囊泡的形成，自噬的阻断增强了细胞对阿霉素的化疗敏感性。

3. 化疗药物引发的自噬对细胞生存的影响

顺铂、阿霉素、氨甲蝶呤都可诱导骨肉瘤细胞发生自噬，产生化疗耐药。吉西他滨具有良好的抑制骨肉瘤肺转移的效果，然而很多细胞也会对吉西他滨产生耐药。最近很多研究发现，吉西他滨可通过诱导不同的人源（LM7和CCH-OS-D）及鼠源（K7M3）骨肉瘤细胞发生自噬从而增强化疗敏感性或产生耐药。吉西他滨对不同骨肉瘤细胞系诱导的不同自噬所产生的促生存或死亡的效应都是不同的，且与物种无关。例如，在两种人源骨肉瘤细胞（LM7和CCH-OS-D）中，吉西他滨诱导的自噬效应对癌细胞的影响恰恰相反。因此，化疗药物诱导的不同的自噬效应与细胞本身及环境均有关系（见表13-2-1）。

第三节　细胞坏死与骨肉瘤

长期以来，细胞坏死一直被认为是一种非信号调节的、无序的细胞死亡过程，其特点是细胞体积增大，细胞器肿胀，细胞膜破裂，细胞内容物大量释放，引发剧烈的炎症反应。从20世纪末以来，这个观点陆续受到很多实验结果的考验。直至2005年，Degterev等提出了程序性坏死（necroptosis）的概念，即一种由受体介导的、不依赖于caspase，受高度调节且具有典型坏死性形态特征的细胞死亡过程。RIP1以及受体RIP3信号通路参与其调控，且可被小分子物质necrostatin-1（Nec-1）特异性抑制。

一、坏死信号通路

在受到物理或化学的严重损伤时，很多种的死亡受体、Toll样受体等都可启动程序性坏死，其中TNFR1相关信号通路被研究得最为广泛。

TNFR1可与TNF-α结合形成二聚体，活化后募集相关的下游信号分子：TNFR相关死亡结构域（TRADD）、TNFR相关因子2、凋亡蛋白抑制因子（cIAP1、cIAP 2）及受体相互作用蛋白1（RIP1），组成超分子复合物——TNFR1复合体Ⅰ。复合体Ⅰ可通过介导下游不同的信号通路诱导细胞的生存、凋亡、坏死及炎症反应等多种生物学过程。其中RIP1的泛素化状态决定了细胞的最终走向是生存还是死亡。cIAP1和cIAP2属于E3泛素化连接酶，可介导RIP1的多聚泛素化。当RIP1的K63结构域泛素化为蛋白激酶TAK1后可形成TAK1/TAB2/TAB3复合物，进而激活NF-κB信号转导通路，引发细胞存活或炎症反应等。

若RIP1被去泛素化酶CYLD、A20等去除泛素后，TAK1-TAB2-TAB3复合物的形成受到抑制，引发下游的凋亡或坏死信号通路。RIP1从TNFR1上解离后进入细胞质，与RIP3、TRADD、FADD及caspase-8结合形成新的超分子复合物——复合体Ⅱ。当复合物Ⅱ形成后，细胞将面临2个不同的结局：凋亡和程序性坏死。当凋亡机制正常时，复合体Ⅱ上的caspase-8活化，RIP1和RIP3裂解而失活，程序性坏死信号通路受到抑制，进一步激活了caspase依赖的细胞凋亡途径。若通过药物等手段抑制caspase-8活性时，复合物Ⅱ则会传递程序性坏死的信号。

死亡受体激活一般都会引发细胞凋亡而非坏死。而当细胞凋亡机制存在缺陷，如caspase-8功能受抑制（zVAD-fmk、cFLIPL）、FADD缺失时，RIPI和RIP3结合形成坏死小体启动程序性坏死信号通路。坏死小体的形成及磷酸化是诱导程序性坏死的关键和标志。

RIP1/RIP3坏死小体只是一种上游的促坏死信号，在程序性坏死的执行阶段，下游的细胞死亡分子机制仍不是很清楚。目前只发现了几种可能的分子机制，包括氧化应激、线粒体损伤及溶酶体膜通透性变化等。

二、细胞坏死与骨肉瘤治疗

近年来的研究表明，许多药物及天然产物都可通过诱导骨肉瘤细胞坏死而达到抗肿瘤的效应。紫草素是一类典型的诱导多种癌细胞发生坏死的中药提取物，可通过诱导RIP1/RIP3依赖的坏死产生抗骨肉瘤效应。紫草素也是多发性骨髓瘤细胞的蛋白酶体抑制剂。有趣的是，低浓度的紫草素联合热休克蛋白抑制剂诱导多发性骨髓瘤细胞发生凋亡，而高浓度的紫草素则可诱导其坏死。在血卟啉类光敏剂喜泊分（hiporfin）介导的骨肉瘤光动力治疗中，坏死抑制剂Nec-1可抑制喜泊分的光动力效果，而凋亡抑制剂Z-VAD-FMK却无影响。这说明喜泊分介导的光动力治疗可诱导骨肉瘤细胞发生坏死而非凋亡。5-氨基酮戊酸（5-ALA）介导的光动力治疗可引发U2OS细胞坏死，但自噬在其中起了保护性作用。

三、凋亡、自噬、坏死的相互作用与骨肉瘤治疗

1. 凋亡、自噬、坏死的相互作用

凋亡、自噬、坏死在形态学及生理过程中具有显著的差异，然而它们之间也存在一定的内在联系。在某些情况下，自噬和凋亡可发挥协同效果；而在另一些情况下，只有抑制凋亡自噬才会发生。

研究表明，自噬无论是作为监护者还是作为执行者发挥作用，都取决于细胞癌变的程度、细胞内环境以及药物对癌细胞的作用。

程序性坏死是一种caspase非依赖性细胞死亡，当caspase被抑制时它可作为一种凋亡的反馈机制。紫草素在坏死抑制剂Nec-1的作用下可由诱导细胞坏死转为凋亡。这种死亡形式的改变可能是由于线粒体膜通透性发生了变化而导致的。在特定情况下，凋亡和程序性坏死可同时发生。

程序性坏死还可伴随自噬，具体机制尚不清楚。但有很多数据显示它们之间确实存在着复杂的关系。在小鼠成纤维细胞L929中，广谱的caspase抑制剂z-vad引发了细胞死亡，这种死亡应答伴随着自噬性膜泡的增多，RIPK1，ATG7或是Beclin-1表达的降低都可抑制此死亡应答。这一方面说明自噬相关基因有助于引发细胞的坏死，另一方面说明caspase的激活可能会抑制自噬性细胞死亡。

细胞凋亡、自噬和坏死之间的相互作用如**图13-3-1**所示。细胞是发生凋亡、自噬还是坏死取决于多种因素，包括能量（ATP）供应、外界损伤与压力、特

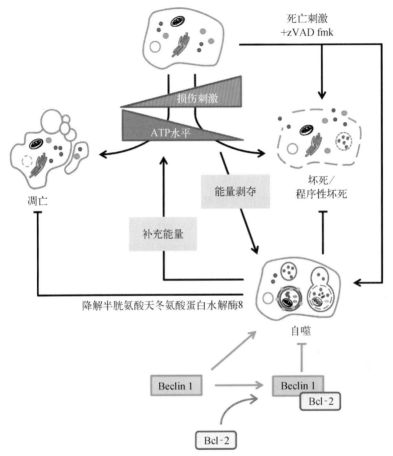

图 13-3-1 凋亡、自噬、坏死的相互作用

异性抑制剂（如caspase抑制剂zVAD-fmk）。细胞中ATP水平下降通常会引发自噬以维持细胞生存，此时坏死会被抑制；如果自噬不足以维持细胞内充足的ATP能量，坏死则会启动。而细胞凋亡的引发则需要细胞内足量的ATP以保证caspase信号通路的激活。当细胞受到外界压力或损失时，高水平的刺激会引发坏死，而相对低水平的刺激则诱导凋亡。一般来说，凋亡是细胞死亡的第一选择，只有当凋亡机制受到抑制时坏死才会启动，但在某些情况中坏死也会占细胞死亡的主导地位。而当凋亡受到抑制时，自噬也可能会发生，此时它既可拮抗坏死又可与坏死协同促进细胞死亡。凋亡可通过Bcl-2与Beclin1的作用调控自噬，自噬也可通过降解caspase-8来调控凋亡。

2. 凋亡与自噬的协同效应与骨肉瘤治疗

普罗黄素是一类吩啶衍生物，剂量依赖性地抑制骨肉瘤细胞MG63的增殖，而凋亡和自噬在其中发挥着协同抗肿瘤的作用。南蛇藤醇是从中药中提取的一种三萜类物质，可通过ROS/JNK信号通路诱导骨肉瘤细胞发生自噬，抑制自噬后凋亡也会减弱。吩啶黄可通过凋亡和自噬的协同作用抑制骨肉瘤细胞的生长，促进死亡。羽苔素（riccardin D）可诱导LC3 Ⅱ的聚集且细胞中有大量的酸性囊泡，它同样可通过凋亡和自噬的协同作用促进骨肉瘤细胞死亡。

3. 凋亡与自噬的拮抗效应与骨肉瘤治疗

Beclin1是一种调控自噬的关键基因，与肿瘤、衰老、神经退行性疾病等多种疾病的病理过程相关。敲低*Atg*6或*Beclin*1表达后，骨肉瘤细胞的增殖、侵袭和迁移能力降低，说明抑制自噬可以增加骨肉瘤细胞的化疗敏感性，促进抗癌药物的疗效。HSP90抑制剂GA可通过抑制Akt/mTOR/p70S6K信号通路诱导KTHOS细胞发生凋亡，同时它还可诱导caspase依赖的凋亡途径，GA与自噬抑制剂3-MA联用可促进骨肉瘤细胞的凋亡。NSC185058是一种ATG4B的拮抗剂，可以结合ATG4的活性部位，却对MTOR以及PtdIns3K活性无影响。NSC185058可抑制骨肉瘤细胞自噬，减弱其生长。雷帕霉素可减弱mTOR的磷酸化水平，诱导自噬。而Spautin-1可抑制雷帕霉素的保护作用，有效地诱导骨肉瘤细胞凋亡。Dendropanoxide可通过激活ERK1/2信号通路抑制自噬，促进骨肉瘤细胞凋亡。双氢青蒿素可通过p53信号通路诱导U2OS细胞凋亡，随后发生自噬。自噬抑制剂3-MA会提高双氢青蒿素诱导的凋亡水平，提示自噬在其中发挥了一种促细胞生存的保护作用。骨肉瘤治疗面临的一个很大问题就是化疗耐药，*PERK*通过抑制mTOR信号通路激活骨肉瘤细胞自噬，敲低*PERK*可抑制自噬促进细胞凋亡，说明自噬与骨肉瘤的化疗耐药相关。

四、总结与展望

长期以来，骨肉瘤的化疗耐药及转移一直都是骨肉瘤治疗过程中面临的最大问题。本章主要总结了凋亡、自噬及坏死信号通路在骨肉瘤增殖、侵袭、迁移等方面的作用；各种凋亡、自噬、坏死调控手段在骨肉瘤转移耐药治疗中潜在的靶点；凋亡、自噬、坏死之间的相互作用、相互调控对骨肉瘤治疗的影响，以期从程序性细胞死亡的角度研究骨肉瘤的转移及耐药，开发更多的治疗骨肉瘤的新思路与新方法。

目前，对这方面的研究也有一定的局限性。例如，很多报道表明程序性坏死与肿瘤耐药有很大关系，但其在骨肉瘤耐药中的报道还很少。自噬在骨肉瘤化疗耐药中扮演着一种保护性的角色，所以常将不同的调节自噬的手段作为一种治疗骨肉瘤耐药的新方法。但介于自噬的双面性，不同的自噬在不同的肿瘤以及不同的化疗药物处理的情况下可能发挥的作用也是不同的，所以自噬的作用以及治疗方法具有一定的特异性，不可一概而论。在选择自噬相关的治疗方案时一定要明确自噬所起的作用以及影响化疗药发挥药效的机制，可选择适当的自噬调节剂与普通的化疗药物联用，以达到改善药效延长患者生存率的目的。

凋亡、自噬与程序性坏死三者之间既有明确的形态学及分子生物学上的分类，又有非常复杂的内在交叉与联系，但三者之间如何互相作用、互相调控的分子机制还有待于进一步明确。研究者们试图去实现凋亡、自噬、坏死信号通路与网络的详细追踪，明确它们与肿瘤治疗之间的关系。研究凋亡与自噬在骨肉瘤中的靶点有助于开发一系列新型的靶向试剂，不仅调控单个基因与蛋白，而且改变整体相关信号通路的生物学效应，甚至是调控完整的程序性细胞死亡的网络，以达到治疗肿瘤的目的。这方面的研究从基因、蛋白、信号通路及系统水平上，为程序性细胞死亡在骨肉瘤治疗中的应用提供了新的视角与思路。

-------------------------------- 参 考 文 献 --------------------------------

[1] Akin D, Wang S K, Habibzadegah-Tari P, et al. A novel ATG4B antagonist inhibits autophagy and has a negative impact on osteosarcoma tumors[J]. Autophagy. 2014, 10(11): 2021-2035.

[2] Argun M, Tok L, Uguz A C, et al. Melatonin and amfenac modulate calcium entry, apoptosis, and oxidative stress in ARPE-19 cell culture exposed to blue light irradiation (405 nm)[J]. Eye(Lond), 2014, 28(6): 752-760.

[3] Buddingh E P, Ruslan S E, Berghuis D, et al. Lankester AC (2012) Intact interferon signaling in peripheral blood leukocytes of high-grade osteosarcoma patients[J]. Cancer Immunol Immunother, 61(6): 941-947.

[4] Chang Z, Huo L, Li K, et al. Blocked autophagy by miR-101 enhances osteosarcoma cell chemosensitivity in vitro[J]. ScientificWorld Journal, 2014, 2014: 794756.

［5］ Chen Y, Li M, Li Z, et al. Bufalin induces apoptosis in the U2OS human osteosarcoma cell line via triggering the mitochondrial pathway［J］. Mol Med Rep, 2016, 13(1): 817−822.

［6］ Daqian W, Chuandong W, Xinhua Q, et al. Chimaphilin inhibits proliferation and induces apoptosis in multidrug resistant osteosarcoma cell lines through insulin-like growth factor-I receptor (IGF-IR) signaling［J］. Chem Biol Interact, 2015, 237: 25−30.

［7］ Dhule S S, Penfornis P, Frazier T, et al. Curcumin-loaded γ -cyclodextrin liposomal nanoparticles as delivery vehicles for osteosarcoma［J］. Nanomedicine, 2012, 8(4): 440−451.

［8］ DiDonato J A, Mercurio F, Karin M. NF-κ B and the link between inflammation and cancer［J］. Immunol Rev, 2012, 246(1): 379−400.

［9］ Ding L, He S, Sun X. HSP70 desensitizes osteosarcoma cells to baicalein and protects cells from undergoing apoptosis［J］. Apoptosis, 2014, 19(8): 1269−1280.

［10］ Fan J, Yang X, Bi Z. Acriflavine suppresses the growth of human osteosarcoma cells through apoptosis and autophagy［J］. Tumour Biol, 2014, 35(10): 9571−9576.

［11］ Guan H, Tan P, Xie L, et al. FOXO1 inhibits osteosarcoma oncogenesis via Wnt/beta-catenin pathway suppression［J］. Oncogenesis, 2015, 4(9): e166.

［12］ Hanikoglu F, Cort A, Ozben H, et al. Epoxomicin Sensitizes Resistant Osteosarcoma Cells to TRAIL Induced Apoptosis［J］. Anticancer Agents Med Chem, 2015, 15(4): 527−533.

［13］ He M X, He Y W. A role for c-FLIP(L) in the regulation of apoptosis, autophagy, and necroptosis in T lymphocytes［J］. Cell Death Differ, 2013, 20(2): 188−197.

［14］ Horie R, Nakamura O, Yamagami Y, et al. Apoptosis and antitumor effects induced by the combination of an mTOR inhibitor and an autophagy inhibitor in human osteosarcoma MG63 cells［J］. Int J Oncol, 2016, 48(1): 37−44.

［15］ Huang J, Liu K, Yu Y, et al. Targeting HMGB1-mediated autophagy as a novel therapeutic strategy for osteosarcoma［J］. Autophagy, 2012, 8(2): 275−277.

［16］ Jianwei Z, Fan L, Xiancheng L, et al. MicroRNA 181a improves proliferation and invasion, suppresses apoptosis of osteosarcoma cell［J］. Tumour Biol, 2013, 34(6): 3331−3337.

［17］ Jouan-Lanhouet S, Arshad M I, Piquet-Pellorce C, et al. TRAIL induces necroptosis involving RIPK1/RIPK3-dependent PARP-1 activation［J］. Cell Death Differ, 2012, 19(12): 2003−2014.

［18］ Khan N, Lawlor K E, Murphy J M, et al, More to life than death: molecular determinants of necroptotic and non-necroptotic RIP3 kinase signaling［J］. Curr Opin Immunol, 2014, 26(5): 76−89.

［19］ Lalaoui N, Lindqvist L M, Sandow J J, et al. The molecular relationships between apoptosis, autophagy and necroptosis［J］. Semin Cell Dev Biol, 2015, 39: 63−69.

[20] Li G, Cai M, Fu D, et al, Heat shock protein 90B1 plays an oncogenic role and is a target of microRNA-223 in human osteosarcoma[J]. Cell Physiol Biochem, 2012, 30(6): 1481-1490.

[21] Li H Y, Zhang J, Sun L L, et al. Celastrol induces apoptosis and autophagy via the ROS/JNK signaling pathway in human osteosarcoma cells: an in vitro and in vivo study[J]. Cell Death Dis, 2015, 6(1): e1604.

[22] Li M, Zhu Y, Zhang H, et al. Delivery of inhibitor of growth 4 (ING4) gene significantly inhibits proliferation and invasion and promotes apoptosis of human osteosarcoma cells[J]. Sci Rep, 2014, 4: 7380.

[23] Liu P, Xu B, Shen W, et al. Dysregulation of TNFa-induced necroptotic signaling in chronic lymphocytic: suppression of CYLD gene by LEF1[J]. Leukemia, 2012, 26(6), 1293-1300.

[24] Liu Y, Zhao L, Ju Y, et al. A novel androstenedione derivative induces ROS-mediated autophagy and attenuates drug resistance in osteosarcoma by inhibiting macrophage migration inhibitory factor (MIF)[J]. Cell Death Dis, 2014, 5(8): e1361.

[25] Long J S, Ryan K M. New frontiers in promoting tumourcell death: targeting apoptosis, necroptosis and autophagy[J]. Oncogene, 2012, 31(49): 5045-5060.

[26] Lu D F, Wang Y S, Li C, et al. Actinomycin D inhibits cell proliferations and promotes apoptosis in osteosarcoma cells[J]. Int J Clin Exp Med, 2015, 8(2): 1904-1911.

[27] Miao X D, Cao L, Zhang Q, et al. Effect of PI3K-mediated autophagy in human osteosarcoma MG63 cells on sensitivity to chemotherapy with cisplatin[J]. Asian Pac J Trop Med, 2015, 8(9): 731-738.

[28] Mori M, Hitora T, Nakamura O, et al. Hsp90 inhibitor induces autophagy and apoptosis in osteosarcoma cells[J]. Int J Oncol, 2015, 46(1): 47-54.

[29] Ofengeim D, Yuan J. Regulation of RIP1 kinase signalling at the crossroads of inflammation and cell death[J]. Nat Rev Mol Cell Biol, 2013, 14(11): 727-736.

[30] Roos A, Satterfield L, Zhao S, et al. Loss of Runx2 sensitises osteosarcoma to chemotherapy-induced apoptosis[J]. Br J Cancer, 2015, 113(9): 1289-1297.

[31] Rubinsztein D C, Shpilka T, Elazar Z. Mechanisms of autophagosome biogenesis[J]. Curr Biol, 2012, 22(1): R29-R34.

[32] Safa A R. Roles of c-FLIP in apoptosis, necroptosis, and autophagy[J]. J Carcinog Mutagen, 2013, Suppl 6: 3.

[33] Tian K, Di R, Wang L. MicroRNA-23a enhances migration and invasion through PTEN in osteosarcoma[J]. Cancer Gene Ther, 2015, 22(7): 351-359.

[34] Tian Y, Zhang Y Z, Chen W. MicroRNA-199a-3p and microRNA-34a regulate apoptosis in human osteosarcoma cells[J]. Biosci Rep, 2014, 34(4).

［35］ Wada N, Kawano Y, Fujiwara S, et al. Shikonin, dually functions as a proteasome inhibitor and a necroptosis inducer in multiple myeloma cells［J］. Int J Oncol, 2015, 46(3): 963-972.

［36］ Wang H, Zhang T, Sun W, et al. Erianin induces G2/M-phase arrest, apoptosis, and autophagy via the ROS/JNK signaling pathway in human osteosarcoma cells in vitro and in vivo［J］. Cell Death Dis, 2016, 7(6): e2247-e2247.

［37］ Wang X F, Wang J. Icaritin suppresses the proliferation of human osteosarcoma cells in vitro by increasing apoptosis and decreasing MMP expression［J］. Acta pharmacol Sin, 2014, 35(4): 531-539.

［38］ Wang Y, Ji Y, Hu Z, et al. Riccardin D induces cell death by activation of apoptosis and autophagy in osteosarcoma cells［J］. Toxicology in Vitro, 2013, 27(6): 1928-1936.

［39］ Warat M, Sadowski T, Szliszka E, et al. The role of selected flavonols in tumor necrosis factorrelated apoptosis-inducing ligand receptor-1 (TRAIL-R1) expression on activated RAW 264. 7 macrophages［J］. Molecules, 2015, 20(1): 900-912.

［40］ Yang C, Gao R, Wang J, et al. High-mobility group nucleosome-binding domain 5 increases drug resistance in osteosarcoma through upregulating autophagy［J］. Tumour Biol, 2014, 35(7): 6357-6363.

［41］ Yang Z N J, Chee C E, Huang S B, et al. The Role of autophagy in cancer: therapeutic implications［J］. Mol Cancer Ther, 2011, 10(9): 1533-1541.

［42］ Zhang Q, Padi S K, Tindall D J, et al. Polycomb protein EZH2 suppresses apoptosis by silencing the proapoptotic miR-31［J］. Cell Death Dis, 2014, 5(10): e1486.

［43］ Zhang W, Li Q, Song C, et al. Knockdown of autophagy-related protein 6, Beclin-1, decreases cell growth, invasion, and metastasis and has a positive effect on chemotherapy-induced cytotoxicity in osteosarcoma cells［J］. Tumour Biol, 2015, 36(4): 2531-2539.

［44］ Zhang Y J, Zheng F, Yang T L, et al. Tuning the autophagy-inducing activity of lanthanide-based nanocrystals through specific surface-coating peptides［J］. Nat Mater, 2012, 11(9): 817-826.

［45］ Zhang Y, Wei R X, Zhu X B, et al. Tanshinone Ⅱ A induces apoptosis and inhibits the proliferation, migration, and invasion of the osteosarcoma MG-63 cell line in vitro ［J］. Anticancer Drugs, 2012, 23(2): 212-219.

［46］ Zhao X, Ma S, Liu N, et al. A polysaccharide from Trametes robiniophila Murrill induces apoptosis through intrinsic mitochondrial pathway in human osteosarcoma (U-2 OS) cells［J］. Tumour Biol, 2015, 36(7): 5255-5263.

［47］ Zhou F, Yang Y, Xing D. Bcl-2 and Bcl-xL play important roles in the crosstalk between autophagy and apoptosis［J］. FEBS J , 2011, 278(3): 403-413.

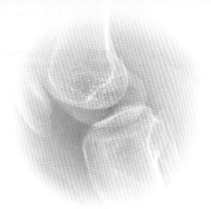

第十四章

骨肉瘤的免疫治疗研究与进展

王崇任

　　免疫系统是机体执行免疫应答及免疫功能的重要系统。人体免疫系统的抗肿瘤免疫过程非常复杂，主要包括免疫监视、免疫细胞浸润、肿瘤细胞裂解等，肿瘤通过分泌免疫抑制因子与下调表面标志物避免抗肿瘤免疫作用。免疫疗法的目的就是消除逃逸阶段，重新激活患者免疫系统的抗肿瘤免疫作用，以识别和破坏肿瘤细胞。目前常见的肿瘤免疫治疗方法包括靶向治疗、肿瘤疫苗、过继性细胞治疗和免疫检查点抑制剂治疗等。免疫治疗作为一种新的生物治疗方法应用于成人恶性肿瘤取得了令人鼓舞的效果，但对其应用于骨肉瘤研究相对较少。骨肉瘤的若干生物学特征表明，调节免疫反应可能会为骨肉瘤治疗带来一线希望。研究发现基于肿瘤免疫的过继性细胞免疫治疗可能对骨肉瘤具有一定的疗效。

[通信作者]　王崇任，Email：wang.chognren@shgh.cn

第一节　骨肉瘤免疫治疗概述

骨肉瘤是最常见的骨原发性恶性肿瘤，好发于青少年和儿童。近年来虽然通过新辅助化疗结合手术切除，生存率有所上升，但患者仍存在较高的肺转移风险。

虽然原发肿瘤常经手术切除，但除非辅助性化疗外，否则患者仍处于最终可能发生肺转移的高风险中。即便如此，预计只有 2/3 的初期局限性肿瘤患者能够治愈，转移性或复发性肿瘤患者的长期存活率低于 30%。由于无法有效地优化现有的治疗方法或识别新的活性因子，30 多年来一直无法改善疗效。鉴于这些局限性，需要新的治疗方法。

以往研究发现基于肿瘤免疫的过继性细胞免疫治疗可能对骨肉瘤具有一定的治疗效果。比如，相较于其他肉瘤，骨肉瘤中具有更多的浸润淋巴细胞，而浸润淋巴细胞的数量与骨肉瘤预后存在相关性。同时，骨肉瘤具有较高的基因不稳定性，有些肿瘤细胞表达程序性细胞死亡配体 1（PD-L1），提示通过程序性细胞死亡蛋白 1（PD-1）/PD-L1 信号通路抑制剂可能具有潜在的治疗效果。在前期一些研究工作中发现，骨肉瘤表面存在一些表达分子，理论上可通过特异性单克隆抗体抑制肿瘤生长。在骨肉瘤的最新治疗方法中，米伐木肽是近 20 年来首个在欧洲获准上市的治疗骨肉瘤的新药，其通过模拟细菌胞壁刺激巨噬细胞、单核细胞等机体免疫细胞杀灭肿瘤细胞。该药品上市基于 III 期临床研究的结果，研究评价了米伐木肽与 4 种辅助化疗药（顺铂、阿霉素、氨甲蝶呤、异环磷酰胺）联合用药的结果。研究显示，米伐木肽与化学药物联合使用可使患者的病死率降低约 30%，78% 的患者经治疗后存活期长达 6 年以上。

免疫系统是机体执行免疫应答及免疫功能的重要系统，由免疫器官、免疫细胞和免疫分子组成。免疫系统具有识别和排除抗原性异物（包括感染、肿瘤等），与机体其他系统相互协调共同维持机体内环境稳定和生理平衡的功能。人体免疫系统的抗肿瘤免疫过程非常复杂，主要包括免疫监视、免疫细胞浸润、肿瘤细胞裂解等，肿瘤通过分泌免疫抑制因子与下调表面标志物避免抗肿瘤免疫作用。这种捕获肿瘤免疫作用致使肿瘤细胞凋亡的模式称为"免疫编辑"，分为免疫消除、免疫平衡、免疫逃避三个部分。免疫消除包括肿瘤特异性新抗原的鉴别获取，肿瘤反应性T细胞的形成以及最后对肿瘤细胞的破坏。然而在这一过程中有部分肿瘤细胞存活下来，进入了肿瘤免疫的平衡阶段，在这一阶段中肿瘤细胞受到适应性、特异性免疫系统的影响而进入休眠状态，这样的免疫系统可能对肿瘤存在长期和高度特异性的抗肿瘤免疫作用。在这一过程中，部分肿瘤细胞可能进一步进化并逃逸免疫系统，导致免疫逃避，随后出现肿瘤细胞增殖与T细胞衰竭。肿瘤细胞逃避的机制包括肿瘤抗原表达缺失、肿瘤细胞表面人类白细胞抗原（human leucocyte antigen，HLA）下调、调节性T细胞、髓源性抑制细胞或肿瘤相关M2巨噬细胞的募集，这些都增加对肿瘤免疫作用的抑制。这些变化可能导致T细胞抑制受体，如细胞毒性T细胞活化抗原-4（cytotoxic T lymphocyte activation antigen-4，CTLA-4），或肿瘤细胞抑制配体（如PD-L1）的上调，从而抑制抗肿瘤免疫作用。免疫疗法的目的就是消除这种逃逸阶段，重新激活患者免疫系统的抗肿瘤免疫作用，以识别和破坏肿瘤细胞。

第二节　骨肉瘤的靶向治疗

一、靶向细胞表面蛋白抗体的作用机制

在以往研究中发现，多种抗原在骨肉瘤中具有潜在的靶向性。考虑到这种治疗方式已知的安全性和可用性，以及过去在儿童癌症（如神经母细胞瘤和急性淋巴细胞白血病）中取得的成功，使用抗体靶向癌细胞表面蛋白的治疗方法具有一定的吸引力。单克隆抗体附着于特定的肿瘤表面抗原上，激活自然杀伤细胞和巨噬细胞，释放细胞毒性颗粒杀死肿瘤细胞，这一过程称为抗体依赖性细胞毒性。与之相应的另一种方法是采用双特异性T细胞增效剂（double pecific T cell engagers，BiTE）。BiTE是一种抗体，它包含2个单链可变片段，由1个柔性连接肽连接，使T细胞的CD3受体与肿瘤抗原紧密相连，从而导致T细胞活化，进而使癌细胞溶解。还有一种方法是将抗体与细胞毒剂（如维多素）偶

联,选择性地向癌细胞传递化疗药物。

二、靶向细胞表面蛋白抗体在骨肉瘤治疗中的应用

一些单克隆抗体已经在骨肉瘤患者的临床试验中进行了测试,包括使用曲妥珠单抗靶向HER2,靶向胰岛素样生长因子1(IGF-1R)单克隆抗体西妥木单抗,靶向跨膜糖蛋白非转移性黑素瘤糖蛋白B单克隆抗体Glembatumumab vedotin(NCT02487979)。一方面,虽然这些试验都有坚实的理论基础,但缺乏足够有效的抗肿瘤活性,难以开展进一步的试验。导致这一结果的具体原因尚不清楚,可能包括肿瘤抗原的不完全或低表达,或肿瘤微环境内抑制刺激导致免疫杀伤作用受损。尽管早期的研究结果令人失望,但针对其他细胞表面蛋白抗体的进一步研究仍在进行中,比如在原发性和复发性骨肉瘤中广泛表达的双唾液酸神经节苷脂GD2。表14-2-1所示为目前基于该抗体正在进行的一系列临床研究,将抗GD2单抗与其他免疫佐剂(如沙格斯亭或IL-2)结合,或靶向GD2的BiTE抗体,以提高GD2的肿瘤靶向杀伤作用。另一方面研究发现,RANK配体在调节骨代谢率、激活下游信号和调节基因表达方面具有一定的作用,而一项探索应用靶向核因子κB受体激活蛋白配体(receptor activator of NF-κB ligand,RANKL)的单克隆抗体治疗针对复发性骨肉瘤患者的临床试验(NCT02470091)正在开展中。

表14-2-1　细胞表面特异性单克隆抗体临床研究

临床研究编号	入组疾病	治疗方式	入组人数	临床研究分期	研究结果
NCT01419834	GD2阳性低分化的险神经母细胞瘤	人源化3F8抗GD2单克隆抗体	74	I	研究中
NCT02484443	复发性骨肉瘤	丁妥西单抗+GM-CSF	44	II	研究中
NCT02502786	复发性骨肉瘤	人源化3F8抗GD2抗体+GM-CSF	39	II	研究中
NCT00831844	复发性或耐药性实体瘤	抗IGF-1R单克隆抗体	116(其中9例骨肉瘤)	II	回访数据缺失

（续表）

临床研究编号	入 组 疾 病	治 疗 方 式	入组人数	临床研究分期	研究结果
NCT02487979	复发性或耐药性骨肉瘤	glembatumumab vedotin	38	Ⅱ	研究中
NCT02173093	神经母细胞瘤、骨肉瘤	抗GD2的BiTE抗体	40	Ⅰ/Ⅱ	研究中
NCT01662804	GD2阳性神经母细胞瘤实体瘤	人源化3F8抗GD2单克隆抗体+IL-2	14	Ⅰ	研究中

第三节　肿瘤疫苗在骨肉瘤中的应用

一、肿瘤疫苗与抗原呈递细胞的作用机制

肿瘤疫苗作为癌症免疫治疗试验最初的方法之一，旨在通过暴露肿瘤抗原诱导抗肿瘤反应。疫苗包括整个细胞、裂解物、蛋白质、DNA、RNA和肽段。树突状细胞是一种抗原递呈细胞，具有激活T细胞的能力，并促进细胞毒性T细胞（CTL）的增殖。成熟的自体树突状细胞装载经过筛选的分子，在体外用免疫佐剂培养增殖，然后重新注入患者体内。

二、肿瘤疫苗在骨肉瘤治疗中的应用

树突状细胞疫苗可以延缓疾病的进展，在骨肉瘤的动物模型中该方法能够有效抑制肿瘤生长甚至使肿瘤缩小。然而，在诸多树突状细胞疫苗的临床试验中，仅有2组复发性骨肉瘤患者的研究中发现有局限性的疗效。尽管如此，通过这些研究仍然证实了该方法的安全性以及其在一定程度上能够激活免疫系统。目前尚不清楚这种方法的有效性是否与肿瘤大小有关，肿瘤疫苗联合其他免疫治疗的方法有待进一步研究。通过联合应用吉西他滨上调肿瘤抗原表达（NCT01241162）或地西他滨增加肿瘤细胞毒性的方法（NCT01803152），也可部

分提高治疗效果。

第四节　骨肉瘤的过继性细胞治疗

一、过继性细胞治疗

过继细胞疗法为通过促肿瘤细胞裂解达到治疗的目的，该方法有望避免或抑制肿瘤细胞宿主免疫系统的肿瘤免疫逃避。例如，恶性肿瘤细胞可通过下调HLA和肿瘤抗原的表达，使其无法被T细胞识别。由此，T细胞被设计成对特定抗原具有高亲和力的反应，而不需要在HLA表达的背景下进行特异性识别。此类经过编辑的T细胞被称为嵌合抗原受体T细胞（chimeric antigen receptor-T cell, CAR-T），由肿瘤表面抗原特异性单克隆抗体衍生的细胞外结构域、间隔结构域、跨膜蛋白和T细胞受体的细胞内信号转导链组成。在软组织肉瘤的临床研究中，通过自体提取外周血单核细胞，通过CD3与CD28激活后，与IL-2共培养，通过反转录病毒转导结合靶向抗原。再进一步通过IL-2扩增经编辑的T细胞，检测其免疫特异性，然后重新回输患者体内。CAR-T最近被美国FDA批准用于治疗复发的儿童急性淋巴细胞白血病，目前正探索在骨与软组织肿瘤中的应用。其他过继细胞治疗选择包括自然杀伤细胞和肿瘤浸润淋巴细胞（tumor infiltrating lymphocyte, TIL）。自然杀伤细胞是天然免疫系统中淋巴细胞的一种类型，具有细胞毒性和调节功能。与T细胞和B细胞不同，自然杀伤细胞识别靶细胞是非特异的，无须经过前期暴露，其与CTL识别靶细胞的机制不同。TIL是过继细胞治疗的另一种形式，在治疗过程中高度特异性的T细胞迁移到肿瘤中，暴露于肿瘤抗原后，直接杀死肿瘤细胞并释放细胞因子，进一步介导抗肿瘤反应。

二、过继性细胞治疗在骨肉瘤中的应用

在动物实验中，靶向IGF-1R和酪氨酸激酶样孤儿受体-1的CAR-T可延长骨肉瘤小鼠模型的存活时间。HER-2 CAR-T治疗的Ⅰ/Ⅱ期临床试验已经

开展,包括16例复发性骨肉瘤患者,患者体内的HER-2CAR-T治疗持续大约6周,其中一些患者的疾病进展得到长期、有效的控制。目前,有2项针对GD2的CAR-T临床试验正在进行中(NCT01953900和NCT02107963)。在一些自然杀伤细胞相关的临床前研究中发现,在骨肉瘤动物模型中自然杀伤细胞具有一定的疗效,同时一些关于自然杀伤细胞的临床研究也在开展中(**见表14-4-1**)。肿瘤浸润白细胞(TIL)过继性细胞治疗可以有效治疗转移性黑色素瘤,但这些细胞的提取和扩增一直存在问题。然而,方法上的改进可能更有利于对骨肉瘤患者的治疗。

表14-4-1　细胞过继性治疗、DC细胞治疗、肿瘤疫苗的临床研究

临床研究编号	入 组 疾 病	治 疗 方 式	入组人数	临床研究分期	研究结果
NCT02107963	GD2阳性实体瘤	抗GD2 CAR-T治疗	15	I	研究中
NCT01953900	GD2阳性耐药或转移性肉瘤	抗GD2 CAR-T(水痘-带状疱疹病毒载体)	26	I	研究中
NCT02409576	转移性尤因肉瘤、骨肉瘤、中度及低度分化的横纹肌肉瘤	相同单倍体的自然杀伤细胞输注	20	I	研究中
NCT01803152	骨与软组织肉瘤	树突状细胞疫苗、树突状细胞疫苗联合吉西他滨预治疗	56	I	研究中
NCT01241162	神经母细胞瘤、尤因肉瘤、骨肉瘤、横纹肌肉瘤、滑膜肉瘤	地西他滨联合肿瘤抗原疫苗	19	I	研究中
NCT02819843	黑色素瘤、Merkel细胞肉瘤、其他实体瘤	T-VEC、T-VEC联合放疗	34	II	研究中
NCT00931931	非中枢神经系统实体瘤	溶瘤细胞疱疹病毒	18	I	研究中

CTL是免疫监视的主要细胞,因此理论上可以使用这类CD8淋巴细胞进行治疗。利用特异性淋巴细胞靶向肿瘤抗原NE-ESO-1和MAGE-A3,在治疗软组织肉瘤与非小细胞肺癌方面已取得初步的疗效验证。在小鼠动物模型中,此类未经修饰的CD8细胞经与地西他滨共培养,诱导MAGE-A和NY-ESO-1,使

动物模型的肿瘤变小。另一种可行的过继治疗方案是使用带有基因修饰受体的T细胞来靶向癌症抗原，如MART1、gp-100和NY-ESO-1，对黑色素瘤和滑膜肉瘤具有良好的疗效。虽然这些方法在其他肿瘤治疗中有一定的效果，但还没有应用于骨肉瘤患者的临床试验中。

第五节　免疫检查点抑制剂在骨肉瘤治疗中的应用

一、免疫检查点抑制剂

以往提取的TIL没有经过体外扩增往往无法控制肿瘤，主要是因为恶性肿瘤细胞通过检查点配体抑制免疫反应，逃避免疫监视。主要组织相容性复合物激活T细胞介导的针对肿瘤抗原的抗肿瘤免疫反应，免疫检查点抑制剂通过逆转这一过程，增强针对宿主组织不同的新抗原的免疫反应。

骨肉瘤基因组的复杂性与染色体不稳定性尚未被证明可导致高突变负荷。然而，较高的遗传不稳定性有可能产生新的表面抗原，这些表位是免疫介导杀伤的底物，因此理论上使该肿瘤对包括靶向CTLA-4、PD-1和PD-L1的检查点抑制剂的治疗可能具有一定的效果。

二、免疫检查点抑制剂在骨肉瘤治疗中的应用

已开展的相关研究包括CTLA-4抑制剂伊匹木单抗（ipilimumab）在实体恶性肿瘤复发的患儿（包括8例骨肉瘤患儿）的 I 期临床研究。研究结果发现，其药物毒性与药代动力学与成年人相似，外周循环中激活CTL增加，而调节性T细胞没有增加。但是没有观察到肿瘤变小等客观抗肿瘤反应的有效性。另一项针对PD-1途径的免疫检查点抑制剂，帕博利珠单抗（pembrolizumab）的临床研究中发现，22例复发性骨肉瘤患者中有1例（4%）出现了部分反应。更多关于CTLA-4、PD-1和PD-L1抑制剂针对骨肉瘤的临床研究正在开展（**见表14-5-1**）。

表 14-5-1 免疫检查点抑制剂临床研究

临床研究编号	入组疾病	治疗方式	入组人数	临床研究分期	研究结果
NCT02301039	复发、无法切除或转移的肉瘤（SARC028）	抗PD-1抗体	146	Ⅱ	研究中
NCT02263508	黑色素瘤	T-VEC+抗PD-1抗体	660	Ⅱ	研究中
NCT02304458	复发或耐药的实体瘤或肉瘤	纳武单抗、纳武单抗+伊匹木单抗	352	Ⅰ/Ⅱ	研究中
NCT02332668	黑色素瘤、PD-L1阳性实体瘤、复发或耐药的霍奇金瘤	抗PD-L1抗体	310	Ⅰ/Ⅱ	研究中
NCT02813135	复发的实体瘤、复发或耐药的恶性肿瘤	抗PD-L1抗体及其他与分子表达谱相关治疗	285	Ⅰ/Ⅱ	研究中
NCT02541604	复发实体瘤	抗PD-L1抗体	100	Ⅱ	研究中
NCT03006848	复发骨肉瘤	抗PD-L1抗体	40	Ⅰ	研究中

在过去的30年里，骨肉瘤患者治疗的预后未有显著的改善，这可能是由于缺少有效的药物，或没有找到能够优化现有药物使用的方法。在免疫疗法出现之前，许多其他恶性实体瘤也是这样的情况。而前期的研究发现，骨肉瘤的若干生物学特征表明，调节免疫反应可能会为骨肉瘤的治疗带来一线希望。然而，免疫系统的复杂性与肿瘤免疫微环境的诸多不确定因素凸显了这项任务的艰巨程度。与传统的化疗药物相同，肿瘤利用多种途径抵抗免疫治疗，这表明可能需要结合多种途径才能实现高效持久的抗肿瘤免疫作用。同时需要进一步阐明对现有免疫疗法产生耐药性的机制，开发和测试克服这种耐药性的合理组合疗法以及识别预测生物标志物，以帮助指导免疫疗法的合理使用。尽管还有很多工作要做，但希望免疫疗法能带来突破性进展，有望彻底改变骨肉瘤的治疗现状，进一步改善预后，提高患者的生存率。

-------------------------------- 参 考 文 献 --------------------------------

[1] Ahmed N, Brawley V S, Hegde M, et al. Human epidermal growth factor receptor 2 (HER2) -specific chimeric antigen receptor-modified T cells for the immunotherapy of

HER2-positive sarcoma[J]. J Clin Oncol, 2015, 33(15): 1688−1696.

[2] Champiat S, Ferte C, Lebel-Binay S, et al. Exomics and immunogenics: Bridging mutational load and immune checkpoints efficacy[J]. Oncoimmunol, 2014, 3(1): e27817.

[3] Chauvin C, Philippeau J M, Hemont C, et al. Killer dendritic cells link innate and adaptive immunity against established osteosarcoma in rats[J]. Cancer Res, 2008, 68(22): 9433−9440.

[4] Contardi E, Palmisano G L, Tazzari P L, et al. CTLA-4 is constitutively expressed on tumor cells and can trigger apoptosis upon ligand interaction[J]. Int J Cancer, 2005, 117(4): 538−550.

[5] de Groot A F, Appelman-Dijkstra N M, van der Burg S H, et al. The anti-tumor effect of RANKL inhibition in malignant solid tumors — a systematic review[J]. Cancer Treat Rev, 2018, 62: 18−28.

[6] Ebb D, Meyers P, Grier H, et al. Phase Ⅱ trial of trastuzumab in combination with cytotoxic chemotherapy for treatment of metastatic osteosarcoma with human epidermal growth factor receptor 2 overexpression: a report from the children's oncology group[J]. J Clin Oncol, 2012, 30(20): 2545−2551.

[7] Garcia-Lora A, Algarra I, Garrido F. MHC class Ⅰ antigens, immune surveillance, and tumor immune escape[J]. J Cell Physiol, 2003, 195(3): 346−355.

[8] Gomez-Brouchet A, Illac C, Gilhodes J, et al. CD163-positive tumor-associated macrophages and CD8-positive cytotoxic lymphocytes are powerful diagnostic markers for the therapeutic stratification of osteosarcoma patients: An immunohistochemical analysis of the biopsies fromthe French OS2006 phase 3 trial[J]. Oncoimmunology, 2017, 6(9): e1331193.

[9] Hacohen N, Fritsch E F, Carter T A, et al. Getting personal with neoantigen-based therapeutic cancer vaccines[J]. Cancer Immunol Res, 2013, 1(1): 11−15.

[10] Huang X, Park H, Greene J, et al. IGF1R- and ROR1-specific CAR T cells as a potential therapy for high risk sarcomas[J]. PLoS One, 2015, 10(7): e133152.

[11] Johnson L A, Morgan R A, Dudley M E, et al. Gene therapy with human and mouse T-cell receptors mediates cancer regression and targets normal tissues expressing cognate antigen[J]. Blood, 2009, 114(3): 535−546.

[12] Kansara M, Teng M W, Smyth M J, et al. Translational biology of osteosarcoma[J]. Nat Rev Cancer, 2014, 14(11): 722−735.

[13] Koirala P, Roth M E, Gill J, et al. Immune infiltration and PD-L1 expression in the tumor microenvironment are prognostic in osteosarcoma[J]. Sci Rep, 2016, 6: 30093.

[14] Kruit W H, Suciu S, Dreno B, et al. Selection of immunostimulant AS15 for active immunization with MAGE-A3 protein: results of a randomized phase Ⅱ study of the European Organisation for Research and Treatment of Cancer Melanoma Group in Metastatic Melanoma[J]. J Clin Oncol, 2013, 31(19): 2413−2420.

[15] Laoui D, Van Overmeire E, De Baetselier P, et al. Functional relationship between tumor-associated macrophages and macrophage colony-stimulating factor as contributors to cancer progression[J]. Front Immunol, 2014, 5: 489.

[16] Lettieri C K, Appel N, Labban N, et al. Progress and opportunities for immune therapeutics in osteosarcoma[J]. Immunotherapy, 2016, 8(10): 1233−1244.

[17] Li B, Zhu X, Sun L, et al. Induction of a specific CD8+ T-cell response to cancer/testis antigens by demethylating pre-treatment against osteosarcoma[J]. Oncotarget, 2014, 5(21): 10791−10802.

[18] Luetke A, Meyers P A, Lewis I, et al. Osteosarcoma treatment — where do we stand? A state of the art review[J]. Cancer Treat Rev, 2014, 40(4): 523−532.

[19] Majzner R G, Heitzeneder S, Mackall C L. Harnessing the immunotherapy revolution for the treatment of childhood cancers[J]. Cancer Cell, 2017, 31(4): 476−485.

[20] Malempati S, Weigel B, Ingle A M, et al. Phase Ⅰ / Ⅱ trial and pharmacokinetic study of cixutumumab in pediatric patients with refractory solid tumors and Ewing sarcoma: a report from the Children's Oncology Group[J]. J Clin Oncol, 2012, 30(3): 256−262.

[21] Merchant M S, Wright M, Baird K, et al. Phase Ⅰ clinical trial of ipilimumab in pediatric patients with advanced solid tumors[J]. Clin Cancer Res, 2016, 22(6): 1364−1370.

[22] Meyers P A, Schwartz C L, Krailo M D, et al. Osteosarcoma: the addition of muramyl tripeptide to chemotherapy improves overall survival — a report from the Children's Oncology Group[J]. J Clin Oncol, 2008, 26(4): 633−638.

[23] Morgan R A, Dudley M E, Wunderlich J R, et al. Cancer regression in patients after transfer of genetically engineered lymphocytes[J]. Science, 2006, 314(5796): 126−129.

[24] Mouw K W, Goldberg M S, Konstantinopoulos P A, et al. DNA Damage and Repair Biomarkers of Immunotherapy Response[J]. Cancer Discov, 2017, 7(7): 675−693.

[25] Najjar Y G, Rayman P, Jia X, et al. Myeloid-derived suppressor cell subset accumulation in renal cell carcinoma parenchyma is associated with intratumoral expression of IL1beta, IL8, CXCL5, and Mip-1alpha[J]. Clin Cancer Res, 2017, 23(9): 2346−2355.

[26] Nestle F O, Alijagic S, Gilliet M, et al. Vaccination of melanoma patients with

peptide- or tumor lysate-pulsed dendritic cells[J]. Nat Med, 1998, 4(3): 328-332.

[27] Nishikawa H, Sakaguchi S. Regulatory T cells in cancer immunotherapy[J]. Curr Opin Immunol, 2014, 27: 1-7.

[28] Peggs K S, Quezada S A, Allison J P. Cell intrinsic mechanisms of T-cell inhibition and application to cancer therapy[J]. Immunol Rev, 2008, 224: 141-165.

[29] Peng W, Ye Y, Rabinovich B A, et al. Transduction of tumor-specific T cells with CXCR2 chemokine receptor improves migration to tumor and antitumor immune responses[J]. Clin Cancer Res, 2010, 16(22): 5458-5468.

[30] Poon V I, Roth M, Piperdi S, et al. Ganglioside GD2 expression is maintained upon recurrence in patients with osteosarcoma[J]. Clin Sarcoma Res, 2015, 5(1): 4.

[31] Raja R A, Schmiegelow K, Sorensen D N, et al. Asparaginase-associated pancreatitis is not predicted by hypertriglyceridemia or pancreatic enzyme levels in children with acute lymphoblastic leukemia[J]. Pediatr Blood Cancer, 2017, 64(1): 32-38.

[32] Robbins P F, Morgan R A, Feldman S A, et al. Tumor regression in patients with metastatic synovial cell sarcoma and melanoma using genetically engineered lymphocytes reactive with NY-ESO-1[J]. J Clin Oncol, 2011, 29(7): 917-924.

[33] Roberts S S, Chou A J, Cheung N K. Immunotherapy of Childhood Sarcomas[J]. Front Oncol, 2015, 5: 181.

[34] Rosenberg S A, Packard B S, Aebersold P M, et al. Use of tumor-infiltrating lymphocytes and interleukin-2 in the immunotherapy of patients with metastatic melanoma. A preliminary report[J]. N Engl J Med, 1988, 319(25): 1676-1680.

[35] Schreiber R D, Old L J, Smyth M J. Cancer immunoediting: integrating immunity's roles in cancer suppression and promotion[J]. Science, 2011, 331(6024): 1565-1570.

[36] Schumacher T N, Schreiber R D. Neoantigens in cancer immunotherapy[J]. Science, 2015, 348(6230): 69-74.

[37] Tawbi H A, Burgess M, Bolejack V, et al. Pembrolizumab in advanced soft-tissue sarcoma and bone sarcoma (SARC028): a multicentre, two-cohort, single-arm, open-label, phase 2 trial[J]. Lancet Oncol, 2017, 18(11): 1493-1501.

[38] van Erp A, Versleijen-Jonkers Y, Hillebrandt-Roeffen M, et al. Expression and clinical association of programmed cell death-1, programmed death-ligand-1 and CD8(+) lymphocytes in primary sarcomas is subtype dependent[J]. Oncotarget, 2017, 8(41): 71371-71384.

[39] Vansteenkiste J, Zielinski M, Linder A, et al. Adjuvant MAGE-A3 immunotherapy in resected non-small-cell lung cancer: phase II randomized study results[J]. J Clin Oncol, 2013, 31(19): 2396-2403.

[40] Wagner L M, Adams V R. Targeting the PD-1 pathway in pediatric solid tumors and

brain tumors［J］. Onco Targets Ther, 2017, 10: 2097－2106.

［41］ Weigel B, Malempati S, Reid J M, et al. Phase 2 trial of cixutumumab in children, adolescents, and young adults with refractory solid tumors: a report from the Children's Oncology Group［J］. Pediatr Blood Cancer, 2014, 61(3): 452－456.

［42］ Wolfl M, Jungbluth A A, Garrido F, et al. Expression of MHC class Ⅰ, MHC class Ⅱ, and cancer germline antigens in neuroblastoma［J］. Cancer Immunol Immunother, 2005, 54(4): 400－406.

［43］ Zitvogel L, Apetoh L, Ghiringhelli F, et al. The anticancer immune response: indispensable for therapeutic success［J］. J Clin Invest, 2008, 118(6): 1991－2001.

［44］ 李朝旭, 唐际存, 孙凌凌, 等. 唑来膦酸对骨肉瘤患者PBMCs来源的T细胞抗骨肉瘤作用的影响［J］. 细胞与分子免疫学杂志, 2013, 29（1）: 6-9.

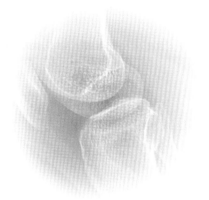

第十五章

下一代测序技术在骨肉瘤研究中的应用

王刚阳　姜亚飞

基因测序技术,即获得目的DNA片段碱基排列顺序的技术,是进行分子生物学研究和基因改造的基础。Sanger所发明的测序方法被称为第一代测序技术,该技术直到现在依然被广泛使用,但是其一次只能获得一条长度在700～1 000个碱基的序列,无法满足现代科学发展对生物基因序列获取的迫切需求。而下一代测序技术的出现为探索新的更高效的诊疗方法创造了良好的条件。下一代测序技术在骨肉瘤研究及临床上的应用由异常基因筛检、信号通路确定、辅助诊断、治疗靶点找寻、预后评估及治疗方案优化等方面组成,目前尚处于起步阶段。

［通信作者］　王刚阳,Email: gangyang_wang@163.com

第一节　下一代测序技术的发展

一、基因测序的发展

遗传物质是通过复制、转录、翻译等过程来对生命活动进行调控的，了解人类基因的变化与相关蛋白表达的关联，能够帮助人们更深层次地了解生命的奥秘，有助于人们从全基因组层面上了解疾病的发展变化，进而寻找治愈之法。从第一代测序技术的产生（包括最初Sanger的双脱氧核苷酸末端终止法，后来Gilbert的化学降解法），到如今的下一代测序技术（以Roche公司的454技术、Illumina公司的Solexa技术以及ABI公司的SOLiD技术为主要代表），基因测序技术已经完成了重大的技术跨越。第一代测序技术由于其通量低、成本高等缺陷，难以普及；而下一代测序技术的发展很大程度上弥补了这些不足。

二、骨肉瘤治疗方法的新策略

骨肉瘤是临床最常见的原发性恶性骨肿瘤，具有多种亚型，以10～20岁的青少年发病居多，好发部位为股骨远端、胫骨近端以及肱骨近端的干骺端。约80%的患者死于肿瘤的远处转移，多为肺转移。在20世纪70年代之前，截肢是骨肉瘤唯一的治疗措施。在过去的30年中，通过许多研究以及各项临床试验的证据，确定了广泛的骨肉瘤诊疗模式的共识。目前，新辅助化疗下的外科手术治疗是治疗骨肉瘤的主要方法。手术前化疗效果（使用Huvos分级方法评分）是骨肉瘤患者预后效果的决定性因素。在最近20年里，随着新型化疗药物的应用，骨肉瘤患者的5年生存率从不足20%提高至65%～75%。尽管取得了如此大的临床进步，但现今仍有超过40%的患者即便采用了高强度的化疗措施治疗，效果仍然不佳，高复发率、多药耐药等往往是化疗失败的关键因素。

下一代测序技术的出现为探索新的更高效的诊疗方法创造了良好的条件。

一方面,下一代测序技术的发展为其在社会的普及提供可能;另一方面,下一代测序技术在肿瘤的诊断、预后评估标志物的确定、治疗靶点的选择等方面的研究可发挥巨大的作用。

第二节　测序技术介绍

一、传统测序方法

最为经典的传统测序方法应当就是Sanger发明的双脱氧核苷酸末端终止法。当然,Gilbert的化学降解法也曾被广泛应用。两者测序机制有所不同,但也有一定的相似点,就是在反应体系中加入经过特殊处理的核苷酸(包括Sanger法中的双脱氧核苷酸和Gilbert法中经过化学处理的脱氧核苷酸),当该核苷酸与对应碱基互补结合,则会终止反应,从而在聚丙酰胺凝胶电泳中对该互补链进行检测。诚然,传统测序方法准确率尚可,但存在测序通量低的问题。当在样本量大、待测基因数量多时,传统测序法无论在成本上还是在耗时上都暴露出其固有的缺陷。

目前,主流的下一代测序技术主要有Roche公司的454技术、Illumina公司的Solexa技术以及ABI公司的SOLiD技术,下面就对这3种技术原理进行简要的介绍。

二、Roche公司的454技术

作为首个被投入市场的下一代基因测序技术,454技术凭借其体外DNA扩增的高效性而闻名。其反应体系中主要包含以下几种物质:单链DNA模板、DNA聚合酶、ATP硫酸化酶、荧光素、荧光素酶、双膦酸酶、底物腺苷磷酰硫酸(APS)等。在反应体系中只加入1种脱氧核苷酸,若与DNA模板的碱基配对成功,则会在DNA聚合酶作用下发生聚合,同时释放出焦磷酸,焦磷酸继而在ATP硫酸化酶作用下与APS反应,产生ATP。最后,在荧光素酶作用下,ATP与荧光素反应，生成能发出可见光的氧化荧光素。产生的荧光使用特定的仪器进行检测。

三、Illumina 公司的 Solexa 技术

与454技术不同的是，Solexa技术加入的是4种用不同荧光标记的脱氧核糖核苷酸，且3′端采用特殊的保护基因进行封闭，以便在碱基配对完成后及时终止反应并进行荧光分析。当分析完成后，清除荧光基因及保护基因，开始下一轮基因检测。

四、ABI 公司的 SOLiD 技术

Solid技术以磁珠作为载体，将含有8个碱基的特殊测序基因在引物及DNA连接酶存在之下，与DNA单链发生反应。该测序基因的特殊之处在于：靠近3′端的两个特定碱基与靠近5′端的荧光基因呈对应关系，当测序基因互补完成，荧光采集成功后便可推知靠近DNA模板3′端的邻近2个碱基，之后荧光基因切除，再进行下一步测序。

相较于传统基因测序法，下一代基因测序不需再使用聚丙烯酰胺电泳这种耗时费力的DNA检测方法，将基因测序与荧光信号的采集同步化，大大节省了检测时间并提高了测序通量。

第三节　下一代测序技术在骨肉瘤诊疗中的应用

肿瘤是一种体细胞遗传病。正常组织与癌变组织细胞在基因组与转录组方面均表现不同程度的异质性。通过对肿瘤组织的基因组与转录组进行测序，找到相应驱动基因的突变，从而为临床诊断中特异性标志物的找寻及治疗作用靶点的发现提供基因学基础，在耐药及机制研究方面也可有所作为。目前，肿

瘤基因测序主要包括肿瘤全基因组测序、肿瘤全外显子测序、肿瘤转录组测序、肿瘤表观遗传测序等方面的内容。下一代测序技术在骨肉瘤研究及临床上的应用由异常基因筛检、信号通路确定、辅助诊断、治疗靶点找寻、预后评估及治疗方案优化等方面组成。

一、异常基因的筛检

如上所述，下一代测序技术可以对肿瘤组织的全基因组、外显子组、转录组等进行检测分析，肿瘤基因的各种异常变化包括转位、缺失及碱基替换等均可被检测出来，进而充分认识肿瘤的发生机制。Bousquet等对相同患者的7份高等级骨肉瘤样品与其他正常组织进行全基因组测序并进行比对分析，最终证实了 $TP53$ 以及 $Rb1$ 基因在骨肉瘤上的遗传学改变。发现位点异常数量增多（包括84个位点突变以及4个位点缺失），大大超过了先前研究发现的15个异常位点。Chen等利用下一代基因测序技术对20个骨肉瘤样品进行全基因组测序并与正常组织相对照，发现骨肉瘤的 $p53$ 基因突变率高达90%以上，较以往认识的突变率更高；当然一些其他基因（如 $Rb1$、$ATRX$、$DLG2$ 等）也有较高的突变率。Kovac等采用一系列新一代测序手段（包括利用Illumina Hiseq 2000 platform对31个骨肉瘤样品、外周血及正常组织进行全外显子测序，利用离子流测序技术证实外显子基因的突变等）筛选出关键基因与肿瘤发生和发展之间的联系，进而找到更为有效的治疗策略。结果表明，多个致癌信号通路共同作用于骨肉瘤发生的过程中，引起染色体不稳定进而产生BRCA样特征。采用全外显子测序发现了一些新的骨肉瘤发生相关基因，如 RET、$MUTYH$、$NUMA1$、$FANCA$、$BRCA2$、ATM、$SFPQ$、$FGFRL1$ 及 MDC1。

二、信号通路的确定

信号通路的研究对于了解肿瘤形成发展的机制以及肿瘤靶向治疗均有着重要的意义。而下一代测序技术使得各信号通路中相关蛋白的编码序列的检测变为可行。Moriarity等发现了232个骨肉瘤发生相关基因和43个骨肉瘤转移相关基因；许多已知的和新发现的基因与ErbB、PI3K/Akt/mTOR、MAPK信号通路相关。同时，他们还发现了新的原癌基因 *Sema4d* 和 *Sema6d*。Mirabello 发现 *NFIB* 的 SNP 基因型 rs7034162 与肺转移显著相关联，该基因型会导致 NFIB 蛋白表达水平下降，最终引起细胞增殖迁移能力增强。Lorenz 等通过对骨肉瘤细胞系的研究发现 *PMP22-ELOVL5* 融合基因；基因结构变异影响 *Rb1*、*MTAP/CDKN2A* 和 *MDM2*；*TP53* 基因的重排是引起 *p53* 失活的主要机制。

三、骨肉瘤的辅助诊断

通过对正常人与骨肉瘤患者的基因组进行差异性分析，可以发现骨肉瘤患者特征性的基因及蛋白的表达，对临床骨肉瘤的诊断具有一定的参考价值。Li 等采用表面增强激光解吸电离飞行时间质谱与基因微阵列技术分别对骨肉瘤患者与常人体内的蛋白质及基因水平进行差异性分析，发现 4 个蛋白和 310 个基因的表达上调以及 2 个蛋白和 343 个基因的表达下降，经过 TestLink 统计分析后进一步筛查，发现了 13 个基因的潜在诊断标志物功能。

四、治疗靶点的找寻

生物靶向疗法在很多类型的肿瘤治疗中已早有应用，如生长因子受体 Her2 抑制剂曲妥珠单抗（赫赛汀）可用于乳腺癌的治疗；Bcr-Abl 酪氨酸激酶抑制剂甲磺酸伊马替尼（格列卫）可用于慢性髓细胞性白血病的治疗等，这也是肿瘤个体化治疗的一种表现。Saravana 等采用外显子芯片以及 RNA 测序技术，发现 EWS-FLI1（尤因肉瘤中的一种成瘤蛋白）RNA 蛋白结合模体高频率的出现在外显子与内显子的边界区。EWS-FLI1 通过与剪切因子（如 DDX5、hnRNP K、PRPF6 等）的结合，也选择性地改变剪切位点，在加入 EWS-FLI1 的抑制剂后，特异性蛋白的相互作用被干扰，RNA 的剪切比率也发生变化，进一步证明 EWS-FLI1 在选择性剪切网络调节中的关键作用，为肿瘤治疗的作用靶点提供了新的选择。Perry 等对 59 份肿瘤组及正常组样品进行了全基因组测序、全外显子组测序及 RNA 测序，结果表明 *TP53*、*Rb1* 仍为主要基因突变事件，PI3K/mTOR 信号通路突变率高达 24%，且该信号通路对基因的抑制比较敏感，可作为治疗的候选靶点。

五、预后评估标志物的找寻与治疗方案的优化

虽然一些患者的肿瘤组织学类型相同,但在同样的治疗方案下不同患者的治疗效果仍然会有所差异,而这种差异则有可能从基因水平上得到解释。O'Donoghue等利用Affymetrix Canine 2.0 microarrays测序方法对犬的骨肉瘤组织样本进行基因表达评估,筛出相关基因作为潜在生物标志物并用RT-PCR进行证实,结合临床发现其中的某些基因作为预后评估标志物的准确度相当高,在临床上有很好的应用前景。不同患者对化疗药物敏感性的差异也可能与基因表达相关,Skjalg Bruheim进行了相关的研究。他们采用基因微阵列技术进行检测,分析骨肉瘤基因对相关化疗药物(如阿霉素、顺铂、异环磷酰胺)的敏感性,进而寻找合适的生物标志物,为临床化疗药物选择提供参考。

六、展望

目前,下一代测序技术在骨肉瘤研究中的应用尚处于起步阶段,随着骨肉瘤分子生物学研究的不断成熟,相信下一代测序技术将会在未来骨肉瘤临床诊疗工作中大放异彩。

------------------------------ **参 考 文 献** ------------------------------

[1] Bousquet M, Noirot C, Accadbled F, et al. Whole-exome sequencing in osteosarcoma reveals important heterogeneity of genetic alterations[J]. Ann Oncol, 2016, 27(4): 738-744.

[2] Bruheim S, Xi Y, Ju J, et al. Gene expression profiles classify human osteosarcoma xenografts according to sensitivity to doxorubicin, cisplatin, and ifosfamide[J]. Clin Cancer Res, 2009, 15(23): 7161-7169.

[3] Chen X, Bahrami A, Pappo A, et al. Recurrent somatic structural variations contribute to tumorigenesis in pediatric osteosarcoma[J]. Cell Rep, 2014, 7(1): 104-112.

[4] Chou A J, Gorlick R. Chemotherapy resistance in osteosarcoma: current challenges and future directions[J]. Expert Rev Anticancer Ther, 2006, 6(7): 1075-1085.

[5] Deininger M W, Druker B J. Druker, Specific targeted therapy of chronic myelogenous leukemia with imatinib[J]. Pharmacol Rev, 2003, 55(3): 401-423.

［ 6 ］Di Fruscio G, Schulz A, De Cegli R, et al. Lysoplex: an efficient toolkit to detect DNA sequence variations in the autophagy-lysosomal pathway［ J ］. Autophagy, 2015, 11(6): 928−38.

［ 7 ］França L T, Carrilho E, Kist T B. A review of DNA sequencing techniques［ J ］. Q Rev Biophys, 2002, 35(2): 169−200.

［ 8 ］Jaffe N. Adjuvant chemotherapy in osteosarcoma: an odyssey of rejection and vindication［ J ］. Cancer Treat Res, 2009, 152: 219−237.

［ 9 ］Kartner N, Riordan J R, Ling V. Ling, Cell surface P-glycoprotein associated with multi-drug resistance in mammalian cell lines［ J ］. Science, 1983, 221(4617): 1285−1288.

［ 10 ］Kovac M, Blattmann C, Ribi S, et al. Exome sequencing of osteosarcoma reveals mutation signatures reminiscent of BRCA deficiency［ J ］. Nat Commun, 2015, 6: 8940.

［ 11 ］Li G, Zhang W, Zeng H, et al. An integrative multi-platform analysis for discovering biomarkers of osteosarcoma［ J ］. BMC Cancer, 2009, 9: 150.

［ 12 ］Lorenz S, Barøy T, Sun J, et al. Unscrambling the genomic chaos of osteosarcoma reveals extensive transcript fusion, recurrent rearrangements and frequent novel TP53 aberrations［ J ］. Oncotarget, 2016. 7(5): 5273−5288.

［ 13 ］Metzker M L. Sequencing technologies — the next generation［ J ］. Nat Rev Genet, 2010, 11(1): 31−46.

［ 14 ］Meyers P A, Gorlick R. Osteosarcoma［ J ］. Pediatr Clin North Am, 1997, 44(4): 973−989.

［ 15 ］Meyers P A, Heller G, Healey J, et al. Chemotherapy for nonmetastatic osteogenic sarcoma: the Memorial Sloan-Kettering experience［ J ］. J Clin Oncol, 1992, 10(1): 5−15.

［ 16 ］Mirabello L, Koster R, Moriarity B S, et al. A genome-wide scan identifies variants in NFIB associated with metastasis in patients with osteosarcoma［ J ］. Cancer Discov, 2015, 5(9): 920−931.

［ 17 ］Moriarity B S, Otto G M, Rahrmann E P, et al. A Sleeping beauty forward genetic screen identifies new genes and pathways driving osteosarcoma development and metastasis［ J ］. Nat Genet, 2015, 47(6): 615−624.

［ 18 ］Ng S B, Buckingham K J, Lee C, et al. Exome sequencing identifies the cause of a mendelian disorder［ J ］. Nat Genet, 2010, 42(1): 30−35.

［ 19 ］O'Donoghue L E, Ptitsyn A A, Kamstock D A, et al. Expression profiling in canine osteosarcoma: identification of biomarkers and pathways associated with outcome［ J ］. BMC Cancer, 2010, 10: 506.

［20］ Perry J A, Kiezun A, Tonzi P, et al. Complementary genomic approaches highlight the PI3K/mTOR pathway as a common vulnerability in osteosarcoma［J］. Proc Natl Acad Sci U S A, 2014, 111(51): E5564-E5573.

［21］ Rimawi M F, Schiff R, Osborne C K. Osborne, targeting HER2 for the treatment of breast cancer［J］. Annu Rev Med, 2015, 66: 111-128.

［22］ Selvanathan S P, Graham G T, Erkizan H V, et al. Oncogenic fusion protein EWS-FLI1 is a network hub that regulates alternative splicing［J］. Proc Natl Acad Sci U S A, 2015, 112(11): E1307-E1316.

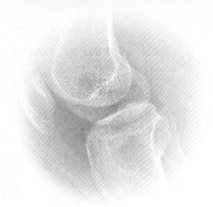

第十六章

骨肉瘤循环肿瘤细胞检测技术的研发

李明辉　王　臻　杨　柳

循环肿瘤细胞是指自发或因诊疗操作进入外周血循环的肿瘤细胞，其中极少数具有高度活性和高度转移潜能的肿瘤细胞能在循环系统中存活并在合适的环境中增殖，导致肿瘤的复发和转移。目前研究尚未发现骨肉瘤的特异性分子标志物，近年来许多研究者尝试用不同方法从外周血中分离骨肉瘤循环肿瘤细胞，并取得一定的进展，如通过对成骨特异性基因检测来侦测外周血中的骨肉瘤循环肿瘤细胞。对骨肉瘤患者持续监测循环肿瘤细胞可以作为一种新的病情监测方法，有助于探索循环肿瘤细胞与骨肉瘤患者预后的相关性，以指导患者个体化临床治疗方案的制订与评估，完善精准治疗体系。

［通信作者］　王　臻，Email：wangzhen@fmmu.edu.cn

第一节　循环肿瘤细胞技术在
临床上的应用方向

骨肉瘤是一种起源于间叶组织的骨原发性恶性肿瘤，发病率约为3/100万，好发于男性，发病年龄多为10～25岁。研究发现，骨肉瘤患者平均5年生存率为64.0%，5年无瘤生存率为56.0%。骨肉瘤好发于长骨干骺端，少部分发生于中轴骨和骨盆，其预后较四肢的骨肉瘤差。骨肉瘤不仅容易复发而且早期转移率高，患者在初次确诊时有10%～20%的患者已经出现远处转移，其中90%为肺转移，相比于未发生复发或转移的患者预后差，5年整体生存率仅为20%～30%。因此，早期预测骨肉瘤患者复发转移风险，对高危者提前进行干预，对提高骨肉瘤患者整体生存率具有重要的意义。目前，应用于骨肉瘤转移复发检查的方法包括全身骨显像、CT、MRI等影像学检查，但这些检查技术很难早期发现细微的复发转移病灶，也无法在未发生复发转移时评估复发转移的风险。

1896年，Ashworth在一例晚期肿瘤患者外周血中发现与肿瘤细胞类似的细胞，首次提出循环肿瘤细胞（circulating tumor cell，CTC）这一概念。循环肿瘤细胞是指自发或因诊疗操作进入外周血循环的肿瘤细胞，其中极少数具有高度活性和高度转移潜能的肿瘤细胞，能在循环系统中存活并在合适的环境中增殖，导致肿瘤复发和转移。在过去的几十年中，用来检测循环肿瘤细胞的方法多种多样，包括免疫反应、实时定量PCR以及物理过滤等数十种方法，循环肿瘤细胞检测已经成为一种重要的液态活检手段。循环肿瘤细胞可用于预测各种实体瘤的临床结局，是肿瘤复发或者转移的一个预测指标，同时可以指导肿瘤的治疗方案，反映治疗效果，已经得到了越来越多的关注。众多研究表明，治疗前循环肿瘤细胞的计数是转移性乳腺癌的预后因素。在乳腺癌患者中，与传统的影像学检查方法相比，循环肿瘤细胞检测技术能够更早期、更具重现性地提示疾病状态，并且与总存活期有更高的相关性。循环肿瘤细胞检测在小细胞肺癌、转移性结直肠癌、前列腺癌、膀胱癌、肝癌及黑色素瘤等上皮来源恶性肿瘤患者中的应用研究都得到了与上述乳腺癌大体一致的结论。在治疗方案的设计以及肿瘤进展的检测等个体化治疗领域,循环肿瘤细胞检测的作用是巨大的。基于单细胞分子生物学研究,循环肿瘤细胞被认为是转移性肿瘤细胞转化以及肿瘤复发的预测因子,与传统的组织活检以及固相活检相比,循环肿瘤细胞的检测与分析可以获得更多的基因分析信息。借助于下一代测序技术,循环肿瘤细胞相关信息将会是衡量肿瘤患者化疗药物敏感转化为耐受相关的重要检测指标,根据其绘制的基因图谱将有效地预测药物治疗靶点。**图16-1-1**所示为循环肿瘤细胞检测技术的临床应用方向。

循环肿瘤细胞计数					
判断预后	辅助检测抗癌药物疗效	辅助诊断	检测肿瘤转移复发	判断是否需要辅助治疗	联合已知分期,判断疾病状态

循环肿瘤细胞分子特征				
阐明影响预后的分子生物学机制	实时液体活检	阐明转移复发机制	检测肿瘤对化疗药物的敏感情况	发现并鉴定肿瘤治疗的新靶点

图16-1-1 循环肿瘤细胞检测技术的临床应用方向

第二节 循环肿瘤细胞检测技术在骨肉瘤诊疗中的应用

目前,世界范围内所广泛应用的循环肿瘤细胞检测方法主要是基于各肿瘤细胞的特异性标志物进行检测的。例如,获得美国FDA批准用于检测乳腺癌、肺癌以及前列腺癌的强生公司CellSearch技术就是结合了免疫磁珠分离法和免疫细胞化学法。因此这些方法主要应用于有明确特异性标志物的上皮来源肿瘤。骨肉瘤来源于间叶组织,目前研究尚未发现骨肉瘤的特异性分子标志物,这增加了从骨肉瘤患者外周血中分离及鉴定骨肉瘤循环肿瘤细胞的难度。近年来,许多研究者尝试用不同的方法从外周血中分离骨肉瘤循环肿瘤细胞,并取得一定的进展。

Hatano和Wong等通过对成骨特异性基因（osteogenic-specific）的检测来侦测外周血中的骨肉瘤循环肿瘤细胞。研究者利用PCR-ELISA联合技术，通过对骨钙蛋白、骨粘连蛋白、骨桥蛋白和Ⅰ型胶原蛋白（type Ⅰ collagen，COLL）检测发现，Osf2/Cbfa1变异剪切体及COLL mRNA在骨肉瘤患者外周血中表达升高，且与肿瘤转移相关，研究者认为这种变化与外周血中循环肿瘤细胞有关。

Chinen等利用物理过滤方法（过滤膜直径8 μm）从软组织肉瘤患者外周血中分离出细胞，并根据CD45和Pan CK的表达情况对细胞进行鉴定，剔除体积较大被滤过膜截留下来的CD45⁺白细胞和Pan CK⁺上皮来源细胞。该方法的优势在于可以对分离出来的骨肉瘤循环肿瘤细胞进行单细胞基因组学研究。骨肉瘤与软组织肉瘤细胞皆起源于间叶组织，因此，这种方法可能同样适用于骨肉瘤循环肿瘤细胞的分离鉴定，但其可行性需要进一步研究加以证实。

Satelli等在研究中发现，细胞表面波形蛋白只表达于具有成骨功能的细胞表面，因此可用于包括骨肉瘤在内的多种肉瘤循环肿瘤细胞的分离鉴定。研究者利用LM7、Saos-2、K7、K7M3、LM-8、DUNN、HOS、MG-263、OS-D、OS-O、LM7-GFP、OS-25等肉瘤细胞系对该方法进行验证，证实细胞表面波形蛋白及84-1抗体可以精准地分离肉瘤患者外周血循环肿瘤细胞，目前正在进行临床试验以期进一步验证其临床应用价值。

Zhong等对以往的物理过滤法加以改进，首先利用红细胞裂解液对外周血中的红细胞加以裂解去除，随后使用8 μm滤过膜在真空抽吸器的辅助下截留细胞，并采用多重RNA原位杂交技术对细胞进行上皮型标志物（EpCAM、CK8、CK18、CK19）、间质型标志物转蛋白（twist）、波形蛋白（vimentin）、白细胞标志物（CD45）的基因表达进行鉴定分析。研究者利用143B细胞系作为工具细胞，将已知数量的143B细胞加入健康志愿者血液中，测得细胞回收率为90%左右。对健康志愿者外周血及未经治疗的骨肉瘤患者血液进行检测分析发现，健康志愿者外周血中未发现循环肿瘤细胞，而骨肉瘤患者血液中可以检测到循环肿瘤细胞。同时结合患者病情分析发现，循环肿瘤细胞数量与骨肉瘤的Ennecking分期有关。

张浩强、王臻等将应用于上皮来源循环肿瘤细胞检测的免疫荧光与原位杂交技术加以改良,研发出应用于骨肉瘤循环肿瘤细胞检测的免疫磁珠差减富集法。该方法采用免疫磁珠CD45差减富集法富集循环肿瘤细胞,同时以免疫荧光与原位杂交技术为基础,联合应用CEP8、CD45、CK18、DAPI对外周血细胞进行鉴定,将$CEP8^+$/$DAPI^+$/$CD45^-$/$CK18^-$的细胞判定为骨肉瘤循环肿瘤细胞。研究者利用骨肉瘤细胞系HOS、肝癌细胞系HepG2以及健康志愿者的白细胞进行检测,对该方法的灵敏度及特异度加以验证。实验结果表明,该方法可以准确、高效地从外周血中分离出骨肉瘤循环肿瘤细胞。临床研究证实,相比于未发生或复发的患者而言,已经发生复发及转移的患者体内循环肿瘤细胞的数量明显增加。该研究发现循环肿瘤细胞水平计数与患者的病情保持一致,可以帮助临床医师确定个体化治疗方案。

近几十年来,循环肿瘤细胞逐渐成为实体瘤研究的热点与难点问题,循环肿瘤细胞水平被视为一种潜在的可以辅助肿瘤分期、预测病情转归及判断治疗效果的标准化指标。大约20%的骨肉瘤患者在确诊时已经发生转移,其中肺转移最常见(90%)。然而,目前的辅助检查手段难以较早发现微小病灶转移,很难帮助临床医师在更早时期对转移进行诊断。为了延长骨肉瘤患者的生存期,建立一套可以精确提示病情状态、预测疾病预后、实时监测患者抗肿瘤治疗效果的诊断技术十分必要。在精准医疗以及个体化医疗这种现代健康管理发展趋势下,更加具体的个人医疗信息意味着获得更深入的医疗服务。肿瘤患者外周血循环肿瘤细胞水平在每个周期的化疗结束后即可发生变化,可以通过其判断肿瘤对治疗的反应并针对性地调整治疗方案。对骨肉瘤患者持续监测循环肿瘤细胞则可以作为一种新的病情监测方法。众多研究证明针对骨肉瘤循环肿瘤细胞分离鉴定检测的可行性。我们认为在众多检测循环肿瘤细胞的系统中,最准确的方法应该是寻找骨肉瘤细胞的特异性标志物或独特的融合基因,并根据其特异性分离鉴定骨肉瘤循环肿瘤细胞。越来越多的研究发现,良性及恶性的间质来源的肿瘤确实存在着染色体易位。这些发现已经在尤因肉瘤、滑膜肉瘤、横纹肌肉瘤及腺泡软组织肉瘤的循环肿瘤细胞检测中发挥作用。

总之,骨肉瘤循环肿瘤细胞检测技术的研发将有助于探索循环肿瘤细胞与骨肉瘤患者预后的相关性,指导骨肉瘤个体化临床治疗方案的制订与评估,完善骨肉瘤精准治疗体系。

-------------------------- 参 考 文 献 --------------------------

[1] Aceto N, Bardia A, Miyamoto DT, et al. Circulating tumor cell clusters are oligoclonal precursors of breast cancer metastasis[J]. Cell, 2014. 158(5): 1110-1122.

[2] Anantharaman A, Friedlander T, Lu D, et al. Programmed death-ligand 1 (PD-L1) characterization of circulating tumor cells (CTCs) in muscle invasive and metastatic bladder cancer patients[J]. BMC Cancer, 2016, 16(1): 744.

[3] Banys-Paluchowski M, Krawczyk N, Meier-Stiegen F, et al. Circulating tumor cells in breast cancer-current status and perspectives[J]. Crit Rev Oncol Hematol, 2016, 97: 22-29.

[4] Beije N, Jager A, Sleijfer S. Circulating tumor cell enumeration by the CellSearch system: the clinician's guide to breast cancer treatment[J]. Cancer Treat Rev, 2015, 41(2): 144-150.

[5] Chinen L T, Mello C A, Abdallah E A, et al. Isolation, detection, and immunomorphological characterization of circulating tumor cells (CTCs) from patients with different types of sarcoma using isolation by size of tumor cells: a window on sarcoma-cell invasion [J]. Onco Targets Ther, 2014, 7: 1609-1617.

[6] Connor A A, McNamara K, Al-Sukhni E, et al. Central, but not peripheral, circulating tumor cells are prognostic in patients undergoing resection of colorectal cancer liver metastases[J]. Ann Surg Oncol, 2016, 23(7): 2168-2175.

[7] Hatano H, Kawashima H, Ogose A, et al. A PCR-ELISA assay for the detection of disseminated osteosarcoma cells in a mouse metastatic model[J]. J Orthop Sci, 2001, 6(3): 269-275.

[8] HHaddox C L, Han G, Anijar L, et al. Osteosarcoma in pediatric patients and young adults: a single institution retrospective review of presentation, therapy, and outcome [J]. Sarcoma, 2014, 2014: 402509.

[9] Leary S E, Wozniak A W, Billups C A, et al. Survival of pediatric patients after relapsed osteosarcoma: the St. Jude Children's Research Hospital experience[J]. Cancer, 2013, 119(14): 2645-2653.

[10] Li Y, Gong J, Zhang Q, et al. Dynamic monitoring of circulating tumour cells to evaluate therapeutic efficacy in advanced gastric cancer[J]. Br J Cancer, 2016, 114(2): 138-145.

[11] Marchetti A, Del Grammastro M, Felicioni L, et al. Assessment of EGFR mutations in circulating tumor cell preparations from NSCLC patients by next generation sequencing: toward a real-time liquid biopsy for treatment[J]. PLoS One, 2014, 9(8): e103883.

［12］Moussavi-Harami S F, Wisinski K B, Beebe DJ. Circulating tumor cells in metastatic breast cancer: a prognostic and predictive marker［J］. J Patient Cent Res Rev, 2014, 1(2): 85-92.

［13］Ogura K, Fujiwara T, Yasunaga H, et al. Development and external validation of nomograms predicting distant metastases and overall survival after neoadjuvant chemotherapy and surgery for patients with nonmetastatic osteosarcoma: a multi-institutional study［J］. Cancer, 2015, 121(21): 3844-3852.

［14］Poruk K E, Valero V 3rd, Saunders T, et al., Circulating tumor cell phenotype predicts recurrence and survival in pancreatic adenocarcinoma［J］. Ann Surg, 2016, 264(6): 1073-1081.

［15］Satelli A, Mitra A, Cutrera J J, et al. Universal marker and detection tool for human sarcoma circulating tumor cells［J］. Cancer Res, 2014, 74(6): 1645-1650.

［16］Wong I H, Chan A T, Johnson P J. Quantitative analysis of circulating tumor cells in peripheral blood of osteosarcoma patients using osteoblast-specific messenger RNA markers: a pilot study［J］. Clin Cancer Res, 2000, 6(6): 2183-2188.

［17］Zhang H, Gao P, Xiao X, et al. A liquid biopsy-based method for the detection and quantification of circulating tumor cells in surgical osteosarcoma patients［J］. Int J Oncol, 2017, 50(4): 1075-1086.

［18］Zhong G X, Feng S D, Shen R, et al. The clinical significance of the ezrin gene and circulating tumor cells in osteosarcoma［J］. Onco Targets Ther, 2017, 10: 527-533.

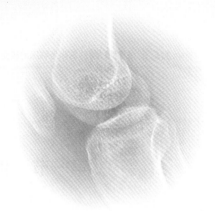

第十七章

骨肉瘤基础研究的
细胞系与动物模型

王卓莹

骨肉瘤具有以下8种显著特征,即持续增殖信号、逃避生长抑制、抵抗细胞死亡、启动复制永生、诱导血管生成、激活侵袭和转移、细胞自我修饰或改变细胞代谢能力以及逃避免疫系统攻击。骨肉瘤的发生具有零星分散、患病率低、无诱发条件以及广泛基因不稳定性等特点。因此,对于骨肉瘤基础研究,建立有代表性且可控性的骨肉瘤模型具有重要的临床价值。骨肉瘤模型根据使用的研究对象分为体外和体内两种研究模型。体外模型包括骨肉瘤细胞系培养和骨肉瘤原代细胞培养,骨肉瘤细胞系分为鼠源骨肉瘤细胞系、人源骨肉瘤细胞系和犬源细胞系。体内模型分为自发骨肉瘤模型、诱导骨肉瘤模型、异种移植骨肉瘤模型和转基因骨肉瘤模型等,常使用的动物为鼠、犬和斑马鱼。

[通信作者] 王卓莹,Email: wyz135@163.com

第一节　骨肉瘤的体外模型

一、鼠源骨肉瘤细胞系

鼠源骨肉瘤细胞包括小鼠源和大鼠源，K7M2、K12、Dunn、D-LM8和UMR106细胞系，已经用于成功建立鼠骨肉瘤模型。此类骨肉瘤细胞系易于在同类宿主动物鼠体内建立同种肿瘤模型，用于研究肿瘤与宿主之间微环境的生理学关系，以及肿瘤恶性变化。

1. K7、K7M2和K12

K7骨肉瘤细胞是源自BALB/c小鼠自发骨肉瘤组织体外培养而形成的小鼠骨肉瘤细胞系。K7M2和K12细胞系都是经过K7骨肉瘤动物模型肺转移组织体外培养而形成的，属于K7的同源亚细胞系。K7M2高转移性骨肉瘤细胞系经过K7细胞系种植于BALB/c小鼠的胫骨近端形成骨肉瘤体内模型，进而骨肉瘤发生远处肺转移骨肉瘤细胞灶，将肺转移肿瘤组织进行体外培养，然后在小鼠胫骨近端种植骨肉瘤模型，取出肺转移肿瘤组织体外培养，由此经过循环种植模型和体外培养而建立细胞系。Khanna等研究K7M2和K12的鼠体内的肿瘤生物学行为，使用静脉注射、皮下注射、肌内注射和骨髓腔内注射肿瘤细胞于4～5周龄的免疫正常的BALB/c小鼠，发现K7M2与K12相比，具有更恶性的肿瘤表征。尾静脉注射骨肉瘤细胞，K7M2肿瘤模型小鼠全部死于骨肉瘤肺转移，平均肺转移时间为17.0 d。K12肿瘤模型骨肉瘤肺转移率为20%，平均肺转移时间为102.5 d。这两种肿瘤细胞系的原位接种与异位接种相比，肿瘤发生率和肿瘤生长率更高，其中肿瘤发生率为90% *vs* 50%（$P=0.03$）。同时研究还发现，与体外培养骨肉瘤细胞接种或者新鲜肿瘤组织消化为肿瘤细胞悬液的接种模型的肺转移率相比，使用肿瘤组织原位接种的肺转移率较高。此外，K7M2和K12原位植入肿瘤模型的生物学行为也有很大的不同。K7M2肿瘤模型具有更高的肿瘤发生率，肿瘤形成时间更短且形成时间更一致，肿瘤生长也更迅速。虽然在体内检测中没有发现肿瘤增殖和凋亡的差别，但K7M2种植肿瘤中肿瘤血管生成标志物CD31和免疫因子Ⅷ的表达量更高，在骨肉瘤原发灶和肺转移肿瘤灶中均发现同样的现象。

研究者对K7M2和K12这2种肿瘤细胞系使用cDNA微阵列分析多种肿瘤基因功能预测，发现与细胞转移、黏附和血管生成关系密切的整合素ß4、Ezin、簇集素（clusterin）、饰胶原蛋白聚糖（decorin）和血浆铜蓝蛋白（ceruloplasmin）在K7M2中高表达。因此，这种骨肉瘤细胞系常用于建立骨肉瘤同种种植模型，用于肿瘤转移机制的研究以及治疗干预新技术和新方法的研发。

2. UMR106

UMR106骨肉瘤细胞源自放射元素^{32}P诱导大鼠骨肉瘤的肿瘤组织，而非原位肿瘤组织。该细胞系尤其适合于研究成骨细胞的功能，也用于调查成骨细胞中多种激素水平以及多种生长因子的功能。该细胞表型近似于成骨细胞的形成间期至后期阶段，研究证实可表达明胶酶Ⅰ型和基质金属蛋白酶-1（MMP-1）、MMP-13，体内用于促进多种激素的生成。UMR106-01细胞由Forrest等筛选鉴定自UMR106，属于该细胞的同源亚细胞系，也筛选了表达降钙素受体的UMR106-06亚细胞系。Eugene等研究表明，该细胞系种植于裸鼠的胫骨远端骨髓腔内，1周后可形成骨肉瘤，而且与人骨肉瘤的形成过程极其相似，种植肿瘤2周后发生肺转移，可在裸鼠肺部观察到大的骨肉瘤转移灶。值得注意的是，将该骨肉瘤肺部转移灶种植于裸鼠的皮下、尾静脉或者心脑部位，均不可形成骨肉瘤肺转移模型。Berlin等研究结果证实，此类骨肉瘤肺转移模型，并不是由于骨肉瘤细胞的不恰当种植引起，而是由于该类骨肉瘤模型形成的条件很接近临床真实的骨肉瘤发生和发展。

研究表明，UMR106细胞系体内异种肿瘤模型尤其适合用于uPA尿激酶纤溶酶原激活系统及其激活受体的研究，且该种研究通常在骨肉瘤的其他模型中无法进行。最近研究发现，在UMR106-01细胞中下调uPA激酶活性，可减缓骨肉瘤的进程，且抑制骨肉瘤肺转移的发生。该骨肉瘤模型也适合用于研究骨代谢与骨形成等相关的骨研究，Quan等使用该骨肉瘤模型成功开展了骨骺生长标准的研究。

3. Dunn和D-LM8

Dunn骨肉瘤细胞系由日本的Dunn和Andervont的实验室建立和鉴定。最初建立该类细胞系模型是为了进行骨肉瘤化疗药物（如顺铂和盐酸多柔比星）筛选试验以及EHDP、1-D3和放射治疗等生化测试。Okamoto等研究发现，Dunn骨肉瘤皮下种植C3H小鼠体内模型，IL-8在体内高表达，该激素通过FasL-Fas系统激活CD8阳性的T细胞毒性促进骨肉瘤的恶性进展。Hart和Fidler研究发现，Dunn骨肉瘤模型转移率极低，可能因为钙黏蛋白在该细胞中高表达有效降低肺转移的发生率。为此，从Dunn肿瘤模型的肺转移灶上筛选鉴定了同源亚细胞系D-LM8，该细胞系中高表达MMP-2和MMP-9，可促进骨肉瘤组织的转移；血管内皮生长因子（VEGF）高表达促进转移灶的血管生成，也可促进肿瘤的转移。同时发现ß-联蛋白在D-LM8中的表达明显高于Dunn骨肉瘤细胞。Dunn和D-LM8细胞系尤其适合用于抑制骨肉瘤肺转移和抗骨肉瘤药物的开发，以及其他多种抑制骨肉瘤肺转移因素的研究。使用该肿瘤模型研究开发了抑制血管生成及抗肿瘤转移的化合物TNP-470药物，同时证明IL-2可介导肿瘤原发灶与肺转移灶之间的微环境以及抗转移因子IL-18在肿瘤细胞种植前后的改变。

虽然使用K7M2、K12和UMR106、UMR106-01、Dunn和D-LM8等在实验鼠体内可成功建立骨肉瘤模型，尤其适用于研究骨肉瘤血管生成和骨肉瘤转移发生，但是使用人源骨肉瘤细胞系建立动物体内模型，更接近模拟临床骨肉瘤患者的实际。

二、人源骨肉瘤细胞系

虽然已有易于成瘤的动物源骨肉瘤，且也研究较充实，但仍需要人源骨肉瘤细胞系以及动物模型用于研究肿瘤侵袭转移的关键靶点以及靶向明确靶点的骨肉瘤治疗药物的开发。

1. U2OS

1964年，从1例15岁胫骨肉瘤女性患者的活检肿瘤组织中培养得到人骨肉瘤细胞系U2OS（最初命名为2T）。该细胞系广泛应用于骨肉瘤的体外和体内研究。Manara等在皮下种植30×10^6个U2OS细胞，尾静脉注射2×10^6个细胞，检测该骨肉瘤细胞的致瘤性，结果表明皮下模型成瘤率为63%（5/8），肿瘤体积为5 cm³，中位生长时间为55 d，未发生肺转移。在小鼠尾静脉种植模型中，U2OS细胞种植8周后发生肺转移率为100%（9/9），U2OS细胞转染过表达碱性磷酸酶,该细胞的致瘤性和肺转移性均显著降低。因此,建立骨肉瘤自发肺转移模型仍有待于研究。

2. HOS、KRIB 和 143B

1970年,在13岁白人女孩的胫骨远端骨肉瘤组织中,McAllister等建立了人源骨肉瘤细胞株HOS(最初命名M.T.或TE-85),具有人骨肉瘤组织的综合生物学特性。该细胞系用途广泛,尤其适用于研究可能致病的毒性物质的检测。然而,使用该细胞皮下种植和原位胫骨种植均不可成瘤。由于HOS在动物体内不成瘤,为了使该细胞获得成瘤性,研究者采用多种方法改造细胞如Kirsten小鼠肉瘤病毒(Ki-MSV)、Moloney肉瘤病毒(M-MSV RD-114)和化合物N-甲基-N-硝基-N-亚硝基胍(MNNG)筛选该细胞,发现MNNG/HOS可成功建立动物体内骨肉瘤模型。HOS细胞转染过表达癌基因*v-Ki-ras*,获得细胞系KRIB,种植10^5个骨肉瘤细胞可建立骨肉瘤肺转移模型。Berlin等使用KRIB细胞骨髓腔注射2×10^4个细胞,4周后小鼠成瘤率为100%,且成瘤组织的放射学特性和免疫组织化学特性与人原发骨肉瘤特性相似,自发骨肉瘤肺转移率为100%。这是首例成功建立的异位种植的原位胫骨肉瘤自发肺转移模型。143B骨肉瘤细胞类似KRIB细胞,也是在HOS骨肉瘤细胞中转染癌基因*Ki-ras*。143B皮下种植模型不发生骨肉瘤肺转移,Luu等通过骨髓腔内注射143B细胞建立原位骨肉瘤和自发肺转移动物模型。体内动物模型对比HOS、MNNG/HOS和143B,结果表明143B细胞的成瘤性和自发肺转移性更强,MNNG/HOS成瘤性强但肺转移性差,HOS细胞不成瘤。与MNNG/HOS相比,143B肺转移率是前者的50倍,发生肺转移的时间为4～6周。KRIB与143B的成瘤性和自发肺转移性都很好,广泛用于骨肉瘤基础研究,但是由于这2株细胞均为转染后细胞,所以难以代表骨肉瘤患者的临床实际状况。在肿瘤细胞中转染各种癌基因都可能会激活或者抑制细胞分子信号通路,难以排除骨肉瘤癌基因水平改变这个影响因素。

3. Saos-2

Saos-2骨肉瘤细胞由Fogh等在1973年从1例11岁白人女孩原发骨肉瘤组织中培养鉴定而得。该细胞类似U2-OS细胞,体外培养具有人骨肉瘤细胞的综合特性。该细胞经皮下种植裸鼠体内建立模型,用于研究视黄酸对胰岛素样生长因子结合蛋白的作用。Jia等在尾静脉注射Saos-2细胞6个月后,建立肺转移裸鼠模型,取肺转移骨肉瘤组织体外培养,建立亚细胞株Saos-LM,再次尾静脉种植裸鼠，取肺转移骨肉瘤组织体外培养，体内种植、体外培养循环5次，建立 Saos-2的高转移性亚细胞系Saos-LM6，再经过1次体内种植、体外培养获得亚细胞系Saos-LM7。Saos-LM6尾静脉注射裸鼠后，5～6周时肺转移灶微小，8周后肺转移灶明显。该细胞经过腺病毒介导转入 *IL*-12基因，骨肉瘤肺转移率显著降低。人骨肉瘤细胞Saos-2可成功建立裸鼠体内骨肉瘤模型，亚细胞Saos-LM6、Saos-LM7用于建立骨肉瘤自发肺转移体内模型。

4. MG63和MG63.2

大约30年前，MG63人骨肉瘤细胞系从1例14岁男孩骨肉瘤患者的肿瘤组织中培养所得。该细胞系常用于细胞的3D培养，具有可成瘤性，但肿瘤转移性差。Su等将MG63从骨髓腔内注射入裸鼠体内，制作种植骨肉瘤肺转移模型，取骨肉瘤肺转移灶体外培养，获得具有高转移性的亚细胞系MG63.2。与母细胞MG63相比，TIMP-2和Ezrin表达上调，而MMP-2和MMP-9表达下调。MG63.2的增殖能力略低于MG63，平均倍增时间分别为36.1 h和28.3 h。MG63.2和MG63同时从骨髓腔内注射入裸鼠体内，6周后MG63.2注射模型肺转移灶数量是MG63的200倍（$P < 0.05$）。人骨肉瘤细胞MG63.2可通过骨髓腔种植制作原位骨肉瘤自发肺转移模型，更接近原位骨肉瘤肺转移患者的临床实际。

5. ZOS和ZOS-M

ZOS和ZOS-M是由王晋等从1例18岁男性骨肉瘤患者胫骨原发灶和股骨颈的跳跃转移灶分别分离并建立的2株人骨肉瘤细胞系。在光学显微镜下观察，与ZOS相比，ZOS-M细胞形状更不规则，具有较多的细胞突触和核膜皱褶。体外ZOS和ZOS-M的倍增时间分别为33.65 h和31.58 h，后者倍增时间稍短。ZOS和ZOS-M皮下种植裸鼠体内，成瘤率均为100%，7周后前者平均体积为6.77 cm³，后者在8周时肿瘤平均体积为2.35 cm³。ZOS和ZOS-M从骨髓腔内注射裸鼠体内，两者成瘤率均为100%。尾静脉注射裸鼠体内，8周时Zos-M裸鼠骨肉瘤模型肺转移率为37.5%（3/8），其中2只发生肺部单发转移灶，1只发生全身性转移（包括肺部、脊柱旁、肋骨和上下肢），ZOS未见骨肉瘤肺转移。该2株细胞与U2OS细胞进行药敏试验比较发现，对骨肉瘤临床化疗药物氨甲蝶呤、阿霉素和顺铂的耐受性更高。该2株细胞系为骨肉瘤耐药和侵袭转移的研究提供了新的细胞模型。

三、犬源骨肉瘤细胞

成年犬中常见自发骨肉瘤，D-17犬源骨肉瘤细胞源自11岁雌性贵宾犬的骨肉瘤肺转移组织。William Dernell教授从犬自发骨肉瘤组织中培养建立了Abrams骨肉瘤细胞系。细胞D-17在病毒研究中广泛应用，尤其有助于分析肝部微转移的免疫治疗研究，而且有助于治疗犬类骨肿瘤的研究。

第二节　骨肉瘤的体内模型

一、自发骨肉瘤模型

自发肿瘤模型类似于人类骨肉瘤的生物学，包括遗传和环境等因素，是理想的理论动物体内模型，对于骨肉瘤基础研究具有临床代表性，但自发骨肉瘤模型的影响因素多，如成瘤时间长、成瘤均一性差、自身疾病的复杂性，几乎无法定时做基础对比研究，而且也存在发病率低和稳定性差的问题。该类动物模型通常分为鼠自发骨肉瘤、犬自发骨肉瘤、佩吉特骨病患者和家族遗传病患者自发骨肉瘤体内模型。

1. 鼠自发骨肉瘤模型

鼠源骨肉瘤细胞几乎全部来自鼠自发骨肉瘤模型，这是由于鼠源骨肉瘤细胞种植于鼠体内易于成瘤，骨肉瘤肺转移模型也已经成功建立，且细胞种植鼠骨肉瘤模型具有稳定性和可控性，更利于该疾病的基础研究。但鼠自发骨肉瘤模型的稳定性和可控性有限，所以该类动物模型常仅用于获取和筛选骨肉瘤细胞。

2. 犬自发骨肉瘤模型

犬自发骨肉瘤的概率较人类自发骨肉瘤的概率更低，使得犬自发骨肉瘤体内模型对于人类骨肉瘤疾病的研究更具有临床意义。一项研究调查表明，在美国，犬自发骨肉瘤每年确诊8 000～10 000例，截肢外科治疗的中位生存期为4～6个月，辅助以化疗中位生存期可延长至11个月或更长时间。与人骨肉瘤患者相比，犬自发骨肉瘤多发生在成年犬中，其生物行为和临床表现很接近骨肉瘤患者的临床实际。最新研究显示，使用犬自发骨肉瘤模型研究p53信号通路，犬体内p53家族蛋白的生物学行为与临床患者具有可比性，常年从事犬骨肉瘤研究的Kirpensteijn教授支持此项研究结果。虽然从生物学行为和临床模型模拟方面而言，犬自发骨肉瘤模型比较好而且具有代表性，但是在过去的30年间并没有为临床骨肉瘤患者的诊治带来突出贡献。没有经过任何外部操作的自发骨肉瘤模型，对于临床骨肉瘤患者虽具有更好的代表性，能更接近临床实际，但同时该模型也可能更复杂且不可控。因此，犬自发骨肉瘤模型由于自身的特性限制了其研究应用。

3. 佩吉特骨病

临床上骨肉瘤的发病率很低，属于罕见病，而且肿瘤生长很快，常使得研究者忽略了骨肉瘤疾病与肿瘤癌变前其他事件或病变的关系。佩吉特骨病患者中骨肉瘤的发病率为0.15%～0.95%，是普通人群中骨肉瘤发病率的1 000倍。骨代谢异常的佩吉特骨病或畸形性骨炎也用来研究骨病变或其他骨事件与骨肉瘤的关系。佩吉特骨病骨肉瘤患者的基因研究用于发现此类罕见病中多种基因的改变。由于佩吉特骨病骨肉瘤患者肿瘤潜在的次要的诱发条件是骨代谢不平衡，并且此类现象在生命后期发生，所以此类模型可用于研究骨肉瘤的分子缺陷机制。NF-κB信号通路的关键因子*TNFRSF11A*基因可能在该模型上进行研究。但是由于骨肉瘤是佩吉特骨病患者的次发疾病，所以该模型与临床原发骨肉瘤具有完全不同的生物学行为和临床特征，如骨肉瘤发病年龄不同、肿瘤发生部位不同。因此，尽管此类模型可能研究获益，但并不常用于骨肉瘤的临床与基础研究。

4. 家族遗传病

调查发现，在几种家族遗传病如利－弗劳梅尼综合征（TP53）、视网膜母细胞瘤（Rb1）和DNA解旋酶条件Rothmund-Thomson（RECQL4）和Werner（RECQL2）中骨肉瘤具有基因遗传性，是因为这几种家族遗传病会引起*Rb*1基因缺失和*TP*53遗传突变条件致使骨肉瘤发病或者直接诱导骨肉瘤。这些遗传家族病患者的基因缺陷引起骨肉瘤发病，表明肿瘤抑癌基因的突变或者致癌基因高表达是导致骨肉瘤恶性进展众多因素中的一小部分。因此，此类骨肉瘤模型用于研究肿瘤致癌基因较骨肉瘤特异致癌基因更具有临床价值。

二、诱导型骨肉瘤模型

诱导型骨肉瘤常常由放射性核素、化学物质或病毒等诱导形成。放射性核素是强致癌物质，几乎所有趋骨性放射性核素均能引发骨肉瘤。在1960年代，Finkel等分析放射元素的参数对小鼠骨肿瘤发生的影响。通过静脉注射具有亲和骨性的放射元素^{45}Ca，研究者成功建立了一种新型骨肉瘤模型，Thomas教授和同事近年重建了该诱导型骨肉瘤模型。基于此类肿瘤模型的发生部位和肿瘤组织学特性上的显著特征，此类动物模型逻辑上可模拟放疗后的继发性骨肉瘤患者，其发生的分子机制与原发骨肉瘤患者的最大区别是年轻骨肉瘤患者无放射元素辐射史。雄性小鼠经过低剂量放射元素8～12个月的照射，骨肉瘤的发生率为100%。Tinkey等对大鼠进行^{60}Coγ射线照射4～8个月后发现大鼠患上了骨肉瘤。此外，^{241}Am、^{239}Pu、^{238}Pu、^{237}Np等放射元素也用于诱导骨肉瘤，但是成瘤率达不到100%。诱导型骨肉瘤模型为骨肉瘤的研究提供了充足的时间，是其他类型骨肉瘤模型所无法提供的。此外，诱导型骨肉瘤模型形成后，同源移植于正常免疫的小鼠体内仍成瘤，因此可用于研究宿主的免疫反应。化学因子以一定浓度持续注射入动物体内也可诱导骨肉瘤，需要经过的时间通常长于40周，常用化学物质为硅酸锌铍、黄曲霉毒素B1、亚砷酸盐、7,12-二甲基苯并蒽、4-羟氨基喹啉-1-氧化物、氧化铍、甲基胆蒽、N-羟基、2-乙酰胺芴的铜螯合物、二乙基亚硝胺等。由于此类诱导模型稳定性差，且化学物质对人体有害，所以化学因子诱导骨肉瘤模型很少使用。与放射诱导、化学因子诱导相比，病毒诱导骨肉瘤模型具有成瘤时间短和稳定性较好等特点，因此注射病毒株也是建立骨肉瘤模型的常用方法之一。Olson等利用Moloney肉瘤病毒、Shan等利用SV40病毒均成功诱导骨肉瘤模型，成瘤率约为80%。诱导型肿瘤模型虽然破坏了原发骨肉瘤体内诱发过程，在肿瘤移植情况下也可能破坏肿瘤的微环境从而影响肿瘤的进展，但依然有许多利用诱导模型用于骨肉瘤的研究，且因为诱导型肿瘤模型的可操作性、靶器官和诱癌率的稳定性、诱发形成癌变率高等优势，成为目前主要的骨肉瘤动物模型获取方式。

三、骨肉瘤移植模型

肿瘤移植是指将肿瘤细胞或组织株移植到动物模型体内，形成与原发肿瘤相同的肿瘤。骨肉瘤移植模型根据肿瘤来源和接种动物模型种类可分为同种移植和异种移植。

1. 骨肉瘤细胞种植动物体内模型

与人源骨肉瘤细胞相比，鼠源骨肉瘤细胞具有高肿瘤恶性和肺转移率，所以鼠源骨肉瘤细胞种植于免疫功能正常的小鼠体内可成功建立骨肉瘤体内模型。常用的鼠源骨肉瘤细胞株包括K7M2、K12、UMR106、Dunn和LM8等。鼠源骨肉瘤细胞动物模型成瘤率高，目前已有稳定的骨肉瘤肺转移动物模型。由于此类动物模型是基于鼠体内的微环境形成骨肉瘤，难以代表人骨肉瘤的临床实际，所以使用人源骨肉瘤细胞种植于免疫缺陷小鼠体内，建立异种肿瘤移植体内模型。如人源骨肉瘤细胞HOS转染为143B和改造为MNNG/HOS，可在裸鼠体内成功成瘤，并建立肺转移骨肉瘤模型。经过改造或转染后的人源骨肉瘤细胞虽并不能真正代表人骨肉瘤疾病，但是此类小鼠体内模型对骨肉瘤转移因素的研究和抗肿瘤药物筛查而言，是极其合适的肿瘤模型。然而，异源移植肿瘤模型自身的局限性，使得此类体内模型无法用于研究人骨肉瘤的发病机制和肿瘤细胞来源。间充质干细胞应用于骨肉瘤模型，对于研究该肿瘤细胞来源和致病因素具有重要意义。由于骨肉瘤细胞种植于动物体内建立骨肉瘤模型，具有成瘤率高、模型构建稳定的特点，所以此类体内模型操作性强且应用较广泛。

2. 骨肉瘤组织种植动物体内模型（异种组织种植模型）

将骨肉瘤组织直接接种到与原发部位相对应的骨的位置，或者组织块种植于骨以外的部位如皮下种植和静脉种植，建立动物体内模型。该动物模型具有潜伏期短、生长快和侵袭性强等特点，适用于骨肉瘤动物模型的构建。如将骨肉瘤患者的肿瘤组织块直接种植于小鼠体内所建立的异种移植模型又被称为人源肿瘤组织异体移植（PDX）模型。在此类肿瘤体内模型中，肿瘤组织的细胞可以在原来的基质中生长，而且细胞不经过体外培养引起改变或降低了源自患者的肿瘤生长因素。研究表明，此类动物体内模型可充分代表人类骨肉瘤的疾病特征。Llombart-Bosch教授及其同事已经建立超过500例肉瘤的异种移植小鼠模型，可使肿瘤存活多年，一直用于肿瘤的研究。这种方法建立的肿瘤模型可以在小鼠体内快速成瘤，肿瘤组织快速生长，随着鼠细胞增殖可能影响人源肿瘤细胞的活性；更重要的是，如果将异种移植肿瘤组织离体细胞培养，发现鼠细胞易过度生长，大大超过人源细胞的数量。

四、基因工程骨肉瘤模型

利用基因编辑技术,可改造相关基因以构建骨肉瘤动物体内模型。随着表观遗传学的发展,已经证实肿瘤的发生和发展伴随着多种癌基因和抑癌基因表达的改变。利用分子技术改造相关基因、构建肿瘤模型,能更好地模拟人体内生理、病理环境,与所研究的肿瘤发生过程具有较好的一致性,而且可模拟部分癌前病变。基因人工敲除和敲入动物体内的研究有利于揭示肿瘤的分子机制,为人类骨肉瘤研究提供全新的途径。此类骨肉瘤相关基因包括 *p53*、*pRb*、*CFOS*、*TWIST*、*p14ARF*、*p16INK4a*、*NF2*、*p27*、*PRKAR1A* 和 *p21CIP* 等,其中 *CFOS*、*TWIST* 属于致癌基因,其余均是抑癌基因。沉默抑癌基因和增强癌基因的表达是构建转基因动物模型常用的方式。研究证实,*p53* 基因突变能诱导鼠骨肉瘤的发生,并协同沉默 *Rb* 基因,可显著加快骨肉瘤的进展。此类基因工程鼠模型的骨肉瘤生长部位常见于鼠的下颌和头颅,与人骨肉瘤原发肿瘤部位主要位于长骨两端的肿瘤原发生长位置显著不一致。更显著的区别是,基因工程骨肉瘤模型的转移灶多发于小鼠肝脏,而人类骨肉瘤转移灶多发于肺部。佩吉特骨病患者次发骨肉瘤的肿瘤发生和转移部位与此类骨肉瘤鼠模型肿瘤部位类似。此外,在基因工程动物骨肉瘤模型中 *p53* 和 *pRb* 缺失诱发骨肉瘤的基因条件类似于人类利-弗劳梅尼综合征和遗传性视网膜母细胞瘤患者的基因诱发条件。此类肿瘤模型的不足之处是,骨肉瘤发生在预成骨阶段后期阶段,不能代表转变肿瘤细胞的前期阶段。这种研究可解释小鼠骨肉瘤的成骨细胞分化的组织学类型,与多种亚型分布的人骨肉瘤组织学特性相比分布狭窄。最近研究报道,正常间充质干细胞恶变形成骨肉瘤组织灶,表明骨肉瘤细胞源自间充质干细胞。

五、斑马鱼胚胎模型

为了更好地了解肿瘤组织生长、肿瘤侵袭、血管生成和转移灶形成的过程,研究者成功构建了一种新型骨肉瘤模型即斑马鱼胚胎骨肉瘤模型。使用斑马鱼骨肉瘤模型可更有效地证明临床骨肉瘤患者的死亡是由肿瘤转移导致而非原发肿瘤,也可广泛用于具有更明确治疗效果的抗肿瘤药物的筛选。虽然使用鼠骨肉瘤模型也可进行这些研究,但是动物鼠使用成本昂贵、肿瘤发生进展和治疗消耗时间长、可视性差和涉及动物伦理问题,使用斑马鱼胚胎模型可克服以上缺点,在3 d内就可以观察到肿瘤移植、细胞增殖和迁移的全部过程。血液血管标签增强型绿色荧光蛋白(enhanced green fluorescent protein, EGFP)的转基因斑马鱼和透明斑马鱼Casper产生的血管绿色的透明斑马鱼胚胎,肿瘤细胞标记红色移植于斑马鱼胚胎中,成功构建可视性的斑马鱼胚胎骨肉瘤模型。此类肿瘤模型与鼠体内肿瘤模型相比,具有节约科研费用、体内模型群数量多的特点,实验过程快速,抗肿瘤药物筛选5 d内就可完成,药物直接放入斑马鱼游动的水中即可而不用注射入动物体内,更重要的是使用该斑马鱼胚胎可全程成像。该斑马鱼胚胎模型的缺点是,在形成骨肉瘤3～5 d的实验过程中,并未有真正骨肉瘤组织和肿瘤基质的形成,无法代表人类骨肉瘤形成的微环境。随着斑马鱼胚胎在其他多种肿瘤研究中的应用,该模型可能为骨肉瘤的诊断治疗提供更多的研究机遇。

六、讨论

良好的骨肉瘤模型具有模拟骨肿瘤生长、侵袭、转移全部过程的重要因素,包骨肉瘤标志物碱性磷酸酶、骨钙素和骨桥蛋白的表达、肿瘤快速增殖、原发病灶浸润、肺转移和基因事件的全程参与。传统研究发现,人骨肉瘤具有早期突发、患病率低、无诱发条件、无癌前病变、肿瘤分散零落、广泛基因不稳定、基因变化复杂、组织异质性和术前需化疗等特征。因此,人骨肉瘤细胞的来源和发病机制至今尚未明确。使用鼠动物模型的研究表明,骨肉瘤细胞或许源自间充质干细胞,但间充质干细胞癌变为肿瘤细胞的分子机制有待明确和研究。根据骨肉瘤研究的具体问题选择适当的骨肉瘤模型,如研究骨肉瘤来源常选用间充质干细胞鼠模型,研究骨肉瘤基因的复杂性与不稳定性选择基因工程鼠模型,研究骨肉瘤的侵袭、扩散转移和宿主免疫应答选用斑马鱼胚胎模型和PDX模型,药物筛选常选用斑马鱼胚胎模型、鼠和犬肿瘤模型。理想的动物模型对了解肿瘤的发生和发展、抗肿瘤药物的开发以及新治疗方法的研发都具有重要的临床意义,但是要平衡肿瘤模型的临床代表性和复杂性、稳定性和可操控性仍然很难,所以关于理想的骨肉瘤研究模型的构建仍需继续努力。

------------------------------ 参 考 文 献 ------------------------------

［ 1 ］ Akeda K, Nishimura A, Satonaka H, et al. Three-dimensional alginate spheroid culture system of murine osteosarcoma［J］. Oncol Rep, 2009, 22(5): 997−1003.

［ 2 ］ Alfranca A, Martinez-Cruzado L, Tornin J, et al. Bone microenvironment signals in osteosarcoma development［J］. Cell Mol Life Sci, 2015, 72(16): 3097−3113.

［ 3 ］ Allen M, Louise Jones J. Jekyll and Hyde: the role of the microenvironment on the progression of cancer［J］. J Pathol , 2011, 223(2): 162−176.

［ 4 ］ Asai T, Ueda T, Itoh K, et al. Establishment and characterization of a murine osteosarcoma cell line (LM8) with high metastatic potential to the lung［J］. Int J Cancer, 1998, 76(3): 418−422.

［ 5 ］ Bignold L P. The cell-type-specificity of inherited predispositions to tumours: review and hypothesis［J］. Cancer Lett, 2004, 216(2): 127−146.

［ 6 ］ Brown H K, Holen I. Anti-tumour effects of bisphosphonates — what have we learned from in vivo models［J］. Current Cancer Drug Targets , 2009, 9(7): 807−832.

［ 7 ］ Cleton-Jansen A M, Buerger H, Hogendoorn P C W. Central high-grade osteosarcoma of bone: Diagnostic and genetic considerations［J］. Curr Diag Pathol , 2005, 11(6): 390−399.

［ 8 ］ Dass C R, Ek E T, Contreras K G, et al. A novel orthotopic murine model provides insights into cellular and molecular characteristics contributing to human osteosarcoma ［J］. Clin Exp Metastasis, 2006, 23(7−8): 367−380.

［ 9 ］ Ek E T, Dass C R, Choong P F. Commonly used mouse models of osteosarcoma［J］. Crit Rev Oncol Hematol, 2006, 60(1): 1−8.

［10］ Flores R J, Li Y, Yu A, et al. A systems biology approach reveals common metastatic pathways in osteosarcoma［J］. BMC Syst Biol , 2012, 6: 50.

［11］ Hann B, Balmain A. Building 'validated' mouse models of human cancer［J］. Curr Opin Cell Biol, 2001, 13(6): 778−784.

［12］ Janeway K A, Walkley C R. Modeling human osteosarcoma in the mouse: From bedside to bench［J］. Bone, 2010, 47(5): 859−865.

［13］ Khanna C, Hunter K. Modeling metastasis in vivo［J］. Carcinogenesis, 2005, 26(3): 513−523.

［14］ Lamhamedi-Cherradi S E, Santoro M, Ramammoorthy V, et al. 3D tissue-engineered model of Ewing's sarcoma［J］. Adv Drug Deliv Rev, 2014, 79−80.

［15］ Liu Y, Feng X, Zhang Y, et al. Establishment and characterization of a novel osteosarcoma cell line: CHOS［J］. J Orthop Res 2016, 34(12): 2116−2125.

［16］ Manara M C, Baldini N, Serra M, et al. Reversal of malignant phenotype in human osteosarcoma cells transduced with the alkaline phosphatase gene[J]. Bone, 2000, 26(3): 215−220.

[17] Marques I J, Weiss F U, Vlecken D H, et al. Metastatic behaviour of primary human tumours in a zebrafish xenotransplantation model[J]. BMC Cancer 2009, 9: 128.

[18] McAllister R M, Nelson-Rees W A, Peer M, et al. Childhood sarcomas and lymphomas Characterization of new cell lines and search for type-C virus[J]. Cancer, 1975, 36(5): 1804−1814.

[19] Misdorp W. Animal model: canine osteosarcoma[J]. Am J Pathol, 1980, 98(1): 285−288.

[20] Mohseny A B, Hogendoorn P C, Cleton-Jansen A M. Osteosarcoma models: from cell lines to zebrafish[J]. Sarcoma 2012, 2012: 417271.

[21] Mueller F, Fuchs B, Kaser-Hotz B. Comparative Biology of Human and Canine Osteosarcoma[J]. Anticancer Res, 2007, 27(1A): 155−64.

[22] Okamoto T, Yamada N, Tsujimura T, et al. Inhibition by interleukin-18 of the growth of Dunn osteosarcoma cells[J]. J Interferon Cytokine Res, 2004, 24(3): 161−167.

[23] Ottaviano L, Schaefer K L, Gajewski M, et al. Molecular characterization of commonly used cell lines for bone tumor research: a trans-European EuroBoNet effort [J]. Genes Chromosomes Cancer , 2010, 49(1): 40−51.

[24] O'Day K, Gorlick R. Novel therapeutic agents for osteosarcoma[J]. Exper Rev Anticancer Ther, 2009, 9(4): 511−523.

[25] Pringle J A S. Osteosarcoma the experiences of a specialist unit[J]. Curr Diag Pathol, 1996, 3(3): 127−136.

[26] Rowell J L, McCarthy D O, Alvarez C E. Dog models of naturally occurring cancer [J]. Trends Mol Med , 2011, 17(7): 380−388.

[27] Saalfrank A, Janssen K P, Ravon M, et al. A porcine model of osteosarcoma[J]. Oncogenesis, 2016, 5: e210.

[28] Shoeneman J K, Ehrhart E J, 3rd, Eickhoff J C, et al. Expression and function of survivin in canine osteosarcoma[J]. Cancer Res, 2012, 72(1): 249−259.

[29] Su Y, Luo X, He B C, et al. Establishment and characterization of a new highly metastatic human osteosarcoma cell line[J]. Clin Exp Metastasis, 2009, 26(7): 599−610.

[30] White R M, Sessa A, Burke C, et al. Transparent adult zebrafish as a tool for in vivo transplantation analysis[J]. Cell Stem Cell , 2008, 2(2): 183−189.

[31] Wolfesberger B, Tonar Z, Gerner W, et al. The tyrosine kinase inhibitor sorafenib decreases cell number and induces apoptosis in a canine osteosarcoma cell line[J]. Res Vet Sci, 2010, 88(1): 94−100.

[32] 张萌王邹，沈黄尹.同源性骨肉瘤新细胞系Zos和Zos-M的生物学比较研究[J].中华骨科杂志,2011,31（1）: 71−78.

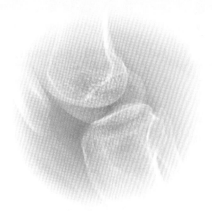

第十八章

少见肿瘤的临床试验
方法学及案例

张维拓　吕　毓

　　临床试验是临床研究的重要方法,是探索和验证新型诊疗方案最为有效、可靠的手段,高质量的临床试验结果是循证医学评价最高的证据来源。临床试验能否成功,取决于所采用的方法学,包括研究问题的选择、试验方案设计、数据管理与质控、统计分析方法等。临床试验方法学的教材和文献已经有很多,本章的写作初衷是面向对少见肿瘤临床研究有兴趣的临床医师,帮助其快速掌握和理解少见肿瘤临床试验中的基本概念和关键注意事项,准确解读和评价最新临床研究进展,能更好地厘清科研思路,展开临床研究。本章着重从临床科研思路角度介绍方法学选择的基本原则;根据临床医师的科研兴趣,着重以Ⅱ、Ⅲ期肿瘤临床试验的一般性方法学为框架,同时针对骨肉瘤等少见肿瘤病例少、疾病异质性大、联合治疗多等特点,结合具体临床试验案例,讨论少见肿瘤的临床试验关键的方法学要点。

　[通信作者]　张维拓,Email: weituozhang@126.com

第一节　研究选题：从临床问题到科学问题

研究选题是临床研究的开端。能否提出有价值的临床问题，再从中凝练出恰当的科学问题，往往就决定了临床研究的成功与否。对于临床医师来说，一个常见的困难是不能区分临床问题（clinical problem）和科学问题（scientific question），从而导致难以把握研究方案的设计思路。

一、从临床问题到科学问题

临床问题是指实际临床工作中值得改善或需要解决的困难，它的回答是一个解决方案（solution）。科学问题是从临床问题中凝练出来的，解决方案的科学依据，通常为一个尚无明确结论的科学假设或模型，它的回答是一个结论（conclusion）。因此，临床问题较为实际、宽泛，更强调临床价值；科学问题较为理想、明确，更强调科学性。

临床问题常通过 DEPTH 模型来定义，即包含诊断性问题（diagnostic problem）、病因学问题（etiologic problem）、预后性问题（prognositic problem）和治疗性问题（therapeutic problem）。对于一个临床问题，主要从以下几个方面进行考察评价。① 临床问题的重要性：疾病的发病率、患病率、恶性程度、患者生活质量、卫生经济学等。② 开展研究的科学依据：生物学理论、细胞及动物试验、观察性临床研究、相关临床试验结果。③ 风险和收益：患者的治愈率、生存期、不良反应、生活质量、经济成本等。④ 创新性：干预方法创新、适用人群创新、结局指标创新、证据等级提高等。

临床问题的评价在此不过多展开讲述，方法学关心的重点是从临床问题中凝练出科学问题。科学问题必须是一个有明确、客观的定义，可以通过特定的研究方案得到明确回答的问题。临床研究中，一个恰当的科学问题通常可以按照 PICO 要素格式写出。P：患者（patient），定义研究所适用的特定人群。I：干预（intervention），研究主要关注的、效果尚不明确的干预方案。C：对照

（control），作为对照的、效果相对明确的干预方案，例如安慰剂对照、阳性对照。O：结局（outcome），评价干预效果的主要观察指标。将PICO要素连成一句话，就是临床试验所要回答的科学问题："对于……类型的患者，……干预方案相较于……对照方案是否能有效地改善患者的……结局？"

二、案例分析

举例说明：骨肉瘤临床试验POG-8650关心的临床问题是"骨肉瘤患者进行手术和化疗的时机选择"。这是一个治疗性问题，研究者从中凝练出的科学问题为："对于高分级非转移性骨肉瘤患者，均接受手术以及相同方案和剂量的化疗，先进行新辅助化疗再手术，与立即手术再进行化疗相比，能否提高患者的无事件生存期（EFS）？"一个恰当的科学问题虽然表述比较烦琐，但却是研究方案的雏形。本章稍后会将PICO格式的科学问题扩展为标准的临床试验方案。

第二节　选择合适的研究方法

研究选题确定后应当选择恰当的研究方法。随机对照临床试验确实是循证医学的"金标准"，但并非适合所有情形。从研究的临床问题看：诊断性问题适于使用横断面研究，预后性问题适于采用队列研究，而临床试验最适于研究治疗性问题。从循证医学的证据等级来看，由低到高依次为回顾性研究（病例对照、回顾性队列）、前瞻性观察性研究（前瞻性队列、注册登记研究）和试验性研究。证据等级越高的研究通常也需要花费越多的时间和资源投入。选择何种研究方法取决于研究者所拥有的资源以及当前该领域的研究进展。通常对于某一临床问题的研究，证据等级是逐步提高的。例如：除非是全新的干预方法，研究者一般先进行回顾性研究，再进行前瞻性研究；除非是罕见病或招募患者非常困难，研究者一般才会先开展单中心临床试验阶段，再开展多中心试验。因此，在决定进行临床试验前，研究者需要确认已经有足够的生物实验及回顾性、观察性临床研究结论为基础。

除此之外，临床试验本身也有多种类型（包括但不限于单臂/双臂/多臂、非随机/随机、单盲/双盲/开放、单中心/多中心临床试验），具体选择涉及众多考量，这里简要介绍其中3个关键点。

一、探索性和确证性

临床试验是探索性的还是确证性的，这是研究者需要明确的第一问题。通常情况下，Ⅱ期临床试验为探索性，Ⅲ期临床试验为确证性。

1. 确证性试验

确证性试验的目的是验证试验方案是否有效或优于现有一线治疗方案，其结果可能会直接改变临床实践，因此通常需要较大的样本量和较高的方法学要求。例如要求较大的统计效能（至少0.8），较为严格的随机和对照，单一主要终点或严格的统计检验流程，试验组方案应为研究者认为已经优化过的方案。

2. 探索性试验

探索性试验是为进一步研究提供线索和依据，一般不会直接改变临床实践（肿瘤等少数几个领域例外），因此所需样本较少，方法学相对较为灵活。探索性试验根据研究目的可分为概念性验证（proof of concept）、剂量探索/方案优化、药效和安全性评估、寻找敏感人群等。相对较低的统计效能、单臂历史对照、非严格随机、多终点或多组的多重比较，都可以在探索性试验中见到。

二、优效性和非劣效性

优效和非劣效是临床试验中最重要的2种比较类型。另外两种常见的类型：差异性和等效性试验，可以分别看作是优效性和非劣效性试验的双侧检验版本。

1. 优效性比较

假设研究者要比较的终点指标为X，X数值较大的是临床上认为较优的一方，优效性比较就是比较以下2个数值：

$$X_{试}-vs\ X_{对}\cdots+\Delta$$

其中 $\Delta \geq 0$，Δ 被称为优效性界值，是一个主要从临床角度确定的量，一般定为有临床意义的最小差值或 X 的 $5\%\sim15\%$，例如对于恶性肿瘤的总生存期或无进展生存期，Δ 常定为 $1\sim3$ 个月。优效性比较的含义是：试验组不但比对照组有更好的效果，而且效果的差值有统计学上是有显著意义的，也有临床价值。优效性比较常用于试验组优势明显、研究者信心较强的研究中。当试验组优势不太明显，或样本不足时，研究者可以考虑取 $\Delta = 0$，这时也被看作差异性比较。但需要注意，此时试验结果仅有统计学意义，并不一定有临床意义。

2. 非劣效性比较

非劣效性比较是优效性比较的相反情形，比较的 2 个数值为：

$$X_{试}-vs\ X_{对}\cdots-\Delta$$

其中 $\Delta \geq 0$，Δ 为非劣效性界值，取值原则和优效性界值相同。非劣效性比较的含义是试验组效果与对照组相近或略差，但差值在临床上的意义被认为不显著。值得注意的是，当研究者采用非劣效性比较时需要认真考察研究的临床意义。例如，当试验组的治疗有效性为非劣时，试验组必须在不良反应或经济成本等方面具有优势，否则研究的价值就很小。

三、内部有效性和外部有效性

内部有效性和外部有效性是临床研究中一对相互关联又有一定冲突的目标。两者都是研究科学性的衡量指标，但考察角度有所不同。通俗地说，内部有效性关注的是在试验人群中和试验条件下，试验能否得到明确可信的科学结论；而外部有效性关注的是研究所得的科学结论能否对试验以外的更广泛的人群在真实世界的临床实践中推广。

最理想的情形是，研究能同时兼具内部和外部的有效性，但往往很难做到。内部有效性要求研究尽可能地排除混杂因素，入选受试者要尽量同质化（在人种、年龄、病情基线等方面接近），操作标准化（诊断、实验室检查、干预分别都由统一单位进行）；而外部有效性恰恰希望考察真实世界的更多变异因素，在研究中包括更有代表性的患者群体，进行多中心研究等。研究者需要在这两种有效性之间认真权衡。有一种常见的误解，认为多中心研究一定比单中心研究可信，这是由于没有正确理解内部有效性和外部有效性的区别所致。一般来说，对于一种新的诊疗方法，前期研究更为关注内部有效性，越到后期越关注外部有效性。对于疾病异质性较大的少见疾病（如骨肉瘤等），外部有效性往往更为重要。

第三节　设计研究方案

研究的科学问题（PICO）加上研究方法（S：Study，研究），共同组成PICOS，这是设计研究方案的基础。标准的临床试验方案一般也是按照PICOS的顺序格式来撰写的。

一、P：患者——入排标准、退出标准、剔除标准

这3类标准发挥作用的时间各有不同，入排标准是在患者招募和入组阶段，退出标准是在干预和随访阶段，剔除标准是在统计分析阶段。其中入排标准最为重要，下面将重点介绍。

入排标准用以明确入组患者的特征，即研究科学问题中的P，又分入选标准和排除标准，这两者只是表述形式不同，在很多研究方案中并不做严格区分。入排标准的制订涉及科学性（内部和外部的有效性）、可行性（患者招募的难易和依从性）和伦理三重考量，一般包括以下几个方面。

（1）患者的人口学特征：人种、年龄、性别等。

（2）疾病诊断：包括明确的诊断标准及实验室指标（如对肿瘤患者要求有病理确诊和保留组织石蜡切片）。

（3）疾病分型：包括疾病发生部位、病程、预后分级等。患者应选择在试验中潜在收益最大的人群，基线期的预后分级应尽可能一致。

（4）适应证和功能评估：患者可以接受可能被分配到任意一组治疗。例如，研究中任意一臂包含手术，则入组患者都必须有手术指征；又如，入组患者不能有任意一臂药物治疗的禁忌证。

（5）过往及伴随治疗：一般会排除需要同时接受其他治疗，或之前接受过类似治疗的患者。例如，试验组为化疗时，一般要求入选患者此前未接受过化疗。

（6）依从性：患者各方面条件可以较好地服从方案，完成治疗和随访。

（7）伦理：签署知情同意书，患者无明确更好的一线治疗，试验失败后可以进行补救治疗。

二、I：干预——治疗方案

治疗方案是临床试验中主要研究的因素，在研究设计中应注意治疗方案的基本原则：可比性和标准化。

1. 可比性

可比性是指试验组和对照组（无论是平行对照还是历史对照）之间，除临床问题中实际想研究的因素外，其他因素应保持一致。例如，之前提到的骨肉瘤临床试验POG-8650，临床问题关注的是"手术和化疗的时机"，因此在该试验中，试验组和对照组仅是化疗与手术的顺序不同，化疗的方案和剂量完全相同，从而使"化疗方案和剂量"不成为研究"时机"的混杂因素。

2. 标准化

标准化是指治疗方案在不同中心、不同医师执行时应保持一致，也是为了尽量排除试验中的混杂因素。因此，治疗方案应尽可能详细，并且制订相应的标准操作规程（standard operating procedure，SOP）。如在肿瘤临床试验中，制订的标准化治疗方案包括：① 化疗药物的使用起止时间、方案、给药方式、剂量、周期；② 当出现不耐受等情况后的药物剂量调整方案；③ 退出临床试验的标准和补救治疗措施等。避免由医师依照主观经验进行方案调整。由于手术的个体差异性较大，标准化比较困难，需要记录和平衡手术的指征、部位、分级、时间、操作方案，实施人员的经验和水平，要对相关人员进行统一培训，必要时对手术进行录像，以便事后评估。

三、C：对照——分组设置和对照选择

1. 双臂设计

双臂设计是临床试验的标准配置，能最大程度地发挥临床试验的功效。在

双臂设计中，通常包含1个试验组和1个平行的对照组，对照组可分为阳性对照组和阴性对照组。阳性对照组应选择当前指南推荐或临床实践中主流的一线治疗方案，阴性对照组可为空白对照组（无治疗）、姑息治疗组、安慰剂治疗组等。根据伦理，只有在疾病无一线治疗方案，现有治疗风险较大或疾病进展非常缓慢时才能采用阴性对照。在恶性肿瘤临床试验中，主要使用阳性对照。

对于罕见病的临床试验来说，患者招募期可能非常长。双臂设计一个额外的潜在风险是，在漫长的患者招募期，临床指南可能发生变更，出现新的一线治疗方案。这时试验方案中的对照组可能因违背伦理而被迫终止。

2. 多臂设计

多臂设计会包含多于2个组别，有时有多于1个的对照组（如同时有阴性和阳性对照组），有时有多于1个的试验组（如有同1种药物的多个剂量组）。多臂设计多用于Ⅱ期临床探索性研究。如探索最优剂量或治疗方案，主要方法是谨慎地进行多组间比较，研究者应根据研究目的和科学问题，选择需要优先进行的主要比较，或对多组比较进行统计学校正。

双臂和多臂试验都会涉及样本量在不同治疗组间的配比。单纯从组间比较的统计效能看，在总样本量一定的情况下，1∶1配比的效率接近最优。但研究者可能会综合考虑临床、伦理和经济各方面的因素，决定各组间的配比，再交由统计师计算总样本量。

3. 单臂设计

单臂设计是指只有试验组，没有平行对照组的试验设计。单臂设计往往采用的是自身对照或历史对照。自身对照以患者接受干预前后的指标进行对比，其优势是可以避免患者间个体差异对试验结果的影响，但只能应用于自然病程较长、病情稳定的疾病，对于有自愈倾向或进展较快的疾病不适用。历史对照是选用文献中相关临床研究的结果作为对照，在Ⅱ期肿瘤临床试验特别是研究性新药（investigational new drug, IND）试验中应用较多。历史人群应与当前试验入选人群具有相似的人口学特征、诊断和筛查标准，相近的预后因子水平，可比的治疗方案，最好还要有较大的样本量以设定高准确度的零假设，符合以上要求的历史对照往往并不容易找到。以上限制对于罕见疾病、新的生物标志物定义的患者组、疾病谱随时间漂移较大的疾病影响较大，因此对这些领域的临床试验，推荐采用双臂随机对照试验而非单臂试验。

四、O：结局——终点指标

终点是评价患者结局的观察指标。在临床试验中应合理选择终点，主要考虑以下原则。

（1）在临床试验中应同时观察和报告治疗的有效性指标及安全性指标，必要时还应包含卫生经济学、生活质量等其他指标。从患者受益角度考虑，研究者应预计这一系列指标中至少有一个指标试验组会优于对照组。

（2）在临床试验中应设置主要终点，原则上只应有一个主要终点。这里的"主要"并非指临床意义上的重要，而是指统计检验中的优先性，目的是为了防止多重比较造成的 I 类错误增加。因此可能出现反应率为主要终点，总生存期为次要终点的情形。试验所需样本量，也根据主要终点的比较进行计算。

（3）根据临床研究的性质选择临床终点或替代终点。临床终点是直接反应患者实际受益的终点指标，如肿瘤临床试验中的总生存期。替代终点并非直接反应患者受益，但根据过往研究与临床终点存在相关性，可以在一定程度上作为临床终点的替代指标，如肿瘤体积缩小。临床终点是临床研究中最为关注的指标，但有时观察临床终点需要的时间过长或效应不明显，导致试验不可行；这时就需要观察时间短、效应明显、受混杂因素影响小的替代指标。一个观察指标与临床终点的相关性越强，作为替代终点的可信度越高。肿瘤临床试验中常用的替代终点与临床终点相关性的强弱依次为：反应率<N年生存率（N常为 1～5）<无事件生存率或无进展生存率<急生存率。其中反应率通常定义为完全缓解+部分缓解的患者占总体的比例，但根据具体临床问题会有不同的定义方法。选择哪种临床终点与研究性质有关。验证性试验一般要求将总生存或无进展生存中的一个指标作为主要终点，另一个指标作为次要终点。而探索性试验，特别是 IND 等对新治疗方法进行初步筛选，试验周期较短的试验往往选取反应率等短期终点作为替代终点。

（4）有条件时，优先选取客观指标而非主观指标。客观指标是指明确的患者状态（如生存/死亡）或仪器测量的客观数据，而主观指标是由患者或医师主观评价的结果（如心理量表）。如果只能选择主观指标，应对评价者（患者或医师）使用盲法。

第四节　随机化与盲法

随机化与盲法是临床试验中消除和控制偏倚的两大利器。随机化可以有效平衡各治疗组基线水平上所有已知或未知混杂因素造成的偏倚。盲法可以有效地消除结局评价的认知偏倚、安慰剂效应以及由于患者依从性造成的偏倚。

实现随机化的核心要点是随机隐藏，即医师及潜在入组患者都无法预测下一个入组患者的组别。关于随机隐藏，典型的错误做法是采用交替入组，即入组患者依顺序交替进入试验组和对照组，交替入组会造成有意向性的医师或患者可以人为选择进入的组别，从而导致偏倚。

临床试验中常用的随机化方法有简单随机化、分层/区组随机化和动态随机化。简单随机化具有最好的随机隐藏性，在大型多中心临床试验中较为推荐。另外，多中心临床试验最好采用中央随机化，而非各中心分别随机化，这也是为了增强随机隐藏性。但简单的随机化的不足是，当患者异质性较大而临床试验样本量较小时，简单的随机化不能高效地平衡各治疗组间患者的异质性，可能在入组完成时就出现组间患者基线不平衡的情形。如果不平衡的因素恰好是重要的预后因子，则会严重影响试验结果的解读。在这种情形下，可以考虑采取分层/区组或动态随机化。比较各种随机化方法平衡患者异质性的效率，从低到高排列依次为简单随机化<分层随机化<动态随机化，而比较随机隐藏能力则顺序刚好相反。因此，研究者选择随机化方法时，需要在患者异质性、样本量、随机化隐藏之间权衡。

盲法可以有效消除多种偏倚，但在肿瘤临床试验中应用相对较少。这其中有多方面的原因，如化疗、靶向药物等不良反应明显，容易造成泄盲；治疗风险高，主治医师需要密切关注患者的不良反应进行调整；安慰剂效应较弱可以忽略；反应率、总生存期等观察终点为客观指标，受评价者的认知偏倚小等。但如果有条件，在肿瘤临床试验中使用盲法仍是有价值的，特别是在控制由于患者依从性造成的偏倚方面：当患者知晓自己被分配在对照组且治疗反应不佳时，更有可能退出试验；如果在最终统计分析时发现这种患者脱落的不平衡，会使研究可信程度降低。

第五节　样本量估算

恰当的样本量对临床试验的成功至关重要。样本量过小，则临床试验没有足够的统计效能来发现各治疗组间的差异性；样本量过大，则意味着人力、财力和时间的浪费，并且让部分患者暴露在不必要的风险中，违背伦理。估算样本量正是研究者尽可能地在临床试验的效能与成本之间寻找最佳平衡点。顺便需要指出的是，根据已有数据进行的回顾性研究无须计算样本量，因为在无须付出额外成本并且患者无须承担额外风险的情形下，样本量总是越大越好。

样本量的计算是一件复杂且具有临床和统计学两方面专业性的工作，建议由临床医师和专业统计人员合作完成。在各类统计学课本或网站上，可以找到很多计算样本量的公式，其中非常经典的公式如下：

$$N = \frac{\left(z_{\alpha/2}\sqrt{z\overline{P}(1-\overline{P})} + z_{\beta}\sqrt{P_A(1-P_A)+P_B(1-P_B)}\right)}{(P_A - P_B)^2} \quad \text{（公式 18-5-1）}$$

式中，N 为每一治疗组所需的样本量；P_A、P_B、$\overline{P}$ 分别为 2 个治疗组以及合并的反应率；α、β 分别为置信度水平和（1−统计效能）；$Z_{\alpha/2}$、Z_{β} 分别为对应的正态分布界值。观察公式可以得出，治疗组间的效应差异 $P_A - P_B$ 越小，α、β 越小，则所需的样本量越大。

需要特别强调的是，在实际临床试验时，不推荐使用这类公式进行样本量计算。这类公式往往过度简化，并没有考虑每个临床试验的具体情况，这是在计算机普及以前，统计学家主要靠纸笔演算和机械加法器工作时使用的手段。现在统计学家有更为精细、复杂的模型、公式和算法，可通过 PASS、R 等统计学软件来实现。如今公式存在的意义，主要是粗略估计样本量的大小以及帮助理解各因素与样本量之间的关系。

在实际样本量计算时需要考虑而公式（18-5-1）中没有包含的因素，包括此前方案设计中涉及的几乎所有方面的内容，其中最重要的有：① 探索性/验证性（关系界值的选择）；② 优效/非劣效检验，以及优效/非劣效界值的设定；

③ 对照类型，单臂、双臂还是多臂以及样本量在各治疗组的配比；④ 临床终点的类型以及相应的检验方法［公式（18-5-1）仅适用于主要终点为反应率时］；⑤ 患者的脱落率以及是否为随机脱落。其他可能需要考虑的因素：患者的异质性、相关预后因子、随机化方法、随访的次数及时间节点等。

除了在试验开始前计算确定样本量外，在试验过程中有时也会出现样本量调整。其中有的是因为试验进程与预想不同而被迫重新计算样本量［例如，POG-8650（Goorin 等）因为患者招募速度过慢而修改方案］，也有的是在试验开始前就计划进行样本量调整，常见的设计有中期分析和成组序贯设计。

第六节　高级临床试验设计

之前介绍了临床试验的一般性设计。除此之外，还有一些"高级"的临床试验设计，这些试验设计需要运用更多的方法学知识，在特定应用条件下具有独特的优势，但这并不意味着"高级"设计一定优于"一般"设计，需要结合具体临床问题和实际应用条件具体分析。在此只简要介绍肿瘤临床试验中较常见的两种试验设计：交叉设计（cross-over design）和析因设计（factorial design）。

一、交叉设计

在交叉设计中受试者会序贯接受不同治疗方案的干预，不同组别间仅各治疗方案的顺序有所不同。各治疗方案间有一段洗脱期以减少方案间的干扰。交叉设计同时采用平行对照和自身对照，可以利用自身对照的优点控制患者的个体差异。在交叉设计试验中，对样本重复利用，因此大大降低了样本量的需求（如样本量减半），但同时临床试验的时间也需要相应加倍。

二、析因设计

析因设计是同时研究多种不同的试验方案。例如，考察对照方案O、试验方案A和试验方案B，则需将患者随机等分为4组，分别接受O、A、B以及A+B（AB联合治疗）。相比于普通的多臂平行对照试验（仅设3组O、A、B组），析因设计有以下优点。

（1）当A、B方案无交互作用时，可以利用所有样本分别分析验证A、B的单独效应，样本利用率高所需样本量较小。例如，分析A的单独效应，可以利用A组与O组的比较，以及A+B组与B组的比较，利用了所有样本的信息。而在普通多臂研究中，仅能利用2/3样本的信息。

（2）当A、B方案有交互作用时，可以通过析因设计分析验证其交互作用，这也是临床试验中唯一能可靠地验证交互作用的方法。

特别需要强调的是，析因设计的两大优点是相互排斥的，在同一个临床试验中不可能同时实现。例如，在骨肉瘤临床试验INT0133（Meyers等，2008年）中，研究者试图同时研究在传统三联化疗方案上增加异环磷酰胺和/或MTP是否能改善患者生存。研究者采用了析因设计，预想利用优点（a）来提高样本利用率，但数据结果出乎研究者意料地显示了交互效应，研究者被迫改变统计方案，转向（b）情形的分析（2007年美国FDA因为这个原因未通过MTP的新药申请。2008年该论文的研究者再次发表论文，更改了此前的分析方案，从这个过程可以看出析因设计方法学的复杂性）。

第七节　精准医学研究中的临床试验方法学

随着精准医学的发展，临床研究越来越关注患者的个体差异性，特别是通过基因等生物标志物所定义的患者亚组的治疗方法。对患者的划分越细，备选的治疗方案也越多，每个试验组能招募到的患者就越少。这对临床试验的效能和效率提出了极高的要求，也对传统的临床试验方法学形成了挑战。

在精准医学的背景下，一方面，国际化的大规模多中心临床研究协作变得更加重要。另一方面，新型的临床试验设计近年来发展快速。其中包括伞式试验（umbrella trial）、篮式试验（basket trial）、基于生物标志物的试验（biomarker-based trial）、适应性试验设计（adaptive trial design）以及真实世界研究（real-world study）。

一、伞式试验

伞式试验可以简单地理解为"一病多药"型试验，是为了从大量新药中筛选出可能有效的药物做进一步研究而设计的，目前主要应用于肿瘤靶向药物的 Ⅱ 期临床试验中。与传统多臂试验不同的是，各治疗组之间并不作为平行对照，而更像多个同时进行的单臂试验，每个治疗组使用反应率为替代终点与单组目标值进行比较。

二、篮式试验

篮式试验可以简单地理解为"一药多病"型试验，是专门为靶向治疗设计的，将不同部位、表型的癌症按照相同的基因突变汇集到一起，试验针对该种基因突变治疗的设计。对于部分少见肿瘤来说是非常具有前景的研究方法，但对于具有高度异质性的骨肉瘤等肿瘤来说效果并不理想。

2015年美国开始的 NCI-MATCH 试验是当前世界上最大的精准医学试验，同时兼具伞式试验和篮式试验的设计特点，将不同癌症按基因型进行分类，对每一突变类型的癌症同时试验多种靶向治疗。

三、基于生物标志物的试验

基于生物标志物的试验与传统临床试验不同之处在于，传统临床试验主要关注治疗的有效性和安全性，而基于生物标志物的试验同时还关注生物标志物的有效性以及治疗的敏感人群，其中又细分为生物标志物分层设计、富集设计、杂交设计、精准策略设计等。

软组织肉瘤临床试验 NCT00413192 是其中的典型代表，使用基于生物标志物的分层设计，该试验将软组织肉瘤患者分为4种亚型接受相同的治疗，并发现治疗对其中的2种亚型较为有效。这种设计看上去与篮式试验"一药多病"较为类似，但实际完全不同。篮式试验纳入的"多病"具有相同的生物标志物分类，研究者预计受试者对治疗应有相近的反应，试验主要关注的是药物是否有效；而生物标志物分层设计中，"多病"具有不同的生物标志物分类，研究者预想各患者亚组对药物的反应应当不同,试验主要关注的是药物对哪些患者有效。

1. 适应性试验设计

适应性试验设计是新型临床试验设计的一个大类,强调根据已入组患者的反应动态地调整试验方案,以实现临床试验效率以及受试者获益最大化。适应性试验设计可能对方案进行调整,包括但不限于调整样本量、增加或剔除治疗组、调整入排标准、调整随机化分配方法和调整终点指标。美国FDA在2010年发布了在药品和生物制品研发中采用适应性试验设计的指导性意见,2016年发布了在医疗器械研发中采用适应性试验设计的定稿版指南。在这些文件中指出,适应性试验设计的核心要点是试验方案可以调整,但调整方法必须在试验开始前做好完整的计划并且经过严格的方法学论证。

2. 真实世界研究

真实世界研究是数据来自真实的医疗环境,反映实际诊疗过程和真实条件下患者健康状况的研究。真实世界研究常基于患者注册登记、电子病历等数据库进行,研究者对临床中自然发生的诊疗过程干预较少,纳入的患者范围较大,因此相对于传统临床试验具有更高的外部有效性。真实世界研究相对于临床试验的不足在于,需要使用比较复杂的统计学技巧对各种混杂因素进行校正,才能具有较高的内部有效性。2016年,美国国会批准《21世纪治愈法案》,正式批准使用真实世界证据取代传统的临床试验扩大适应证的研究。这提示了临床研究中的一个重要发展趋势,但具体到落地应用,在方法学上仍有很长的路要走。

------------------------------ **参 考 文 献** ------------------------------

[1] Goorin A M, Schwartzentruber D J, Devidas M, et al. Presurgical chemotherapy compared with immediate surgery and adjuvant chemotherapy for nonmetastatic osteosarcoma: Pediatric Oncology Group Study POG-8651 [J]. J Clin Oncol, 2003, 21(8): 1574-1580.

[2] Meyers P A, Schwartz C L, Krailo M D, et al. Osteosarcoma: the addition of muramyl tripeptide to chemotherapy improves overall survival — a report from the Children's Oncology Group [J]. J Clin Oncol, 2008, 26(4): 633-638.

［3］Schöffski P, Ray-Coquard I L, Cioffi A, et al. Activity of eribulin mesylate in patients with soft-tissue sarcoma: a phase 2 study in four independent histological subtypes ［J］. Lancet Oncol, 2011, 12(11): 1045–1052.

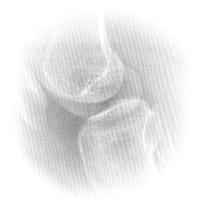

第十九章

骨肿瘤生物样本库与临床信息库的建立和整合

左冬青　穆浩然　曾　柯

生物样本库是生物医学领域众多重要科研成果快速产业化并应用到临床，实现转化医学的重要保证。生物样本库主要是指标准化收集、处理、储存和应用健康或疾病生物体的生物大分子、细胞、组织和器官等样本以及与这些生物样本相关的临床、病理、治疗、随访、知情同意等资料及其质量控制、信息管理与应用系统。我国许多大型医疗科研机构已开展了一些关于生物样本采集和临床数据库建立的工作。本章将对生物样本库与临床信息库建立和整合的指南作简要概述，并就骨肿瘤生物样本的采集、保存、加工以及临床资料的收集和数据管理进行规范化指导。

［通信作者］　左冬青，Email: zuodongqing@163.com

第一节　骨肿瘤生物样本库与临床信息库现状

目前，在世界范围内进行肿瘤分子分型和个体化诊治研究能否获得实质性进展取决于一个最基本的问题，即研究用生物样本的质量和数量，包括符合临床诊治规范的临床研究队列，高质量、严格按照标准操作顺序（SOP）收集的组织样本和详细的病史、病理、治疗与随访等资料。实际上，要做到这些在操作上有相当的难度。以科技最发达的美国为例，为了保证高质量标本采集和完整数据库的建立，在过去的多年中，美国国家癌症研究所（National Cancer Institute, NCI）每年都投入 5 000 多万美元的专项基金用于生物资源标本库的建立。

目前，我国在这一领域已具备一定的条件。许多大型医疗科研机构已开展了一些关于生物样本采集和临床数据库建立的工作。但是，这些生物样本采集工作基本上是科研人员自发、零散开展的，缺乏系统的设计和规范，主要目的是为眼前的课题研究，无固定经费支持，缺少具有法律保障的伦理监督，缺乏长远计划，管理使用存在无序、低水平重复和严重浪费现象。

近年来，通过对肿瘤临床和基础研究资料的系统分析和总结表明，提高早诊率及合理的治疗水平是延长肿瘤患者生存期和改善生活质量的关键。以往的研究通过筛选和鉴定出一些与肿瘤相关的分子标志物，发展了用于临床样本的检测方法，并具有较好的特异性和敏感性，能将分期及组织病理学类型相同的病例按临床生物学行为及预后划分成为不同的亚群。但是这些研究结果往往缺乏系统的大样本前瞻性临床研究验证，其临床生物学意义和价值有待进一步确定。

高质量生物样本库建设也是现代医院建设和管理的重要组成部分之一，同时也是与国际同行交流和合作的物质基础。为了使研究工作能够取得实质性进展和持续发展，研究者十分有必要在一开始的基础性工作中就突出课题研究所用生物样本的采集和评价标准。为此，参照美国NCI（2006年）和国际癌症基因组联盟（International Cancer Genome Consortiun, ICGC）2008年制订的《生物样本采集技术规范》，结合我国目前的实际状况和课题研究的要求，我们制订了

《肿瘤生物样本采集技术规范》，以保证课题研究所用样本的统一性、临床资料的可整合性及各种科研活动的透明度。

这里我们对生物样本库与信息库建立和整合的指南作简要概述并就骨肿瘤生物样本库做针对性讲解。

第二节　肿瘤生物样本采集技术规范

一、技术标准和标准化操作指南

1. 标本的收集、加工、储存、检索和推广使用

（1）根据不同的标本类型和使用目的，采用最适宜的条件对生物样本进行筛选、收集和加工，并配有系统资料和可靠数据。

（2）参照SOP建立技术档案以供研究使用。

（3）设立一个清楚、明确的解释标准以保护生物样本提供者的隐私，通常使用以代码代替身份的隐藏方式或者以完全匿名的方式予以保护。

（4）用数据化的管理系统进行分类管理。设计统一、专一和唯一确定的号码格式标记样本，并附有所需的资料信息。管理系统必须具有安全保密措施并设定相对应的访问权限。

（5）建立统一的综合质量管理系统，记录必须严格按照质量控制进行标准化，尽量避免可能出现的人为误差，所有数据应录入统一、规范的数据库，实现计算机化管理并随时备份，并能及时发现不符合规范的录入记录。

（6）必须保证工作人员的科学素质和工作质量，工作人员上岗前必须经过SOP培训和考核。上岗后的继续培训需要由质量检验（QA）人员进行定期和不定期的监督，并决定如何实施。

（7）必须在病理科医师的指导下进行组织标本采集，并配有系统和精确的临床资料，包括患者的治疗过程和随访资料。

（8）要有标准化的存储环境，根据不同的组织标本类型、储存的时间及对生物活性物质保存的要求选择不同的温度（分别为4 ℃、−20 ℃、−80 ℃、

−130 ℃、−196 ℃）。这些存储设备的温控需要有自动检测设施以及足够的安全保障。

（9）建立生物样本处理的原则并严格执行，应考虑样本储存数量与空间的关系，以保障有足够的备用空间，重要研究项目必备的样本采集要预留空间。

（10）尽可能在最短的时间内完成采集样本（应该保证在30 min内完成，不适当的处理时间将直接影响和干扰研究的结果），应尽快降低所采集组织样本的温度。对于其他类型的生物样本应根据具体的实验研究目的和要求执行。

（11）建立详细的电子文档资料样本目录，以便取出样本时查询。尽量保障样本存储器工作状态和温度的稳定。

（12）建立标准的操作规程，对用于样本长期保存的设备的性能进行适时监控和定期维护。

（13）根据实验研究的目的选择储存生物样本的容器，在考虑坚固的同时，尽量避免使用含有微量金属的容器。

（14）转运生物样本时，要特别注重包装和运输过程的安全性，建立生物样本转运的登记制度和操作程序。转出方、运输方和转入方都有相关文本予以确认。

（15）在样本转运过程中，应充分考虑运输的时间、距离、气候、季节和运输方法等因素对温度的影响，对转运过程中所用的设备应根据实验研究的目的进行选择。

（16）用信息系统跟踪所有的生物样本收集、运输和干扰因素，以防止生物样本标记混乱，并提供详细的注释。

（17）注重生物样本转运相关的国内、国际法律和法规的要求，备好相应的文件和说明。

（18）严格按照SOP标准定期抽样检查生物样本，以保证储存样本的质量。

2. 临床资料的收集和管理

（1）尽量收集和保存所有与生物样本相关的临床和流行病学资料，包括研究所必需的标准和数据。然后根据可用的信息内容和需要，制订适当的安全保障/数据存取和监控措施以保护隐私。建立临床数据库并在项目内实现共享。

（2）尊重适当的隐私，保护受试者提供的生物样本和相关的临床资料，严格按照国家法律和法规合理使用生物样本和临床资料。

3. 质量保证和质量控制

（1）坚持质量第一，必须建立生物样本库的质量检验和质量控制标准。

（2）要求工作人员受到相应的培训并通过考核。

（3）制订SOP并发放到每个工作人员，SOP必须条理清晰、详细并具有可操作性。对SOP执行中发现的问题应及时修正。

（4）建立安全系统，包括设备监控、报警系统和应急措施，要特别保障关键设备，做到即使停电还能正常运行。

（5）要有严密的数据管理系统，包括计算机存储跟踪系统和相应的数据安全系统及进入数据库的安全保障措施。

（6）建立保护人员和设备安全的事故风险评估措施并要指定责任人。

（7）必须依照SOP维护所有的设备并要有具体措施。

4. 生物安全

（1）确保生物标本的安全性，特别是具有潜在传染性疾病的样本。处理生物标本，至少应按生物安全二级标准执行，参照中国疾病预防控制中心（Centers for Disease Control and prevention，CDC）的《分子生物和生物医学实验室安全手册》。

（2）做好实验室人员的免疫接种工作，特别要重视预防病毒性肝炎等严重危害健康的疾病。

（3）建立生物安全保障制度并备有相应的培训课程，注重对所有的人员进行生物安全意识培训。

（4）及时发现和评估生物安全风险，随时监测和分析生物安全隐患并采取相应的防护措施。

5. 生物样本库的信息化管理

（1）在收集每一个标本时要指定一个唯一的编号，代表特定的临床类型和流行病资料。使用专一性和统一格式的代码进行标本处理、储存和分类。

（2）每次放入或取出样本时，应及时更新数据库的资料并留下取用记录。

（3）利用数据管理系统整合与生物样本相关联的研究资料，如标本的保存时间、提供样本患者的随访情况、联系方式及样本使用等记录。

（4）严格保护提供样本患者的健康信息，保障个人隐私权不受侵犯。原则上同一批标本应指定一人统一随访和联系，未经授权的人员不得与样本提供者联系。

（5）结合临床试验和研究项目的要求制订有利于学术研究、信息交流和资源共享的管理体系与规则。

二、伦理、法律和法规

1. 知情同意

（1）关于生物样本采集的知情同意，将参照国际通行标准并结合我国目前的具体情况制订，知情同意书的模板应与所采集的生物标本相吻合，并要保证生物样本的合法使用。同时也要考虑基于生物样本开展研究工作获得的数据的公布以及将来开发有商业价值产品的相关问题。

（2）允许研究人员将采集的标本用于开展专一性的研究课题，或将来开展新的课题研究。

（3）保障所采集的生物样本和资料数据的使用权。

（4）制定法规用于保障使用生物样本和数据的合约。

（5）对于获得父母或监护人同意采集的儿童的生物样本和资料，当儿童达到法定年龄时可允许用于科学研究。

（6）认真考虑国家药品监督管理局对现有的与生物样本采集相关研究的规章制度和将来可能修改的问题。

（7）制定生物样本和资料档案保留期限的法规。临床生物样本由于质量问题或资料失去保留或应用价值时可依法处理，但处理必须根据统一的规程进行，不得擅自挪作他用。

2. 生物样本和相关数据的使用

（1）制订明确的生物样本使用指导原则，包括临床数据的共享，应符合伦理和相关法规。同时应考虑利用生物样本开展科学研究的特殊性，指导原则应具有一定的灵活性。

（2）确保课题研究者能及时、公正、合理地使用生物样本和相关的临床资料，无须承担过多的行政管理费用。样本的使用按下列程序进行：研究计划的科学性评价；研究者签署有关生物样本和相关资料的保密协议；样本转运协议；研究者或课题组的科学记录；研究符合伦理和法规；能够支付所使用生物样本的费用。除此之外,也应对使用生物样本和资料与预期研究结果的相关性进行评价。对样本使用不当或过量使用的问题也应予以考虑,通过协调解决。

（3）指导原则应适用于所有新采集和现存的样本。

（4）使用生物样本支付成本费用是合理的,收取的费用应仅限于补偿和推广应用的费用。如果生物样本库由于资金缺乏或其他原因不能进行生物样本的保存并提供高质量的样本供使用,就必须关闭。对已保存的样本应按指导原则进行处理。要明确样本采集工作人员的职责和权力,并通过法规授予相应的权限。样本使用应避免特权,尤其是使用样本和资料必须按指导原则执行,包括监管人员。采集和存贮的生物样本以保障开展科学研究为目的,以促进生物医学水平的提高为目标。伦理委员会应当对拟开展的研究项目进行评估。

3. 安全防护

（1）研究机构要保障生物标本库,包括采集和使用生物样本人员的安全。相关的场地设备需要符合国家的相关法规要求和样本库自身的特别要求;对潜在的危险应该以相应的警示标识清楚标明;对潜在的职业风险以及预防,应对方案在岗前应该充分告知并检验。

（2）研究机构应提供行政法规、安全培训措施,并指导生物样本和资料的安全使用。

（3）研究机构的安全措施应适应生物标本库的要求。

4. 管理人员职责

（1）负责生物样本采集计划的制订和经费预算,工作职责和考核应与采集样本和相关资料的工作性质一致。

（2）生物样本采集的经费预算应包括样本保存、销毁,完成特殊研究课题、分配使用和临床资料分析整理。

（3）协调和处理工作中由于经费、专业知识和政策规定方面发生冲突的问题。

（4）使用通俗易懂的语言或文字,向生物样本提供者解释利用生物样本开展研究工作的意义、产生的技术方法、产品或科学发现的商业价值。

（5）负责组织和管理质量检验工作,对组织库运行过程中发生的质量问题进行监督和整改。

5. 知识产权

（1）按照研究目的,从生物标本库中获得的样本和资料在发表文章、申请专利和成果奖励时应注明来源。

（2）参与项目研究任务的单位和个人提供生物样本和相关资料的，根据其数量和质量享有相适应的知识产权。

（3）利用生物样本通过进一步的科学研究获得的重要发明和成果应归研究的发现者所有，若遇争议应由相关的学术和伦理委员会裁定。

骨肿瘤作为一类特殊的肿瘤，其生物样本库也具有相应的特殊性。骨肿瘤种类繁多，单一病种发病率不高，给管理带来了一定的困难。因不同种类的骨肿瘤发病部位，肿瘤组织的差异性较大，取材方式及要求也不尽相同，同一病理的不同亚型可能也不相同。

如经典的骨肉瘤，其可能存在于髓腔内病灶及骨皮质外病灶，化疗后往往大部分都为钙化骨组织、坏死组织，也可能不存在有活性的软组织。在没有活性软组织肿瘤的情况下，取材时只能取钙化的瘤骨组织，存在肿瘤成分少或完全没有活性肿瘤细胞成分的可能而导致所取样本达不到要求。而皮质旁骨肉瘤一般只存在骨皮质旁的硬化瘤组织，可取到的肿瘤组织也很少。

骨巨细胞瘤因其本身的特点，组织内存在较多的坏死区域，有时只存在一层肿瘤包膜和内部坏死组织液，不容易取到实质成分；而复发或恶变的骨巨细胞瘤具有相对较多的软组织肿瘤成分，取材相对容易。

骨肿瘤的标本采集没有严格意义上的对照组织。对于骨肉瘤的标本采集，有人用"正常"骨髓组织作为对照，但因其保肢手术或对骨质切除范围的限制，所切除的骨段边缘离肿瘤病灶并不远，其髓内可能存在肿瘤跳跃灶或微小卫星灶；也有报道采用"正常"肌肉作为对照组织，但因手术限制，其离肿瘤病灶较近，可能存在周围播散病灶的情况；若对照组织中存在肿瘤病灶，对后续研究将有较大影响。

骨肿瘤不仅种类繁多，即使同一个病灶内的组织，不同的部位也存在较大的异质性。因此，单一位点取材不能反映总体的情况，这都将会影响后期研究的可靠性。

骨肿瘤标本取材不易，很多病理类型的病灶在骨头里，需要使用骨刀、摆锯或专门的标本切割、锯开后用咬骨钳取出，操作上费时、费力，而且存在一定的安全隐患。

大部分恶性骨肿瘤需要行术前化疗，这会让肿瘤组织大面积钙化或坏死，肿瘤细胞失去活性,存在标本质量不高的问题,特别是需要提取RNA的样本。

第三节　骨肿瘤生物样本采集和保存

一、采集的生物样本种类

1. 实验准备

根据课题的总体研究目标,在保障医疗工作的前提下,每种肿瘤主要采集3类生物样本,并要保证这些样本的质量和数量能够用于DNA、RNA和蛋白质提取及满足相关的实验分析。

1)新鲜组织(包括手术和活检组织)

(1)临床诊断明确,未经放疗和化疗的手术切除标本,在病理医师指导下取材。

(2)尽量保证癌组织没有坏死(有坏死的标本很难提取高质量的RNA和蛋白)。

(3)配对"癌旁组织",选择距离癌灶边缘3 cm范围内的组织样本,配对"正常组织",要选择距癌灶边缘5 cm以上或距离癌灶边缘最远端(或手术切缘处)取组织样本,应注明距离。

(4)在保障病理学检测所需标本的前提下,尽量提供足量的肿瘤和癌旁正常组织,一般不少于200 mg。

(5)手术切除的组织样本必须迅速置于液氮中,然后保存于液氮罐或−80 ℃冰箱,这一过程尽量在手术标本离体后30 min内完成。

(6)其中一块组织可用最佳切削温度(optimal cutting temperature,OCT)处理后冻存,用于形态学观察和显微切割。

2)石蜡包埋组织

(1)中性甲醛固定手术切除标本,按病理学操作规范取材。

(2)取材部位包括癌灶以及癌灶周围3 cm以内的癌旁组织,3～5 cm的近癌组织和5 cm以外的远癌组织或距癌灶边缘最远端分别取2～3块。取材尽量以癌灶为中心水平向两侧取材，尽量保证足够大的组织样本。取材应该以"远癌—近癌—癌灶"的顺序。癌灶处取材包括癌与正常组织的交界及肿瘤浸润最深处。所有取材的组织块应标明取材部位。

（3）采集完整的临床病理和随访资料，其中治疗过程和生存期资料最为关键。

3）血液（包括血浆、血清）

（1）及时采集入组病例的外周血标本，初诊患者3～5 mL，乙二胺四乙酸（EDTA）抗凝，以3 000 次/min离心，血浆和有形成分（白细胞成分）分别用统一质量标准的容器保存（尽量在2 h内完成血浆的分离工作）。

（2）特殊病例要保存治疗前后的外周血标本各5 mL（血浆或血清）。

（3）采集的血浆或血清样本在无菌条件下分装，0.5～1 mL/管，用螺纹口管，温度为−80 ℃保存。

（4）手术前后血浆或血清采集：明确临床诊断后在术前取血，术后第14天或出院前再次取血。

（5）化疗前后血浆或血清采集：按照临床试验操作规程和技术标准制订采集要求。

（6）非癌症患者/正常对照血浆或血清样本采集：选择年龄、性别与实验组相匹配的非癌症患者为对象。

2. 样本分类

根据研究课题的具体目标，采集的生物样本主要用于3类实验研究。

（1）测试样本：主要用于基因、蛋白表达谱建立和基因组测序分析，样本质量优先。主要考虑的因素为肿瘤分型和分类，每一类型要达到统计学小样本数目。

（2）验证样本：主要用于标志基因变异的确认，进行RT-PCR、Western blotting、免疫组织化疗检测，基因突变检测和酶联免疫吸附试验（ELISA）的实验分析。主要考虑的因素为肿瘤分型、分类和分期，包括不同阶段癌前病变组织样本，病理学诊断要明确，每一类型要保障统计学大样本数目。

（3）分型样本：主要用于肿瘤标志基因或蛋白的大样本、多中心临床验证，包括免疫组织化疗检测、ELISA、实时RT-PCR、基因/蛋白临床检测芯片的分析。临床随访资料和生存期为考虑的主要因素，每一型要保障符合多中心、大样本的统计学要求。

3. 组织芯片制备

组织芯片制作流程，包括阵列设计、入选样本病理复诊与标记、取芯（供体蜡块）、点阵（受体蜡块、切片制成组织芯片）。

（1）检测芯片：主要用于检测标志蛋白表达状况和水平，可以使用具有明确临床病理学资料但随访时间短或无患者生存期的组织标本制备。

（2）分型芯片：在用于检测标志蛋白表达状况和水平的基础上，能够用于临床分子分型研究和评价。所用的组织要求有系统的临床随访和生存期资料，这个非常关键。

二、生物样本的贮存和加工

采集的生物样本分装、标记和保存十分重要。有些样本要在几年或更长的时间以后才会用于实验研究，因此质量监控和检索的方便尤为关键。要保证实验样本的质量和数量能够在若干年后用于 DNA、RNA 和蛋白质提取和实验分析。

（1）标准化的实验记录，提供的资料要有长期性、连续性，准确反映样本，确保质量，避免在以后的研究中出现偏差。特别是生物样本贮存条件的 SOP，包括温度变化的信息和样本质量的关系，应该每年检查修订一次。

（2）所有的生物样本应分装储存，尽量避免多次反复解冻。长期保存的样本最适条件为在液氮或在 $-135\ ℃$ 环境下保存。

（3）生物样本的容器应采用螺口的冻存管，能够在低温下长期储存，玻璃管或弹出式盖子的管子不适合长期储存。

（4）储存样本的标签应采用打印或条形码，储存生物样品的每个容器应有唯一、清晰明了的识别符号，能够牢固地附着在容器上，并能耐受低温储存的条件。所有相关信息能够和这个唯一的识别符相联系，包含参与研究人员的保密性、数据的安全性和知情同意协议书。

（5）要具有自动化的安全保障系统，不间断地监控样本保存设备的运行状况。特别有价值的生物样本应该考虑至少在 2 个不同的位置储存。

（6）需要有专业化的工作人员，特别是具有利用生物样本从事过实验研究经验的人员负责此项工作，并定期进行专业培训和考核。

（7）为了充分、有效地利用生物样本资源，在收集标本的同时有必要开展标本的深加工，如DNA、RNA、蛋白质的提取和保存，特别是组织阵列（tissue array）的制备。一方面避免标本的使用不当和浪费，另一方面有利于提高课题研究工作的有效率。

三、临床资料的收集和数据管理

采集的生物样本是否具有重要的科学研究价值、相匹配的临床资料十分重要，其中资料的完整性、系统性和准确性决定了生物样本的价值。另外，资料的收集、整理分析和数据的管理也是保障研究结果质量的关键环节。因此，对依赖于生物样本和临床资料的研究项目，资料和数据的信息化管理是保障课题研究正常运行的核心问题。

信息化管理应包括生物样本收集、处理、保存和应用、质量检验/质量控制、临床资料和实验数据的收集、病例随访和评价。

1. 临床资料信息化管理

（1）生物样本和相关的临床资料应采用统一、专一的数据库进行管理。要求使用的数据库支持适合多中心研究的网络化用户环境，有比较全面的分级权限管理，数据能够方便地导出和导入，为excel或SPSS等较通用的数据格式，以便于学术交流和资料汇总。

（2）所有资料应基于临床的规范化诊疗，由于分子分型及相关研究最终的评价标准是患者生存期的长短和生活质量，因此完整记录临床治疗过程和随访资料，采用的数据库系统能够方便、灵活地产生符合各病种条件随机场（conditional random field，CRF）表格的随访数据格式，并能通过统一的患者编号对样本和随访信息进行关联，以提高临床资料的完整性和数据质量。

（3）与生物样本相关的资料信息应采用统一的非重复的编号格式标注并录入数据库，数据库系统能够在保存样本信息的同时自动打印出条形码标签以提高样本管理的效率，标签的内容能够符合课题组统一制订的格式标准，并能在低温冰箱、液氮罐等低温环境下长期保存。

（4）样本的存放和取样操作要符合统一规范，以确保样本存放的准确性；

应通过条形码扫描在数据库系统中对样本编号进行自动判读和确认,避免人为因素导致对错误样本进行取样;样本的入库、冻融、取样、报损等操作都要留下记录,并相应地更新样本的存量和存放位置。

(5)要考虑生物样本和相关资料将用于基因组学和蛋白组学研究的需要,其特殊性和可操作性都要兼顾。

2. 实验研究资料信息化管理

(1)与生物样本有关的研究课题需要整体设计,使用生物样本获得的研究资料要集中分析和评价,所有实验数据需要用统一的编号格式标注并录入数据库,实验数据应尽可能采用统一的代码和数值保存,尽量减少纯文本录入,以便对标准化的数据进行统计和分析,提高数据的录入效率和准确性。

(2)利用生物样本进行的实验工作,应为数据库提供详细的操作规程、技术方法、结果和图表,以利于进行研究资料的质量分析和评价,保障其准确性。

(3)所有录入的资料要基于原始记录。

(4)每一个样本在采集时必须贴上独特的标记(条形码和文字描述),标记能够在低温环境下长期保存,标记的内容有统一的编码,使每一个样本都能够通过唯一的编号进行查找。

(5)数据库必须有安全保障,有防止黑客入侵、病毒传播、数据损坏等意外情况的必要措施,设置全面的权限体系来限定用户能够接触到的数据,对用户所有的数据操作进行记录,并每天自动备份数据,能够在数据出现意外损坏时利用备份数据恢复数据库。

四、生物样本采集SOP手册

(1)每一个生物样本采集和应用的单位应该制订相应的SOP手册,主要包括以下内容:① 生物样本采集、保存规范和操作程序,包括材料、方法和仪器;② 生物样本处理和分装及抽样鉴定的实验室操作规范;③ 生物样本交接和使用规则和协议;④ 生物样本标记和档案管理规范;⑤ 生物样本质量检验/质量控制规范和操作程序(样本采集和保存过程中涉及的材料、标签、设备、试剂和程序);⑥ 生物样本的安全标准和防护措施;⑦ 工作人员的技术培训和质量检验/质量控制制度。

（2）要有明确的专业人员岗位和责任，定期检查质量检验/质量控制执行情况并进行评估。

（3）根据研究工作的需求和执行中的问题对SOP进行修改，并获得主管和质量检验部门的审批。

（4）生物样本和资料数据的使用，应兼顾注重原则性、灵活性和可操作性的原则。

（5）现行的SOP手册应发放到所有承担项目的单位和实验室，执行情况应及时反馈。

生物技术在不断发展，对生物样本的要求也在不断扩展。在保证以上基本要求的同时，各研究单位可根据自身研究特色建立生物样本库。近期兴起的人源肿瘤组织异种移植（PDX）模型充分证明了其在肿瘤生物学研究，特别是临床前药效研究中的价值。因此，最近也出现了"活肿瘤组织样本库"的概念，即PDX模型库。PDX模型库拓展了传统生物样本库的研究范围，从单纯、固定的"死"组织的分子检测扩展到"活"肿瘤组织生物学功能的"动态"检测，同时也解决了样本量无法扩增的问题。

中英文对照索引

B

贝伐珠单抗（bevacizumab） 104

标准操作规程（standard operating procedure, SOP） 245

表皮生长因子（epidermal growth factor, EGF） 017

C

成纤维细胞生长因子（fibroblast growth factor, FGF） 017

成纤维细胞生长因子受体（fibroblast growth factor receptor, FGFR） 021

程序性死亡蛋白-1（programmed death-1, PD-1） 110

D

达沙替尼（dasatinib） 109

蛋白激酶B（protein kinase B, PKB） 033

低密度脂蛋白受体相关蛋白（low-density lipoprotein receptor-related protein, LRP） 035

低氧诱导因子1（hypoxia-inducible factor 1, HIF-1） 061

地舒单抗（denosumab） 108,109

E

厄洛替尼（erlotinib） 107

F

法尼基转移酶（farnesyl transferase, FT） 111

反瓦尔堡效应（reverse Warburg effect） 065

G

干扰素（interferon, IFN） 082

肝细胞生长因子（hepatocyte growth factor, HGF） 032

骨保护因子（osteoprotegerin, OPG） 108

胱天蛋白酶（caspase） 022

H

核苷酸切除修复（nucleotide excision repair, NER） 103

核因子κB受体激活蛋白配体（receptor activator of NF-κB ligard, RANKL） 108

还原叶酸载体（reduced folate carrier, RFC） 160

J

基于生物标志物的试验（biomarker-based trial） 251

基质金属蛋白酶（matrix metalloproteinase, MMP） 034

吉非替尼（gefitinib） 107

巨噬细胞集落刺激生长因子受体（macrophage colony stimulating factor receptor，M-CSFR） 038

巨噬细胞移动游走抑制因子（macrophage migration inhibitory factor，MIF） 183

K

卡奈替尼（canertinib） 107

L

拉帕替尼（lapatinib） 107

篮式试验（basket trial） 251

类固醇受体辅助活化因子（steroid receptor co-activator，Src） 109

利-弗劳梅尼综合征（Li-Fraumeni syndrome） 002

临床靶区（clinical target volume，CTV） 131

罗斯蒙德-汤姆森综合征（Rothmund-Thomson syndrome） 002

罗妥木单抗（robatumumab） 105

N

Notch胞内结构域（Notch intracellular domain，NICD） 019

P

P-糖蛋白（P-glycoprotein，P-gp） 022

Q

嵌合抗原受体T细胞（chimeric antigen receptor-T cell，CAR-T） 198

曲妥珠单抗（trastuzumab） 107

R

人类白细胞抗原（human leucocyte antigen，HLA） 195

人源肿瘤异体移植（patient-derived xenograft，PDX） 037

S

塞卡替尼（saracatinib） 109

伞式试验（umbrella trial） 251

神经生长因子受体（nerve growth factor receptor，NGFR） 039

视网膜母细胞瘤（retinoblastoma） 002

适应性试验设计（adaptive trial design） 251

受体酪氨酸激酶（receptor tyrosine kinase，RTK） 038

受体相互作用蛋白1（receptor-interacting-protein，RIP1） 168

舒尼替尼（sunitinib） 105

死亡结构域（death domain，DD） 175

索拉非尼（sorafenib） 105

T

坦罗莫司（temsirolimus） 105

坦罗莫司和利罗莫司（ridaforolimus） 108

替莫唑胺（temozolomide） 108

W

瓦尔堡效应（Warburg effect） 060

X

西地尼布（cediranib） 105

西妥木单抗（cixutumumab） 105

细胞外信号调节激酶（extracellular regulated protein kinase，ERK） 042

血管内皮生长因子（vascular endothelial growth factor，VEGF） 031

血清淀粉样蛋白A（serum amyloid A，SAA） 003

血小板源性生长因子（platelet-derived growth factor，PDGF） 032

循环肿瘤细胞（circulating tumor cell，CTC） 122

Y

伊马替尼（imatinib） 040

依维莫司（everolimus） 108

胰岛素样生长因子-1（insulin-like growth factor-1，IGF-1） 032

乙醛脱氢酶（aldehyde dehydrogenase，ALDH） 016

易洛魁族同源基因1（iroquois homeobox 1，IRX1） 121

Z

增强型绿色荧光蛋白（enhanced green fluorescent protein，EGFP） 236

真实世界研究（real-world study） 251

肿瘤靶区（gross target volume，GTV） 131

肿瘤坏死因子α（tumor necrosis factor-α，TNF-α） 020

肿瘤相关成纤维细胞（cancer-associated fibroblasts，CAF） 065

转化生长因子-β1（transforming growth factor-β1，TGF-β1） 018

最佳切削温度（optimal cutting temperature，OCT） 263